光学精准医疗

Optical Technology in Precision Medicine

主　编　雷仕湛　陈　刚　邱秋林
副主编　张元芳　付文焕
　　　　俞伟国　闫海生

上海科学技术出版社

内 容 提 要

精准医疗技术是医学科技发展的前沿方向，它展示的医疗诊断和治疗技术大大提高了疾病预防、诊断和治疗效果，提升了人类健康保障水平。本书共分4章，主要介绍精准医学新理念、新技术，光场诊断疾病技术，光场治疗疾病技术等内容以及获得的主要成果。

本书可供医疗工作者和管理工作者、大专院校相关专业师生参考，也可作为大众医学科普教育的阅读资料。

图书在版编目（CIP）数据

光学精准医疗 / 雷仕湛，陈刚，邱秋林主编. -- 上海 : 上海科学技术出版社，2023.4
ISBN 978-7-5478-6099-1

Ⅰ. ①光… Ⅱ. ①雷… ②陈… ③邱… Ⅲ. ①光学－应用－临床医学－研究 Ⅳ. ①R4

中国国家版本馆CIP数据核字(2023)第045483号

光学精准医疗
主 编 雷仕湛 陈 刚 邱秋林
副主编 张元芳 付文焕 俞伟国 闫海生

上海世纪出版(集团)有限公司
上 海 科 学 技 术 出 版 社 出版、发行
(上海市闵行区号景路159弄A座9F-10F)
邮政编码 201101 www.sstp.cn
上海新华印刷有限公司印刷
开本 787×1092 1/16 印张 18.75
字数 313千字
2023年4月第1版 2023年4月第1次印刷
ISBN 978-7-5478-6099-1/R·2717
定价：88.00元

序言
FOREWORD

2015年，精准医学(precision medicine)的概念被首次提出后便迅速进入大众视野，成为学术界和公众关注的焦点。国内关于精准医学开展了大量的讨论和研究工作，但仍处于发展阶段。当前普遍认为精准医学指的是一种将个人或特定人群基因、环境与生活习惯差异考虑在内的疾病预防与治疗的新方法；是通过基因组学、蛋白组学等医学前沿技术对大样本人群和特定疾病进行生物标志物的分析与鉴定，精确寻找疾病产生原因和治疗靶点，最终实现对疾病和患者个性化、精准化的诊断和治疗的目的。

精准外科作为精准医学的重要组成部分，与传统外科相比，有着革命性的发展。精准外科时代，利用基因组学、蛋白组学等技术可以为疾病的诊断、分子生物学的分型和分期等提供个体化的精准数据，从而为患者治疗措施的选择和预后判断提供有力的证据。随着精准外科理念的逐步普及和深入实践，外科治疗将逐步实现操作的规范化和标准化、治疗信息的数据化和可视化，从而实现外科微创化和精准化的目标，疾病的治愈率也将得到大幅提高。

近年来，光医学在国内外均取得了长足的发展，特别是激光技术，以激光优越的单色性、均质性等特点在精准医学领域的作用引起了广泛关注。激光在不同生物组织中传播及其相互作用所表现出的光学特异性，是激光在生物医学中应用的基础。例如，利用激光在肿瘤组织和正常组织中所表现出的光学特性的差异，可以对早期肿瘤作出精确诊断，并且具有灵敏、快速、易于被患者接受的优势。此外，通过利用激光在肿瘤和癌旁正常组织中的光学差异，可以精准地判断肿瘤的边界和转移情况，有助于实现手术的精准化、微创化，提高患者的治愈率。

雷仕湛、陈刚教授等总结了近年来光学技术在精准医学中的应用进展及发展前景，并参考了大量的国内外文献，付出了巨大的努力，完成了这部著作。本书对光学技术在精准医学中的应用及原理进行了广泛的、深入浅出的阐述，并附以大量图片，使本书内容全面且通俗易懂。我十分乐意向广大读者推荐此书，相信此书的出版对光学技术在精准医学和精准外科领域的发展和应用有重要的参考价值。

张旭

中国科学院院士

解放军总医院泌尿外科医学部主任

2022 年初春于北京

前言

PREFACE

医疗技术是预防和治疗人类疾病，保障人类身体健康的重要技术。随着人们对健康问题的日益关注，当代医疗技术呈现出高速发展的态势，新的医疗技术不断涌现。其中的精准医疗技术代表了医学科技发展的前沿方向，它所展示的诊疗技术大大提高了对患者疾病的预防、诊断和治疗效果。光学技术，特别是激光技术，是实现精准医疗的重要手段之一，为此，我们收集并整理了有关这方面的资料，编写了本书，以方便更多的人了解光学技术在精准医疗中的应用及其产生的效果。

诚然，限于我们的理论和实践水平，本书内容可能未达到我们的初衷和读者的要求，我们欢迎并希望读者批评和指正，也期待有更好的同类书出版，守卫我们的健康、幸福。

本书在编写过程中得到了各方面的支持和帮助，张旭院士为本书写了序言。在此我们向他们表示衷心的感谢！

作　者

2022 年 10 月

目录

CONTENTS

第一章

医学新理念、新技术

随着社会的发展，人类对身体健康的期望越来越高，医学领域也随之不断拓展，技术不断进步，诊断疾病和治疗技术不断更新和丰富。精准医学就是其中典型的创新代表，它是医学科技发展的前沿方向，展示的医疗诊断和治疗技术大大提高了疾病预防、诊断和治疗的效果，提升了人类健康保障水平。

一、精 准 医 学

精准医学是医学领域的新理念，它是建立在了解个体基因差异、环境因素和个人生活方式基础上的诊断、预后和治疗疾病的新策略，不仅仅依靠传统的患者症状和体征，还集合了现代科技手段与传统医学方法，科学认知人体机能和疾病本质，是以最有效、最安全、最经济的医疗服务，获取个体和社会健康效益最大化的新型医学。

精准医学是医学科技发展的前沿方向，它无疑将引领医学进入一个全新的纪元，它的发展将从根本上改变现有的疾病防治体系。可以预见，精准医学技术的兴起和发展，必将显著地改善患者(尤其是癌症患者)的诊疗体验和诊疗效果。实施精准医疗之后，人们在对疾病风险的判断、了解疾病的发生机理、预防疾病等方面，将获得更适宜的诊断和治疗方案，并且能够以最低的医疗资源耗费获得最大化的医疗效益，其发展前景不可限量。

因此，精准医学研究已成为新一轮国家科技竞争与引领国际战略的制高点，并同时带动相关产业发展，孕育着巨大的市场空间。基于精准医学理念的个体化治疗市场规模的日益扩大，2018 年前全球市场规模为 2 238 亿美元；到 2020 年，精准医学在全世界的产业规模已达到 1.89 万亿美元。

(一) 新理念的建立

2004年,《新英格兰医学杂志》(*The New England Journal of Medicine*)刊登了一篇关于基因检测指导用药的论文,提出了"精准打击"这个新概念,受到了医学界特别是肿瘤治疗学界的关注。2007年美国系统生物学研究创始人Leroy Hood教授提出"4P医学模式"[prediction(预测)、prevention(预防)、personalization(个性化)、participation(参与)],后来增加了precision(精准),成为"5P医学模式"。2008年,美国哈佛商学院Clayton Christensen教授提出"精准医疗"概念。2011年,美国国家科学研究委员会在《走向精准医疗》报告中正式提出"精准医疗"的概念,指出在个体生物分子和细胞而非症状水平上,理解个体内疾病的发生和发展过程,能够为其制订适合自身的疾病诊断、治疗及预防方法。2015年1月20日,时任美国总统奥巴马在国情咨文演讲中提出了"精准医学计划",呼吁美国增加医学研究经费,推动个体化基因组学研究。2016年,美国在"精准医学计划"上投资2.15亿美元,从逾百万名美国志愿者那里收集数据,找寻科学证据,将"精准医学"从概念推进,以推动个性化医疗的发展。目前,精准医学已在英、澳、日、韩、法等世界各国迅猛发展,并取得了许多重大进展,给人类带来了极大的健康福祉。

2015年2月,我国成立了由19名专家组成的中国精准医学战略专家组,同年3月科技部组织召开了首次精准医学战略专家会议;2016年3月精准医学被列入国家重点研发项目并正式进入启动阶段,到2030年财政将投入600亿元用于精准医学研究。其中,中央财政支出200亿元,企业和地方财政配套400亿元。2020年11月27—29日,由广东省精准医学应用学会主办、40余家专业机构共同参与举办的"2020精准医学大会暨2020广州精准医学博览会"在广州越秀国际会议中心盛大举办。会议汇聚了精准医学领域众多的专家、企业家,分享、探讨精准医学前沿技术研究和应用,集中展示医疗卫生、组学技术、医疗器械、生物医药、大数据、人工智能、互联网、健康产业等精准医学领域的产品、技术,全方位探讨中国精准医学的发展和未来,促进科技经济融合和高质量发展。

不过,毕竟精准医学技术作为新兴的创新技术,存在推广应用时间较短、成本昂贵、临床效果存在不确定性等缺点。对大多数患者及其家庭而言,精准医学诊疗费用还比较高,如果广大患者因无力负担精准医学技术的价格而无法享受其治疗,则会造成卫生服务利用的不平衡,也会阻碍精准医学的进一步发展。选择有价值的精准医学技术纳入基本医疗保险报销目录，可使更多的患者得到相应的药物治疗，改善患者预后效果，减轻患者及其家庭经济负担，让更多人从精准医学的发展中获益，也将更好地推动精准医学技术的发展。

（二）内涵

精准医学或精确医学这一名称，是由英文 precision medicine 翻译而来，它是一种建立在了解人类个体生物环境差异和个人生活方式基础上的疾病诊断、预后和治疗理念，是与依据患者症状和体征“一刀切”的传统医学不同的医学新概念，可以说是对患者实施关于健康医疗和临床决策的量身定制，这与辨证施治、同病不同治或者同人不同治等理念是相通的。事实上，每个人的生物环境（如基因组等）不同，当病毒或者细菌入侵到人体后引起的表达和影响程度是各不相同的，呈现的病情也不同。即使是面对同一病种，在不同的患者或时间段，病情也会出现千变万化，或者说，在人体上表现出来的一种临床疾病，尽管一群该病患者表面看上去很相似，而实际上是各有区别的。同时，由于个体之间的生命活动代谢水平存在差异，一种药物对于不同的患者也完全可能产生截然相反的治疗效果，患者要获得最佳疗效，应该采用有差别的诊断和医疗方法，包括使用不同药物以及不同剂量，不宜采取单一的、相同的做法。

可以预见，精准医学将推动未来的医疗模式产生革命性变化。首先，疾病的诊断和分类将突破根据疾病表型分类框架，进入分子分型时代，它不但实现精准诊断，而且为实现疾病精准治疗奠定了基础。其次，精准医学也为疾病治疗的药物选择与副作用控制，制订个体化实施策略。相比于传统诊疗技术，精准医疗技术具有精准性和便捷性，能够对症施药，减少诊疗弯路，提高诊疗效率和效果，同时还能够在患者遗传背景的基础上降低药物副作用。再次，精准医学也将疾病的预防能力提高到一个新水平，除了对家族高危人群外，还能在散发性的高危群体中精准预测疾病进程，使疾病预测窗口期提前，从而大幅提高疾病的预防效率。最后，精准医学还使人类的保健水平从“疾病治疗为主”向“疾病精准预防为主”转变，不断提高人们的健康保障意识和水平。

精准医学的主要内容包括精准诊断、精准治疗、精准用药、精准护理以及精准预防。精准诊断是精准治疗的前提和基础。例如，引起感染性疾病的病原体种类非常多，同样是肺炎，新冠肺炎由新型冠状病毒引起，细菌性肺炎主要由细菌引起，真菌也同样可以引发严重的肺炎，治疗方案选择的精准程度将直接关系到患者的治疗效果。如果患者出现复杂的感染,精准用药往往决定着患者的生死,而精准用药的前提就是精准的诊断。

(三) 精准诊断

精准诊断是精准医学最重要的部分,只有实现精确诊断,才可能实现精准治疗。它是借助大数据、基因检测平台以及生物分子光学信息技术,分析患者患病的原因,判断患者的疾病,进而形成临床诊断报告,帮助医生精确地预测疾病情况并制订相应的治疗方案。与传统医学的诊断相比,精准诊断更注重个体基因差异,临床上依据这些基因差异,制订治疗方案,实施个体化诊疗。这样做不仅可以对患者所患疾病作出比较切合实际的判断,对特定疾病的易感人群也可作出预测。

精准诊断的精准还体现在对疾病的早期诊断上。传统的疾病诊断,往往在人体器官发生明显的病理或解剖结构的改变时才能发现异常,因此,无法实现早期诊断,导致贻误治疗时机。精准诊断借助大数据技术和基因检测技术,能够真正达到早期诊断,避免了致病风险。例如,我们熟知的美国好莱坞影星安吉丽娜·朱莉与中国歌手姚贝娜,朱莉通过早期的基因诊断,检测到其乳腺癌的易感基因,从而尽早将乳腺和卵巢进行了预防性切除,避免了进一步患病的可能性;而姚贝娜则由于发现癌症时已经是晚期,过早离开了人世。

此外,精准诊断的精准也体现在对罕见疾病的诊断上。罕见病因发病率低,缺乏参照,往往诊断困难。随着大数据技术和基因测序技术的快速发展、医院信息化的管理、生物样品库的建立,可使对它们的诊断变得相对容易。

1. 诊断技术

临床上进行精准诊断的主要技术有:

1) 核酸分子杂交技术

这是在一定条件下,将两条基因序列为同源的核酸单链形成双链,其中遵循碱基互补配对原则,应用核酸分子的变性和复性的性质,使来源不同的 DNA(或 RNA)片段,按碱基互补关系形成杂交双链分子。杂交双链可以在 DNA 与 DNA 链之间,也可在 RNA 与 DNA 链之间形成。分子杂交技术主要包括荧光原位杂交技术、菌落原位杂交技术、Northern 印迹法、斑点杂交技术、芯片杂交技术、Southern 印迹法等。其中原位杂交技术是在人体的染色体、组织或者细胞上,按照碱基互补配对原则,使得靶基因得以显示,通常可用于检测癌症基因、确定基因位置等。Southern 印迹法在检验医学中得到广泛应用，尤其在判断基因突变方面，是目前各类探针杂交技术中最为常用的检测方法。

2) 聚合酶链式反应(PCR)技术

聚合酶链式反应又称多聚酶链反应或基因体外扩增，主要包括常规聚合酶链反应技术和实时聚合酶链反应技术。常规聚合酶链反应技术被广泛应用在定性检测，包括基因融合、基因缺失以及基因突变方面的检测。其工作原理是利用 DNA 变性与复性原理在体外进行特定 DNA 片段的高效扩增，它由高温变性、低温退火与适温延伸三大环节多次循环构成。DNA 在体外 95 ℃高温时变性会变成单链，低温(通常是 60 ℃左右)时引物与单链按碱基互补配对的原则结合，再调温度至 DNA 聚合酶最适反应温度(72 ℃左右)，DNA 聚合酶沿着磷酸到五碳糖(5′- 3′)的方向合成互补链。但它同时也存在不能实时对基因扩增过程进行检测、不能确定起始模板量的缺点，是一种只能采取半定量或者定性的方式来分析扩增最终产物的检测技术。

这种诊断技术具有设备要求低、检测成本低、重复性佳、特异性强以及准确度高的优点，在患者病情的诊断、临床用药的分析以及药物作用的监测方面发挥着重要作用。现在，全球已有几千万人依靠 PCR 技术进行感染性疾病诊断。

3) 单链构象多态性分析

单链构象多态性(SSCP)分析是利用 DNA 或 RNA 单链构象具有多态性的特点，结合 PCR 技术进行基因检测的一种分析技术，称为 PCR - SSCP 技术，用以分析微生物的遗传学特征和基因突变。采用细菌 r RNA 基因(16Sr RNA 23Sr RNA)分析，对微生物进行分类鉴定，对绝大多数血培养阳性分离株及分枝杆菌属细菌的鉴定，均显示出良好的分辨效果。而且对结核分枝杆菌的各种耐药基因检测，对喹诺酮类药物耐药决定区基因突变的检测已成为常用的方法。

4) 高通量测序法

提取患者血液或组织样本中的 DNA，利用高通量 DNA 测序仪检测获得基因组数据，采用生物信息分析和挖掘算法，提炼出疾病相关的基因变异信息，获得患者患病原因，并判断其患的疾病。

5) 基因芯片检测

基因芯片上有大量的探针，可以进行大量的检测和分析，弥补了传统核酸杂交存在的自动化程度低、检测目的分子少、低通量等缺点，具有样品处理能力强、用途广泛、自动化程度高等特点，以实现对组织、细胞、核酸、蛋白质及其他生物分子进行高效、准确、高通量检测,在临床诊断与流行病学筛查中均发挥了重要作用,也让人类对疾病的认知程度更高。

2. 诊断举例

精准诊断在感染性疾病、遗传性疾病和肿瘤等的诊断中已经获得很好的效果。

1) 诊断感染性疾病

感染性疾病是由各种生物病原体侵入机体引起的疾病。感染性疾病通常采用血清学或者培养病原体的方式对患者进行诊断。近年来不断突发一些传染性极强的新病原体,如非典型性呼吸综合征(SARS)、HINI 甲型流感、H7N9 禽流感、流行性感冒病毒等,严重影响了公众的健康和社会的安定。传统的细菌培养、病毒分离等病原学检测技术普遍存在耗时长、灵敏度差等不足,有些病原体临床分离和培养难度还大等,大大降低了检测诊断效率,难以在临床抗感染治疗中发挥有效的指导作用。利用大数据、基因技术等能早期、快速、敏感、特异地检测感染性病原体,与传统的细菌培养方法相比,敏感度和特异度获得大大提高。因此,不仅可以快速对病原体进行诊断、鉴别,还可进行病原分型以及病毒载量检测,从而为精准治疗提供依据。

另外,细菌等病原微生物的耐药性问题也往往使临床医疗达不到预期疗效。细菌的耐药基因检测可有助于医生有针对性地选择和使用抗菌药物。各种病原菌耐药基因检测是当前耐药机制研究的热点,通过设计引物、PCR 扩增目标基因片段、对扩增产物进行分析或测序比对获得的检测结果,能够及时准确使用抗菌药物,减少耐药株的产生,同时控制耐药性的传播。

2) 诊断早期血源性病原菌

血流感染(BSI)是医院住院患者常见的并发症,当表现为全身炎症反应综合征时称为脓毒症,该症可发展为严重脓毒症和脓毒症休克。早期诊断并快速鉴定病原体,以启动适当的抗微生物疗法是患者康复的必要条件。脓毒症发生率高,全球每年有超过 1 800 万严重脓毒症病例。脓毒症病情凶险,死亡率高,在北美洲和欧洲统计的死亡率为 28.3%～41.1%,是重症监护室(ICU)患者的主要死因之一。我国对几个大城市的 ICU 病房的调查显示,每 100 个 ICU 患者就有 37.3 个发生严重的脓毒症,死亡率为 28.7%～33.5%。

目前,血培养仍然是诊断血液病原菌感染的金标准,但诊断时间较长、灵敏度较低,培养阳性率只有 30.0%～40.0%,对于难培养及生长缓慢的细菌,血培养的缺点更是显而易见。采用基因诊断技术能提供更快、更灵敏的检测结果，甚至能直接鉴定致病微生物。

3）诊断遗传性疾病

遗传性疾病是由于遗传物质（如基因及染色体）变化而引起的疾病，包括单一基因缺陷性疾病、染色体变异遗传疾病、多重基因影响的遗传性疾病等。目前已知的遗传病有数千种，尽管一些遗传病的发病率很低，但是一旦患病，患者的生活质量将大大降低，甚至无法生存，给家庭和社会带来沉重的负担。分子诊断学技术经过分析人体内遗传物质的基因、表达以及转录的关系，对患者病情作出辅助诊断；而且分子诊断学技术不仅能够准确诊断由基因突变、基因缺失等引起的遗传性疾病，还可以为病因不明确的疾病诊断提供一定的依据。随着人类基因组计划的逐步完善，人类已掌握了几乎所有已发现的遗传病基因。通过遗传病分子诊断从基因方面进行筛查，可以避免遗传病患儿的出生，或者尽早采取措施，提高患者的生活质量，减轻患者及家庭的经济和精神负担。通过对血清或血浆进行 PCR 检测法布瑞氏症，使用微滴 PCR 检测遗传性耳聋，使用改良的反转聚合酶链式反应（I－PCR）检测血友病 A，通过 PCR 联合低密度基因芯片技术的导流杂交可简便、快速地从孕妇血浆中检测 20 种常见胎儿地中海贫血病等。另有研究显示，高通量测序技术在检验医学中的应用能够准确、有效地判断疾病类型，预测胎儿可能患有的遗传性疾病，包括 18－三体综合征（爱德华综合征）、21－三体综合征（唐氏综合征）等，降低畸形儿出生的概率。

4）诊断乙型肝炎

乙型肝炎病毒（HBV）的检测在临床上已经有多种免疫学指标可供参考，如 HBs Ag、抗 HBs、HBe Ag、抗 HBe、抗 HBc 等，其敏感性、特异性已经能够满足一般的临床要求，为乙型肝炎的检测提供一种简便快速的测量。但免疫学检测的是表型指标，仅能提供病毒存在的间接证据，敏感性不是很高，只能达到 0.1 g/mL，特异性也不够强，并且免疫学指标的出现晚于 HBV DNA 的出现。核酸杂交方法敏感性可达到 0.1 pg/mL HBV DNA，相当于 3×10^4 毒粒/mL，在疾病早期无法检出微量病毒，而基因诊断技术因具有直接、高敏感性、高特异性的特点，以 PCR 诊断技术来说，其敏感性可达 1 fg/mL 的 HBV DNA，甚至一个病毒颗粒，可进行早期诊断。

5）诊断肿瘤

大数据技术和基因测序技术是肿瘤精准诊断、治疗的技术基础，主要的诊断工作包括三方面：一是检测肿瘤易感基因，即利用基因测序技术，确认患者是否有肿瘤基因突变，并借助大数据信息确定患者的病原，实现癌症早期诊断，这可为肿瘤患者赢得更多的生存机会。目前用于肿瘤个体化诊断相关基因突变的检测有 EGFR 基因检测、HER－2 基因检测、K－ras 基因检测等。二是检测肿瘤药物靶点，即在分子靶向药物使用之前检测患者是否携带药物靶点或者寻找其他适宜的治疗手段，提高用药效率。三是评估药物毒副作用，通过利用大数据技术和基因测序技术，检测和分析患者各类药物代谢遗传信息，能够帮助医生评估各类化学治疗药物对患者的毒副作用风险，为患者制订毒副作用最小、疗效较好的治疗方案。

（1）前列腺癌的精准诊断

前列腺癌的早期诊断在前列腺癌的诊治中占有重要地位，其早期症状并不明显，出现明显症状就诊时，多数已发展到中晚期，再进行临床干预，疗效不佳，预后较差。然而目前广泛应用于前列腺癌诊断的方法（如直肠指检、血清 PSA、经直肠 B 超和盆腔 MRI 检查等）不具备高特异性，灵敏性也不高。分子生物学检测的精确性、简便快捷性都明显优于目前使用的检测方法。

前列腺癌基因 3（prostate cancer gene 3，PCA3）是近年来发现的与前列腺癌相关的基因，PCA3 mRNA 的过表达与前列腺上皮细胞恶性转化密切相关，尿液中 PCA3 mRNA 定量测定能够预测前列腺活组织检查的结果，即 PCA3 可以作为前列腺癌诊断的生物标记物。此外，作为前列腺癌诊断的生物标记物的还有前列腺融合基因（TMPRSS2：ERG 基因）。研究结果也显示，检测 4 种人组织激肽释放酶（Kallikrein，KLK）基因，也可以用于早期预测前列腺癌，还可以用于预测远期转移的风险。可以预期，今后前列腺穿刺活检可能被无创的医学检查所取代，前列腺癌的诊断会更加精准。

（2）胃癌诊断

胃癌是全世界最常见的癌症之一。据统计，全球每年有 989 000 例新发胃癌，其发病率居癌症总体第 4 位，病死率居第 2 位；我国胃癌的发病例数和死亡例数分别占全球的 42.6％和 45.0％，是当前危害人民身体健康的重大疾病之一。胃癌的传统诊断方法有多种，包括实验室诊断（胃蛋白酶原、胃泌素 17、胃癌标志物等）、放射学检测（X 线检查、CT 检查）、内镜检查（普通内镜、超声内镜、放大内镜、色素内镜）等，由于胃癌早期症状不明显，出现症状时已是中晚期，这些传统诊治技术并不能明显改善这一现状，采用基因诊断技术有望使整体现状得到乐观改变。

6）诊断糖尿病

目前的研究结果显示，已经有超过 50 个基因位点与 1 型糖尿病的发生有关，如 TC－PTP，CTLA4，还有部分 T1D 候补基因也有增加 1 型糖尿病的风险。与 2 型糖尿病的发生有关的易感基因也已发现 80 种以上，包括 PPARγ2，ACE，MTHR，FABP2，FTO 等，还有 28 种以上的基因被证实与新生儿糖尿病（neonatal diabetes mellitus，NDM）发生有关，其中 KCNJ11 及 ABCC8 是主要原因。通过对易感基因进行检测将可为糖尿病患者提供更加精确的诊断以及预测疾病风险。

（四）精准治疗

这是基于诊断结果，合理选择患者的基因信息和大数据信息，对大样本人群与特定疾病类型进行生物标记物的分析、鉴定、验证、应用，对患者进行精确的个体化治疗，患者将获得精确、最佳的治疗效果，更快恢复身体健康。传统的治疗是将相同的诊疗方案应用于患有同一类疾病的患者，然后根据每个患者治疗情况的反馈和医生的个人经验进行诊疗方案的调整，以达到预期的治疗目的。而精准治疗是以大数据信息分析检测患者的基因特征或者“差异”，临床医生依据患者存在的这些“差异”制订针对性治疗方案，实现个体化诊疗。

精准治疗也体现在治疗剂量的预测上，药物基因组学依据个体的基因信息，选择适当的剂量，提高用药的安全性和有效性。临床医师可根据患者的基因型资料制订用药计划，真正实现个体化用药。例如，通过检测 CYP2C9 和 VKORC1 基因可预测个体对华法林的敏感性，从而选择合理的用药剂量。精准治疗的精准还体现在疗效的监测上，生物标志物既可作为靶向治疗的靶标，也可作为疾病疗效评价的监测指标，通过循环基因检测，可在活体上连续观察治疗中一些关键的标记分子的变化，精准监测疾病的疗效，并评价机制，尤其适用于肿瘤以及心血管疾病和神经系统疾病的疗效观察。总之，在精准治疗模式下，患者将获得量身定制的治疗计划，治疗效果显著提高，且毒副反应降低。

精准治疗除了提高治疗效果外，还能够降低患者治疗疾病的成本，减轻社会公共卫生负担。比如，临床患者用什么药、用多少剂量，传统经验采用的方式基本上是对患同样疾病的患者用同类的药，当用 A 药不行时换用 B 药，A，B 药都不行时，再用 C 药……其结果往往是既占用了有限的医疗资源，又可能延误最佳治疗时机。但是，采用精准治疗之后，用药治疗模式将发生根本性改变，在精准诊断明确病因病情的前提下，进行个性化治疗，依据是敏感还是耐药指导选择药物种类、药物剂量，既可以获得满意的医疗效果，又节省了药物资源，并减少可能发生的药物不良反应。

不过，需要说明的是，这并不意味着是在为每位患者生产独特的药物或医疗设备，而是根据患者的特定疾病易感性不同、所患疾病生物学基础和预后不同以及对某种特定治疗的反应不同，将患者分为不同亚群。

1. 治疗技术

实施精准治疗的技术主要有基因治疗技术、靶向治疗技术、精准化疗技术、精准药物治疗技术、光3D打印治疗技术和光动力治疗技术等。

1）基因治疗技术

基因治疗技术是现代医学和分子生物学相结合的精准疾病治疗新方法，主要是治疗那些对人类健康威胁严重的疾病，包括遗传病（如血友病、囊性纤维病、家庭性高胆固醇血症等）、恶性肿瘤、心血管疾病、感染性疾病（如艾滋病、类风湿等）。科学家的研究发现，一些疾病是由细胞内基因组变化引起的，包括点突变、插入突变、缺失突变和染色体易位，v-raf鼠类肉瘤滤过性病毒致癌基因同源体B1（BRAF）、端粒酶逆转录酶（TERT）、P53、转染中重排（RET）、RAS等基因突变，将导致甲状腺癌发生。基因治疗就是应用基因工程技术进行原位修复有缺陷的基因，或者用有功能的正常基因转入细胞基因组的某一部位，替代缺陷基因，以纠正或补偿因基因缺陷和异常而引起的疾病；也可以将核酸导入人体细胞内抑制目的基因的表达（基因沉默），或增加目的基因的表达（基因激活），以达到治病目的。广义上，基因治疗还可包括从DNA水平治疗某些疾病的措施和新技术，使得一些以往属于束手无策的疾病，尤其是遗传病的治疗成为可能。

根据基因治疗的途径可分为体外基因治疗和体内基因治疗。体外基因治疗通常是指先从患者体内取出某一组织器官的细胞，然后对细胞进行修饰或改造，再回输至患者体内，从而恢复患者正常状态；体内基因治疗主要是通过基因转移技术将外源基因导入受体细胞或者器官，实现基因功能修复或疾病症状缓解。前者的安全性高，但操作较难；后者操作简单，但技术并不成熟，治疗效率及安全性仍面临挑战。

（1）细胞外源基因导入

这是用功能正常基因转入患者细胞基因组的某一部位，替代其缺陷基因，以纠正或补偿因基因缺陷和异常而引起疾病的技术。完成基因导入工作主要有两步：第一步是在细胞上打出微孔，利用激光微束可以完成这步工作，而且利用激光微束在细胞膜上打孔是非接触性的，对细胞不会产生毒性和损伤，也不会对细胞造成污染，能够在保证细胞的完整性条件下实现在细胞上打出纳米量级的微孔。第二步是将功能正常基因通过细胞膜上的微孔导入细胞内。

至于细胞外源导入的基因，这是利用某种显微切割技术，如使用激光微束对生物分子特定染色体或染色体片段进行切割、分离而获得的基因。染色体是细胞核里的一种极重要结构，每一种真核生物都有一定数目的染色体，每条染色体上都有排列次序一定的基因。激光切割染色体具有定位准确、切割细致、操作简便、易于掌握等特点，利用脉冲激光微束可以对染色体进行定位切割，只要对需要切割的染色体连续照射几个激光脉冲便可以切下一段染色体。

（ⅰ）激光微束

利用光学系统会聚激光束，在目标上可获得直径与光波长相当的激光微束。采用激光微束技术可以有选择地进行细胞穿孔，切割染色体，细胞器的功能、结构研究以及细胞外源基因导入、细胞内部加工改造等工作。

产生激光微束的系统主要由激光器、显微镜系统和监控系统三部分组成。根据不同需要选择不同输出特性的激光器。由于各种不同生物、细胞以及同一细胞内部各个部位、各组成部分，它们对某一波长激光的吸收系数和散射系数均不相同，所以激光与它们相互作用也就不相同。对某种细胞或细胞内的某一部位、某一组分，存在着相应的“最佳作用波长”，即当利用该波长的激光束照射细胞的这一部位或组分时，发生的作用效果最显著，这就要求激光微束系统使用激光器的输出波长应是可调谐的。同样的，各种生物细胞承受激光照射剂量有限，一旦激光能量密度超过某一临界值，细胞就会发生损伤、死亡。各种生物细胞以及同一细胞的各部位、各组分所能承受的极限激光能量密度也均不相同，这就要求激光微束系统的激光器的输出能量也应是可调的。此外，为了将激光微束照射所造成的损伤严格局限在预定的照射部位，使被照射部位以外的区域不受明显影响，这不但需要对激光微束的能量密度、光束直径进行严格的控制，还要求激光微束的照射作用时间尽可能地短，或者说激光微束系统的激光器是脉冲输出，并且其激光脉冲宽度应尽可能地窄，或者说使用的激光器还应该是超短脉冲激光器。

显微镜是用来将激光聚焦成直径微米量级激光光束的光学系统，对使用的显微镜有几方面的要求：① 用于贴壁细胞激光微束照射的显微镜，它可以是倒置的，也可以是直立的；但非贴壁细胞由于重力的作用，细胞都沉在底部，使用的显微镜必须是倒置的。② 显微镜中应有一个低倍物镜用于寻找细胞。③ 显微镜中必须有一个比较合适的通道，方便把激光束从中引入显微镜内，由物镜对其聚焦。④ 显微镜是相差式的，以便能够观察未经染色的活细胞。⑤ 显微镜的物镜能透过使用波长的激光。

监控系统主要由摄像机、照相机、监视器等组成，主要用来实现连续观察和动态记录生成的激光特性。

（ⅱ）细胞穿微孔

进行细胞外源基因导入需要对单个细胞在细胞膜上特定位置产生单个瞬时微小孔。

图 1-1 是利用激光微束在细胞上穿孔的示意图。激光束尺寸远小于细胞尺寸(细胞尺寸约为 10 μm)。通过调控激光微束脉冲能量、重复频率等，能够对细胞进行微孔操作手术。

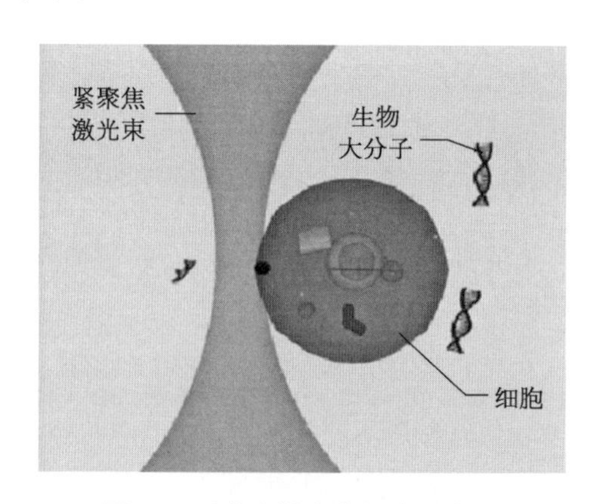

图 1-1　激光微束在细胞上穿孔

激光穿孔技术按照其可能的物理机制大致可分为 2 类：连续激光穿孔，纳秒、皮秒激光脉冲穿孔和经放大的千赫兹飞秒脉冲激光穿孔。连续激光穿孔是使用连续输出的激光器输出的激光，它是基于细胞膜的线性光学吸收改变膜通透性实现穿孔。纳秒、皮秒激光脉冲和经放大的千赫兹飞秒脉冲激光穿孔使用的是纳秒、皮秒或者经放大的数个飞秒激光脉冲序列，它是基于光致击穿现象所引起的机械效应在细胞膜表面“凿出”一个小孔。

（ⅲ）切割染色体

图 1-2(a)是细胞内分散着的染色体；(b)是放大的目标染色体；(c)是经激光切割一次的目标染色体；(d)是经激光切割数次的目标染色体(图中 T 为目标

染色体;X 后面的数字为放大倍数)。切割后可以做到仅保留目标染色体或染色体片段,而其余的非目标染色体及细胞核可以去除。做切割手术后的细胞仍能完成有丝分裂,形成形态正常的子细胞,都能形成核仁、核膜。然后克隆这个细胞,便有可能培育具有新性能的生物亚系。

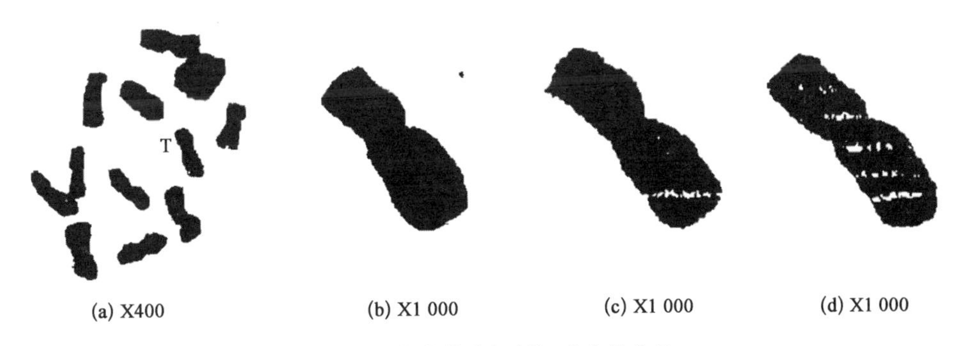

(a) X400　(b) X1 000　(c) X1 000　(d) X1 000

图 1-2 激光微束切割细胞内染色体

(2) 细胞 DNA 修复

由于外界环境和生物体内部环境的一些因素的影响,经常会导致 DNA 分子产生损伤或变化,如果 DNA 的损伤或遗传信息出现改变不能更正的话,体细胞功能或生存就可能受到影响,人也因此产生疾病。当 DNA 出现梯度条带或 DNA 片段化现象时,利用激光微束可以对其进行修复。修复的基本过程是,先利用激光微束准确地识别指示 DNA 发生损伤的具体部位或位点,接着利用激光微束将染色体的基本组成单位(即核小体)进行分解,去除组蛋白和非组蛋白等蛋白质成分,露出 DNA 序列上发生损伤的具体位点,并同时利用激光微束在 DNA 上将发生了损伤的核苷酸或 DNA 片段切除掉。接着再在 DNA 合成酶的催化作用下合成新的、正确的 DNA 序列,重新进行组蛋白的包装与定位,产生新的核小体结构。这样 DNA 的损伤部位就被修复,维持着 DNA 双螺旋三维立体构象的完整性。

(3) 基因编辑

基因编辑又称基因组编辑或基因组工程,这是在基因组水平上对 DNA 序列进行定点改造修饰,对含有遗传信息的基因序列进行插入、删除、替换等修改,恢复基因的正常功能,达到疾病治疗目的。目前,基因编辑技术与细胞治疗相结合的基因治疗方法已在多种疾病中进行了临床治疗实验,例如血友病、镰刀细胞贫血、免疫系统缺陷疾病等治疗已经取得成效。

基因编辑包括体外基因编辑和体内基因编辑。体外基因编辑是从患者身上提取相应的细胞，在基因编辑后将细胞移植回患者相应部位以达到治疗疾病的目的。该技术最大的优点在于它消除了捐赠者组织与移植者之间的免疫排斥，将所需基因转移到造血干细胞，然后移植给患者已经改善甚至治疗了血液系统和免疫系统的单基因病。如X连锁严重的联合免疫缺陷、腺苷脱氨酶、严重的联合免疫缺陷、肾上腺脑白质营养不良、异染性脑白质营养不良、Wiskott-Aldrich综合征和β-地中海贫血等。

当受影响的细胞或组织无法从患者身上获得或者离体操作后无法有效地移植回患者体内时，则必须进行体内基因编辑，对于需要基因矫正或基因替代进行治疗的疾病，其治疗方式是使患者体内获得足够的体内同源重组修复（HRR）。这种治疗方法已被用于治疗一些肝脏代谢性疾病：鸟氨酸转氨甲酰酶缺乏症、乙型血友病、黏多糖贮积症Ⅰ、黏多糖贮积症Ⅱ、法布雷病和戈谢病。通过敲除同一代谢途径中的基因，能将Ⅰ型酪氨酸血症转变为更良性的Ⅲ型酪氨酸血症。

2）靶向治疗技术

这是在细胞分子水平上，针对已经明确的致病变位点，设计能与之相结合的药物，使之特异性地杀伤或者杀死病变细胞，而对正常细胞则影响较小甚至不产生影响，从而在确保治疗疾病的同时，最大限度地减少治疗带来的不良反应。以对癌症患者的治疗来说，传统的癌症治疗方法基本上是对患同一种癌症的所有患者开具同样的药物，而精准医学是通过获取并分析每位患者癌细胞的DNA序列，与大数据给出的信息进行对照，确定致癌基因之后，使用以该基因变异为靶向的药剂（分子靶向药物）进行治疗，如图1-3所示的做法。这样的做法能够

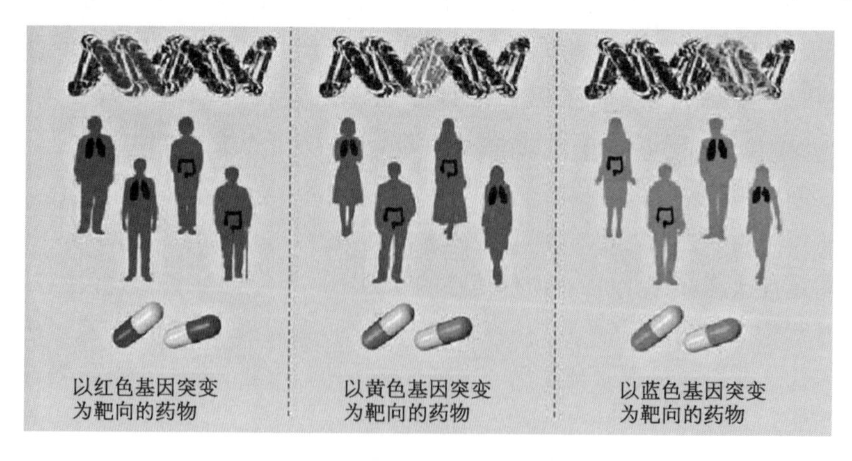

图1-3 靶向药物精准治疗癌症

极大地减少对正常组织细胞的影响，取得更好的疗效。有关资料显示，晚期肺癌患者能够延续3—4年，甚至更长时间，可以说靶向治疗是中晚期肺癌综合治疗主要手段之一，也创造了患者长期生存的“奇迹”。

（1）靶向治疗药物

根据作用机制，可以将靶向治疗药物分为三类。第一类是进入细胞质并作用于DNA层面的小分子，如用于存在同源重组缺陷患者的多腺苷二磷酸核糖聚合酶抑制剂。第二类是进入细胞质并作用于信号传导通路的小分子，如PI3K/AKT/m TOR通路抑制剂和表皮生长因子受体-酪氨酸激酶抑制剂。第三类是作用于病变微环境的药物，如血管内皮生长因子抑制剂、人类表皮生长因子受体抑制剂、免疫检查点抑制剂的药物等。1998年曲妥珠单抗的上市开启了HER2阳性乳腺癌靶向治疗之路，发展至今已有多种针对HER2靶点的靶向药物面世，如以曲妥珠单抗及帕妥珠单抗为代表的单克隆抗体类药物；以拉帕替尼、来那替尼、阿法替尼、吡咯替尼、Tucatinib等为代表的小分子酪氨酸激酶抑制剂；以T-DM1为代表的抗体偶联药物或针对经HER2受体介导的信号传导通路中各个靶点的靶向药物（如PI3K抑制剂Alpelisib、mTOR抑制剂依维莫司）等。随着各类针对HER2及相关信号传导通路中靶点的靶向药物的开发与应用，HER2阳性早期乳腺癌患者的治愈率大幅度提升，晚期患者的生存期也从单纯化疗平均不足15个月延长至目前接近5年。同时也大大提高了早期HER2阳性乳腺癌患者的治愈率，也数倍延长了晚期HER2阳性乳腺癌患者的总生存期，甚至使晚期HER2阳性乳腺癌达到治愈的可能性，表1-1列出了一些用于妇科恶性肿瘤的靶向治疗药物。治疗甲状腺癌靶向药物包括酪氨酸激酶抑制剂（如索拉非尼）、抗VEGF药物（如舒尼替尼）、环氧酶-2受体抑制剂（如塞来昔布）等；治疗非小细胞肺癌（non-small cell lung cancer，NSCLC）常用的靶向药物（主要有吉非替尼、厄洛替尼、奥希替尼、劳拉替尼）以及一些有代表性的多靶点抑制剂（如安罗替尼、舒尼替尼、阿西替尼）等。

表1-1　妇科恶性肿瘤的靶向治疗药物

分　类	作用机制及靶点
作用于肿瘤细胞	
作用于DNA双链	PARP抑制剂、核苷类似物、Topo Ⅱ抑制剂

续　表

分　　类	作用机制及靶点
细胞周期抑制剂	RNA pol Ⅱ、WEE1、TP53、CDK1/2、ATR 抑制剂
信号通路抑制剂	Ras - Raf - MEK 通路、PI3K - AKT - mTOR 通路
激素治疗	ER、PR、FRα
宿主免疫	CTLA4、PD - 1、PD - L1 抑制剂、survivac
作用于肿瘤微环境	
肿瘤血管	抗 VEGF 抗体、PDGFR、MET、FGFR、血管生成素抑制剂
EGFR 抑制剂	HER2 抑制剂

注：PARP 为多腺苷二磷酸核糖聚合酶；CDK 为周期蛋白依赖性激酶；ATR 为磷脂酰肌醇- 3 -激酶样激酶家族的一员；ER 为雌激素受体；PR 为孕激素受体；FRα 为叶酸 α 受体；CTLA 为细胞毒性 T 淋巴细胞相关抗原；PD - 1 为程序性死亡蛋白- 1；PD - L1 为程序性死亡蛋白配体- 1；survivac 为生存素抑制剂；VEGF 为血管内皮生长因子；PDGFR 为血小板源性生长因子受体；MET 为肝细胞生长因子受体；FGFR 为成纤维细胞生长因子受体；EGFR 为表皮生长因子受体；HER2 为人类表皮生长因子受体 2。

（2）主要副作用和应对

靶向药物治疗通常安全性高、耐受性好，但也会产生一些较常见的不良反应，如皮肤性疾病、腹泻、高血压和蛋白尿等，采用中医药能够有效地减轻靶向药物所致不良反应，改善患者生活质量。

皮肤性疾病毒性为靶向药物最常见的不良反应，多见于以表皮生长因子受体(EGFR)为作用靶点的药物，包括酪氨酸激酶抑制剂(TKI)和单克隆抗体。皮肤毒性不良反应的主要临床表现为皮疹、皮肤干燥、瘙痒、指甲改变、毛发改变、口腔黏膜炎等，目前对其发生机制尚未完全明确。有关研究结果显示，中医药治疗靶向药物所致皮肤毒性不良反应有明显疗效。有关专家推荐使用加减荆防四物汤内服结合消疹止痒汤外洗治疗表皮生长因子受体酪氨酸激酶抑制剂(EGFR - TKI)不良反应；用金银花煎汤内服、外洗治疗厄罗替尼所致皮疹患者；用养肺消疹方口服、外用治疗靶向药物所致皮疹的肺癌患者；用补中益气汤加减治疗肿瘤化疗所致口腔溃疡，总有效率达 92.50%。

腹泻是最常见的靶向药物所致消化系统不良反应，临床表现为大便次数增多、大便性状改变(如水样便、稀便)。目前靶向药物相关腹泻的作用机制也不完全明确，大多数观点趋向于肠道蠕动变化、肠道菌群异常等多因素共同作用的结果。该不良反应目前西医还没有较佳治疗方案，中医推荐藿香正气散加减内服联合敷脐止泻方外敷治疗。肺癌可引起肠道菌群变化，对肠道功能影响较大，可根据“肺与大肠相表里”辨证论治肺癌靶向药物相关性腹泻，能获得较佳疗效。

接受抗血管生成靶向药物治疗的患者，其高血压发生率均较先前升高。有关资料显示，利用养阴清热法可进行治疗，患者在服用降压药基础上采用中药代茶饮，5 天后患者血压明显下降，且保持稳定；采用穴位压操（太阳、曲池等）治疗阿帕替尼并发高血压，也可明显改善患者舒张压及收缩压。

蛋白尿是血管内皮生长因子（VEGF）抑制剂常见的不良反应，临床多表现为无症状性、可逆性，中医认为其可属“水肿”、“虚劳”等范畴，采用五倍子颗粒可治疗靶向药物贝伐珠单抗所致蛋白尿患者，治疗总有效率可达 90%。在中成药方面，金水宝胶囊主要成分是冬虫夏草菌丝，具有补益肺肾、补气益精功效，可降低蛋白尿水平。

3）精准化疗技术

癌症患者传统化学治疗方案的选择往往是基于人群平均反应，而不是个体化治疗。其实，人体不同的基因特征往往对化疗药物有不同的疗效和毒副作用，精准化疗是根据患者基因谱特征选择疗效最大、毒副作用最小的化疗药物的化疗方案。预测化疗药物的疗效、不良反应和预后的基因主要包括 DNA 修复基因、药物代谢酶、药物转运蛋白、凋亡相关基因和肿瘤相关基因，通过检测它们的表达水平和多态性，可实现癌症的精准化疗。

通过基因检测可预测患者对化疗药物的反应。如通过检测患者的 ABCB1，XBCC1，GGSTP1，MTHFR 基因的基因型是野生型或突变型，可判断其对铂类药物的治疗反应是属于低应答（野生型者多）、中间应答还是高应答（突变型者多），再决定是否选择铂类药物进行治疗。通过基因检测还可以预测患者对化疗药物的不良反应。研究发现，CYP2C8 * 3 是与紫杉醇/卡铂治疗相关血液学毒性的潜在预测指标，它有助于患者对此类化疗药物的规避。利用有关联基因和化疗药整合形成的大数据平台，通过基因检测有望为患者提供最精准的化疗药物选择，实现化疗效果的最优化。目前在妇科肿瘤领域中，有关化疗药效和不良反应预测的相关基因组学分析表明，子宫内膜癌的 TP53 突变及体细胞拷贝数的变异程度小，突变较多的基因位点主要是 PTEN，CTNNB1，PIK3CA，ARID1A 和 KRAS。根据子宫内膜癌的基因组学特征进行重新分类，可以指导患者术后辅助治疗方式的选择。POLE 突变型子宫内膜癌的预后较好，但其对常见的化疗药物并不敏感，而对核苷酸类似物如氟达拉滨和阿糖胞苷的敏感性较强。这可能与 POLE 突变患者的 T 细胞浸润水平以及增强的免疫原性有关。

4）精准药物治疗

临床上经常见到不少药物对一些患者有效，而对另一些同样疾病患者的疗效却不明显甚至无效；同样剂量的药物对一些患者合适，对另一些同样疾病的患者却是过小或过大。其原因在于每个人基因的差异性，使得同一种药物对不同人的药效不同，同一药物在不同患者中的反应不一样。如果相同疾病的患者使用相同的药物、相同剂量治疗，将会产生一系列问题。比如，这可能导致疗效不显著，不良反应增加，甚至增加患者经济负担，延误治疗，浪费医疗资源等。有关资料显示，全球大约 1/3 的死亡病例不是死于疾病本身，而是死于不合理用药。未来药物的研发需要针对疾病亚型，体现更高的特异性和更低的毒性，并参考个体的差异指导用药。

药物的安全性和有效性一直是困扰科学家的难题。在传统医学中，医生主要依靠个人积累的经验，通过对患者表象辨证选择治疗药物，同时对所开的药方作药量的加减，以求在尝试中达到药效的优化，减少相应的药物不良反应；药物用量是基于大规模临床试验的平均值，药效的预测也是以群体反应为基础的；提高疗效和规避药物不良反应同样也是以经验为基础，通过尝试、观察和调整模式来实现的。上述的传统医学模式所引发的结果是，药物不良反应(drug adverse reactions，ADR)一直居高不下，以恶性肿瘤为例，不同抗癌药物的总体有效率仅徘徊在 25％～50％，大部分患者接受了不适宜的治疗。

在精准医学中，精准药物治疗是通过对患者特异基因位点的检测，在充分考虑每个患者的遗传因素、性别、年龄、体重、生物环境特征以及正在服用的其他药物等综合情况的基础上制订药物治疗方案，选择最佳的药物。精准医学注意到了病原体和致病机制，倡导什么病用什么药，以最适的剂量提高药物疗效，减少或避免不良反应，改善预后和节约医疗成本。让药物治疗走出“同一个诊断，同一个处方”的框架，达到“因人而异”、“量体裁衣”的药物干预作用，保障用药有效性和安全性。

精准药物治疗是利用大数据信息和基因组个体差异指导对疾病用药，助力临床医生选择治疗药物及处方合适的用药剂量，评估患者接受某种药物是否有发生严重不良反应的风险从而加以防范，这是因为诸多药物的体内过程与基因多态性密切关联。美国食品药品监督管理局(FDA)网站目前已经列出 200 多个药物基因位点的多态性与药物疗效和安全性相关的信息，并且这些基因差异的信息也已经写入美国的药品说明书中。中国人民解放军第二军医大学附属长征医院2012年建立了个体化药物分子诊断实验室，经不断实践摸索，构建了个体化药物治疗临床服务体系。临床药师通过该平台和临床医师共同合作，建立患者的药物治疗档案，根据药物代谢酶和靶点基因检测结果，为患者选择合适的药物和给药剂量，实现精准化药物治疗。

因此，精准药物治疗是有别于传统的千人同药、千人同量的“大众化”群体治疗模式。需要注意的是，由于人体对药物的吸收受各种机制影响而变化，特别是出生后几个月内，差异最为显著，所以儿童的个体化药物治疗，除通常的生理、病理、遗传和环境因素（药物相互作用、药物食物相互作用等），更需考虑儿童的特殊性。有许多病症是某些年龄段独有的，某些成人可忽略或可承受的药物不良反应风险对儿童可能有重大危害。

药物基因组学是精准药物治疗的工具，能有效地指导药物用量。造成药物有效浓度差异的遗传因素可以是种族间的差异，也可以是个体单个和多个基因的变异。美国范德比尔特大学一项万余人的药物基因组学研究显示，91%以上的患者在5个检测基因中至少携带1个与药物反应相关的变异。

应用硫唑嘌呤或6-巯基嘌呤是一个较为经典的例子，该药是治疗儿童急性淋巴细胞白血病常用的基础药物。在体内，硫唑嘌呤可转化为6-巯基嘌呤，继而在硫嘌呤甲基转移酶（TPMT）的作用下失活成为6-甲基巯基嘌呤。作为6-巯基嘌呤的代谢产物，硫鸟嘌呤核苷酸可造成核酸复制和转录的异常，其生物活性也受到TPMT活性的影响。在TPMT功能缺失患者中，由于无法及时灭活上述药物，相当于常规药物剂量被放大了10～15倍，从而造成严重的药源性骨髓抑制。相反，在TPMT超快代谢患者中，硫唑嘌呤常规剂量治疗难以达到预期的治疗目的，还会增加白血病的复发率。

2. 精准治疗举例

1）治疗血液系统疾病

血友病、贫血症、视网膜色素变性等是单基因遗传病。其中血友病是一种由多种凝血因子蛋白质缺乏引起的疾病，血友病A和B是一种X连锁隐性遗传病，分别由凝血因子Ⅷ和Ⅸ缺陷引起。血友病的传统治疗方法是静脉注射重组凝血因子Ⅷ或固定浓缩物，但输注凝血因子可以进行疾病的预防，而基本上无法进行疾病的根治。β-地中海贫血症是最常见的一种遗传病，主要由点突变或HBB基因的缺失引起的贫血，该病表现为球蛋白链合成完全缺失或数量减少，最终导致中度或重度贫血，目前造血干细胞移植是治疗严重型β-地中海贫血症的唯一治疗手段。研究发现,利用 CRISPR/Cas9 基因编辑技术可以治疗这些疾病,并且有良好效果。视网膜变性是视网膜色素变性、老年性黄斑变性、Leber 先天性黑蒙症等众多致盲疾病的主要病因。基因治疗是治疗视网膜退行性疾病的一种新的、有潜力的、有效的治疗方法。

2) *治疗艾滋病病毒感染*

艾滋病病毒感染是一种严重危害人类健康的疾病,因患者体内存在多种艾滋病毒储存库,病毒在体内持续存在,传统的治疗方法无法清除或根除它,为了抑制病毒的复制和反弹,艾滋病患者必须终身服用抗病毒药物。CRISPR/Cas9 基因编辑技术为 HIV 患者带来了曙光,利用这种治疗技术可以消除或破坏来自多个艾滋病毒宿主的艾滋病毒整合基因组或艾滋病毒感染细胞,从而缓解艾滋病患者的症状并最终治愈。

3) *治疗癌症*

癌症是严重危害人类健康的重大疾病之一,并已在全世界范围内成为导致死亡的首要原因。目前以手术、化学疗法(化疗)及放射疗法(放疗)为代表的各种常规的癌症治疗手段已步入一个平台期,难以取得令人更满意的疗效。此外,以直接杀伤为机制的传统放疗、化疗手段所引发的毒副作用(如消化道反应、脱发及骨髓抑制等)也严重限制着其在临床上的广泛应用,寻找高效可行的癌症治疗方法一直是医学研究的重要课题。

列夫·托尔斯泰有一句至理名言"幸福的家庭都是相似的,而不幸的家庭各有其独特之处"。同样,正常组织的生理功能都是类似的,而癌变的组织却各有其特殊之处。在传统医学中,解剖部位、肿瘤分型、淋巴结转移状况主宰了癌症的诊断和治疗,但这种治疗模式忽视了癌细胞的基因改变,药物基因组学的实践正在推动肿瘤诊治模式的改变。通过对肿瘤核酸的全面分析,找到肿瘤基因突变,即找到了导致肿瘤的主要病因,并同时给患者施以特定的药物进行治疗。在转移性结肠、直肠癌中,联合应用上皮细胞生长因子受体(EGFR)单克隆抗体治疗是否合理,取决于患者肿瘤细胞中 RAS 和 BRAF 基因的突变状况,只有在上述基因突变阴性患者中,EGFR 单克隆抗体治疗方为合理。在非小细胞性肺癌患者中,能否使用 EGFR 酪氨酸激酶抑制剂(EGFR TKI)的根据来源于患者是否携带 EGFR 激活性的驱动突变。肿瘤细胞的基因改变是体系突变,有别于胚系突变,处于一个动态的过程。随着治疗和病程的进展,患者会出现新的体系突变,如苏氨酸 790 蛋氨酸突变造成获得性的一代或二代 EGFR TKIs 耐药。基因检测能及时发现耐药突变，从而在恰当的时机提示药物更换，启用第三代EGFR TKI奥希替尼。

从分子水平来说，肿瘤病变是一个复杂的过程，涉及多种因素，包括多种基因的非正常表达而导致的功能异常，并且这些基因通过网络调控的方式相互作用。在该网络调控过程中，一些决定细胞生长、分裂和增殖的信号通路被不恰当上调，而与细胞凋亡等相关的信号通路则受到阻滞，最终导致了癌症的发生和发展。随着对于癌症的研究越来越深入，各种原癌基因或抑癌基因被陆续发现，这些基因通常和细胞信号传递异常密切相关，它们与癌症诱发因素的相互作用被证实是决定癌症形成的分子基础。此外，一些基因调控因子及蛋白质也在癌症形成中起着重要作用，利用基因编辑技术，把特异性的外源目的基因片段导入肿瘤细胞中并使其表达，以纠正或补偿缺陷的基因，从而起到对肿瘤细胞的抑制和杀伤作用，达到治疗癌症的目的。基因治疗作为一种新的癌症治疗手段，必将为以患者个体基因组为信息基础，结合患者的蛋白质组、代谢组等内环境信息为不同患者量身定制的个性化最佳治疗方案提供新的思路和新的方法，在人类与癌症的战斗中发挥重要的作用。

（1）治疗食管癌

食管癌是临床上常见的消化道恶性肿瘤。与其他癌症的治疗原则一样，“早发现、早诊断、早治疗”是提高食管癌根治率和生存率的关键，也是最终实现改善预后目标的最基本原则和积极措施。有关资料显示，早期食管癌5年生存率可超过95%，而中晚期患者其总体5年生存率不足29%，手术后5年生存率一直徘徊在30%左右。然而，由于早期癌的症状隐匿或缺乏症状，食管癌的早期诊断率仅约1.5%，超过90%的患者临床确诊时已进入中晚期。以精准理念和技术为指导的食管癌筛查、早期诊断和精准治疗为改善食管癌患者的预后带来新的希望。

基于精准医学理念，人群基因缺陷将预示癌症发生风险。食管癌风险相关基因较多，推荐作为检测食管癌的主要有RHBDF2，BLM，BRCA2，PALB2，CTHRC1，AQSCC1，MSR1等7种基因。外周血红细胞宽度的截断值也预示肿瘤发生风险，对照观察中位水平，食管癌明显高于对照组，这也可作为一种快速、简单、经济的筛查和诊断参考指标。还有，血清蛋白质指纹图谱可显示早期食管癌的蛋白质谱指纹图，也能够为早期食管癌提示预警，特异度为8.47%，敏感度为83.33%。

(2) 治疗乳腺癌

人体乳腺上皮组织中癌的分子结构、分子特性决定了乳腺癌的治疗手段。乳腺肿瘤根据 4 种已知的分子标记物可分为 4 种分子亚型,它们构成了大多数乳腺癌,分别是 luminal A, luminal B, HER2 过表达和基底样癌。其中 Luminal A 是最常见的亚型,作为一种 ER 阳性或 PR 阳性癌,它的预后良好,可能是因为相关的低增殖指数评分和组织学检查的高分化癌,它对激素治疗反应良好,但对化疗反应很差,因此 Luminal A 型乳腺癌患者的内分泌治疗效果良好,可放弃辅助化疗。

Luminal B 亚型具有较高的增殖指数,它还与预后不良有关,其病程远比 Luminal A 型乳腺癌更具侵袭性,它通常与低分化的组织学和较高的骨转移频率有关,内分泌治疗和化疗结合的治疗策略常常被用来优化治疗结果。

HER2 过表达的亚型具有很高的增殖指数,且最常见组织学分化差。另外,在 40%~80%的患者中,它与 p53 突变密切相关,它的预后很差并且生存率低于两个 Luminal 亚型,但它对蒽环素和紫杉碱类辅助化疗敏感,其病理完全缓解率明显高于 Luminal 亚型肿瘤。然而,不完全根除治疗癌会导致早期复发,因为这些癌是 HER2 阳性的,患者是抗 HER2 靶向治疗的。

基底样亚型由三阴性乳腺癌(TNBC)组成,这些肿瘤的受体状态为 ER, PR 和 HER2 阴性,然而,并非所有的 TNBC 都属于基底样类型亚型,该亚型肿瘤与其他器官基底上皮细胞表达谱相似,这种癌症倾向于低分化,高增殖指数,有丝分裂指数,并与 p53 突变相关。

尽管所有的 4 个亚型保乳手术(BCS)后 5 年的复发率低于 10%,但 4 种亚型中的每一种对 BCS 和放射治疗呈现不同的反应,SLN 后淋巴结阳性率也因亚型而异,最高的 SLN 阳性率为 50%,针对特定癌相关的分子缺陷选择治疗方案,通常比传统的细胞毒性化疗药物能够更准确地抑制或破坏癌细胞。

(3) 治疗肺癌

肺癌是发病率和死亡率增长最快、对人们健康和生命威胁最大的恶性肿瘤之一。在中国,肺癌发病率、死亡率都位居第一,而且发现时往往已是中晚期。近些年靶向治疗、免疫治疗等精准治疗方法的出现,为肺癌患者带来福音。相对于传统治疗技术,靶向治疗通过基因检测分析癌症患者基因变异的形态,使用针对不同癌变组织的特定靶向药物,能够极大地减少对正常组织细胞的影响,取得良好的疗效,晚期肺癌患者能够延续 3~4 年,甚至更长时间。

利用患者的病理组织标本进行基因检测是分子分型的常规标准，检测结果呈阳性的患者即可获得精准的个性化治疗。然而，在临床实践中多数肺癌患者确诊时往往已到晚期，获取足够癌组织标本进行基因检测非常困难，大约30%的晚期肺癌患者因此丧失了接受靶向治疗的机会。我国科学家采用患者外周血替代组织标本进行基因检测，并建立了稳定的外周血 ctDNA 检测方法。相对于组织标本来讲，用微创方式取得外周血更容易；同时，外周血可以克服小活检肿瘤标本的异质性，实现整个治疗功能的动态监测，并且可及性好，基本上能够百分之百地覆盖肺癌患者。

（4）治疗骨肉瘤

骨肉瘤是最常见的原发性恶性骨癌，传统治疗方法是辅助化疗联合手术治疗。骨肉瘤的外科治疗要求癌组织在安全范围内切除，同时尽可能保留正常组织，以有效地降低患者手术后复发的风险，且有利于癌组织切除后的解剖重建和功能康复。在传统外科手术中，截骨数据通常经过测量手术前二维图像资料获得，然后在患者的三维实体上进行截骨。由于癌组织本身及其周围解剖结构的复杂性，很难在患者的三维实体上准确获得二维图像的测量参考点，截骨水平和癌组织切除边界往往误差较大。另外，在传统手术中确定截骨水平后，外科医师通常根据肉眼判断截骨方向，这可能引起截骨面倾斜，导致假体与截骨面不匹配，并且对截骨水平进行多次调整会引起截骨水平的改变，影响假体的植入，导致手术时间的延长和出血量的增加。近年来，利用精准治疗技术构建骨肉瘤的个体化模型，并进行术前模拟手术、辅助手术中癌组织定位和切除，辅助解剖结构重建，使骨肉瘤的个性化和精准化外科治疗得以实现。

4）治疗骨关节炎

骨关节炎是以软骨退变损伤为主要病理改变的一种中老年人常见慢性疾病，早期骨关节炎可采用理疗、药物等治疗方式，中晚期可以选择手术治疗，但是总体治疗效果欠佳。软骨组织两大有效构建结构，其中软骨基质是关节软骨细胞的支架部分，是软骨退变的关键。软骨细胞为软骨基质的形成提供代谢产物，两者相互影响形成正向关系。软骨细胞外基质降解和软骨细胞过度凋亡引起的关节软骨退变，这是骨关节炎的主要病理机制，很多 miRNA 及编码基因参与其中。基因治疗骨关节炎就是将目的基因片段引入到机体，使目的基因表达产物能够在关节结构中稳定、可控并长期表达，从而修复病变损伤软骨结构和保护软骨组织，避免发生进一步伤害。基因编辑技术将改变目前治疗骨关节炎的现状。

利用基因编辑技术将某种有治疗作用的蛋白编码基因通过载体递送系统转化到骨关节软骨组织中或关节滑膜中，让特定基因长期、高效、稳定地在关节中表达，骨关节炎将得到良好的治疗。

有关研究结果显示，多种细胞生长因子和调控因子有益于促进软骨基质的合成，如转化生长因子β1、骨形态发生蛋白2、胰岛素样生长因子1、骨形态发生蛋白7及沉默信息调节因子1等可促进软骨细胞分化和增殖，有利于关节软骨基质的合成与代谢。许多生长因子，例如转化生长因子β1在促进软骨基质生成的同时也具有抑制软骨基质退变的双重作用，调控调控细胞因子将能有效地防治骨关节炎。

5) *治疗耳聋*

耳聋是最常见的听力障碍，据世界卫生组织(WHO)2021年发布的“世界听力报告”，目前全球有1/5的人听力受损，预计到2050年，全球将有近1/4的人(大约25亿人)有不同程度的听力障碍。根据2021年我国人口普查资料，我国大约有2075万人有听力障碍。耳聋不仅影响患者言语交流，还会增加老年痴呆的风险，危害人类健康。

听觉通路复杂，致病因素较多，耳聋个体差异大，且与遗传、环境等因素关系密切，精准医疗在耳聋的治疗中发挥了重要作用。传统的耳聋诊断以听力学评估为主，操作简单、费用较低，但是单纯的听力学检查只能进行表型鉴定，无法预警危险因素和评估预后，不能充分了解耳聋患者复杂的病理生理机制。现在，利用基因组学技术，尤其是高通量测序技术，耳聋的诊断从表型扩展到遗传机制。基因诊断对迟发性耳聋亦有诊断价值，迟发性耳聋约占儿童期耳聋发病率的四分之一，与GJB2基因pV371突变密切相关，基因筛查可以发现迟发性耳聋易感人群。传统影像学耳聋诊断中多作为辅助方法，用来判断内耳、中耳是否有畸形，现在的分子影像学在耳聋诊断的精细化和智能化上有了更大的突破。结合出生前检测、新生儿听力筛查和耳聋基因检测，对耳聋能够进行精准诊断、精准评估预后。分子流行病调查结果显示，GJB2，SLC26A4，mtRNA突变是中国人最常见的耳聋致病原因，对以上基因进行筛查可以为我国部分耳聋患者明确致病原因。

助听器或人工耳蜗植入是耳聋患者听觉传统补偿的主要方法。随着精准医疗技术的发展，耳科临床医生能够比以往更准确、更有效地了解耳聋致病因素，患者也将接受个体化的、量身定制的治疗，可以在个性化的基础上有效率地治疗不同病因和临床表现的耳聋。通过二代基因测序和基因治疗等精准医疗技术，毛细胞再生可有效实现听力的恢复。Atohl 是毛细胞转分化的关键基因，在 El3.5 开始表达后，诱导支持细胞向毛细胞转分化。调控耳蜗毛细胞 Wnt，Notch 信号通路，可以实现毛细胞再生，有望成为耳聋精准治疗的新靶点。

组织工程技术推动外耳畸形精准治疗。先天性小耳畸形是整形外科修复重建领域中的重点和难点，也是耳科学的常见问题。传统的修复重建方法主要是自体肋软骨移植和人工支架植入，自体肋软骨移植可能会造成胸部手术切口感染和胸廓畸形，而且对医师的雕刻技艺要求较高，难以保证重建耳郭外形的美观；而人工支架植入有可能存在感染、植物排斥和组织外露等风险。组织工程技术把具有分化成软骨能力的种子细胞种植在支架材料上，构建具有耳郭形态与功能的组织工程耳，为先天性小耳畸形的治疗提供了新的方案。

人工智能技术的发展将加速耳聋精准治疗在临床的应用。耳科机器人、耳科导航系统的研发将使耳聋患者的手术越来越精细化。

6）治疗足患者

糖尿病足（diabetic foot ulcer，DFU）是糖尿病严重的并发症，也是引起下肢截肢的主要原因，约有 12％～25％的糖尿病患者会并发足部溃疡。目前临床上对于糖尿病足患者的主要治疗措施有改善微循环、控制感染、负压吸引、高压氧治疗、干细胞治疗等。但由于糖尿病足患者个体差异及基础疾病状况不同，因此仍有较多患者面临截肢的威胁。采用精准医学的思路和方法，以糖尿病足的蛋白组学及基因组学的特征为切入点，可以为糖尿病足患者制订个体化精准治疗方案，并获得显著疗效。

7）治疗罕见病

罕见病又名“孤儿病”，是指发病率极低的少见疾病，其部分可危及生命。在罕见病的患者中，近半数在出生时或儿童时期即已发病，但是目前只有不到 5％的罕见病种获得有效的治疗。基因治疗技术在遗传性罕见病的研究中取得了重大进展，为彻底治愈疾病提供了可能性，对于很多罕见病，如肌萎缩侧索硬化症（amyotrophic lateral scle-rosis，ALS）、脊髓性肌萎缩（spinal muscular atrophy，SMA）、雷伯氏先天性黑朦症（Leber's congenital amaurosis，LCA）能够获得有效的治疗。有关资料显示，向 LCA 患者视网膜中注射携带治疗基因的载体，与对照组相比，患者视觉获得持续性改善；向患者眼部注入治疗基因以修复突变已成为先天性和退行性失明最具潜力的治疗方法。

8）预测预防疾病

精准医学利用组学技术和大数据分析方法，研究基因与环境的交互作用，可以提高疾病风险预测的精度，有助于及时发现重大疾病，尤其是对传染病、药物不良反应等作准确的预测，及早进行干预，做好疾病预防工作，制订更有效的治疗方案，减少并发症，防止发生大面积传播，以保护公共健康，减轻人们对发生疾病的恐慌，稳定社会生产生活。

（1）疾病风险预测

科学家发现了一些疾病和性状的易感基因，如食管癌风险相关基因有RHBDF2，BLM，BRCA1，BRCA2，PALB2，CTHRC1，ASCC1，MSR1等，其中携带BRCA1基因缺陷的女性中有72%会患乳腺癌，44%的人会在80岁时患上卵巢癌；同样的，携带BRCA2基因缺陷的女性中有69%会患乳腺癌，17%的人会在80岁患上卵巢癌。

通过检测、分析患者的易感基因，进行及时的干预和应对治疗，将会大幅度降低发生疾病的风险。通过基因检测，发现和筛查易感基因，加强早期干预，能有效地降低疾病的发生率，下面是几个典型预防疾病例子。

（ⅰ）预防宫颈癌

在女性常见恶性肿瘤发生率中，宫颈癌高居第2位，是世界上唯一可明确找到发病原因的恶性肿瘤，宫颈癌与人类乳头瘤病毒（human papilloma virus，HPV）反复感染相关。HPV感染是一种很常见的感染疾病，高达75%的女性在其一生中可能感染HPV。通常HPV感染是一次性的，在8个月左右人体自身免疫系统可以将HPV清除掉，少数免疫能力较差的女性无法自身清除HPV，会导致HPV持续感染，进而可能发展成宫颈癌。进行HPV检测是预防宫颈癌的有效方法，通过基因测序可以对高危型HPV（16，18型等）及低危型HPV（6，11型等）进行精确分型，对检测者进行精确的个体化评估，预测其发生这种病变的风险。

（ⅱ）预防、控制传染病

2009年，全世界首次出现甲型H1N1流感，在短短几周之内迅速广泛传播，引起了全球恐慌，各国政府和公共卫生机构面临巨大压力。科学家依据大数据和基因检测信息预测流感传播途径和指数。事后证明，预测数据与官方公布数据的相关性高达97%，预测判断流感的发展趋势和流感将发生地区，比疾病预防控制中心（CDC）的播报提前了2周，有力地协助了卫生当局对流感疫情的控制。

艾滋病的传染源主要是未经过治疗或者治疗失败的 HIV/AIDS 患者，分为知晓自己感染情况和不知道自己感染情况两类。尽管艾滋病全人群易感，但是感染效率不一，在人群中开展感染风险评估，针对评估结果中高危人群采取针对性的预防策略，可以让更多 HIV/AIDS 患者知晓自己感染状况，大大提高预防和控制艾滋病的能力。

(2) 预测预报药物不良反应

有关统计数据显示，药物不良反应占全球死亡原因的第 4～6 位，我国药物不良反应的住院人数达到 250 万/年，其中死亡人数更是高达 20 万/年。一项英国研究结果显示，药物不良反应可占医院入院病例的 6.5%。

药物不良反应是指合格药品在正常用法用量下出现的与用药目的无关的有害反应，如甲氨蝶呤治疗伴有和不伴有关节病型银屑病的患者，出现头晕的分别为 9.4%和 0.9%，出现胃肠道症状的分别为 25.0%和 12.1%，出现肝脏毒性的分别为 26.6%和 15.0%。药物不良反应不仅给患者造成新的痛苦，还会增加住院周期，浪费社会医疗资源。药物不良反应在儿科患者中会给家庭和患儿带来压力和不确定性，并可能对医生和患儿家庭之间的关系产生负面影响。药物不良反应已经成为当今一项严重的全球性公共卫生问题。

药物不良反应通常可分为 A 型和 B 型两类。A 型又称剂量相关的不良反应，是由药物本身的药理作用增强或延伸所致，常和剂量或合并用药有关。其特点是容易预测，停药或减量后症状减轻或消失，发生率高，病死率低。B 型又称剂量不相关的不良反应，是一种和正常药理作用无关，与患者的特异体质有关的异常反应。其特点是常规药理学筛选难以发现，通常很难预测，发生率低，病死率高，其临床表现包括药物变态反应和特异反应等。

通过对药物基因组学检测以及利用大数据信息，可以预测药物不良反应。据美国范德比尔特大学一项万余人的药物基因组学研究显示，91%以上的患者在 5 个检测基因中至少携带 1 个与药物反应相关的变异。恶性高热就是一种潜在的、致命性的药物不良反应，通常是由吸入性麻醉剂(氟烷、恩氟烷等)或去极化肌肉松弛剂而诱发。病因是患者携带遗传易感基因，如兰尼碱受体(RYR1)突变。兰尼碱受体是存在于内质网和肌浆网上的一种钙释放通道，能迅速释放钙离子并产生一系列的生理功能。突变使钙离子通道无法正常关闭，而导致肌肉僵直、复合性的代谢和呼吸性酸中毒、体温升高、心动过速和心律失常、高钾血症、横纹肌溶解和恶性高热，若不及时干预可导致多脏器功能衰竭和死亡。

在医治系统性红斑狼疮(SLE)的药物中,因巯嘌呤甲基转移酶(TPMT)是免疫抑制剂硫唑嘌呤药物代谢过程中的关键酶,TPMT 的 5 种主要突变(TPMT *1/*2/*3A/*3B/*3C)均可引起患者 TPMT 活性下降,导致患者使用标准剂量治疗 SLE 时发生严重的毒副作用,因此使用时需要根据基因型进行剂量调整。美国 FDA 官网已经收录了多种药物基因组学的生物标记,囊括药物不良反应的风险以及基因型特异性剂量等合理用药的不同治疗方面。

这些事实也告诉我们,精准治疗除了注意同种药物疗效因人而异外,药物对不同个体的不良反应也有差异。了解到这一点,将有助于改善医患关系,并提高药物治疗的依从性和临床疗效。

(五) 精准护理

美国国立卫生研究院(NIH)、美国护理科学院基因谱专家组确定了精准护理发展的 4 个方向:加强精准护理教育和实践、促进精准护理研究成果的转化、促进基因谱信息和其他卫生保健数据的结合、维护患者及其家属享有精准护理的权利。

1. 含义和做法

精准护理是指护理人员对患者进行精确表型分析或表型深分析,依据个人基因、疾病型态、性别、微生物反应体质、生活型态、家庭、种族及社会文化因素等个别差异,在适当的时间针对一定的患者提供的最适配的护理处置,而非无差异化简单流程式护理模式。广义的精准护理涉及范畴较宽,包括健康促进、疾病预防、症状管理、决策支持及康复随访等方面,并与精准医学相呼应,其目的在于精准优化护理效果,满足患者个体化需求,在提高护理效益的同时降低医疗成本。目前的护理过程中包括了较多的环节,比如入院宣教、用药介绍、健康教育等,但对所有患者均实施相同的护理措施不仅费时费力,而且效果一般。其实每位患者都有自己的特性,均来自不同的背景,所以患者最需要解决的问题也会不同。针对患者的具体问题,护理人员通过健康教育、遵医嘱实施护理措施等方式减轻或者解决患者最大的焦虑,如此一来患者才能安心地接受其他的治疗。比如患者目前的主要护理问题是疼痛,即目标是尽快减轻或消除患者疼痛,护理人员应立即准确报告主管医生患者的疼痛情况,与医生一起分析疼痛产生的原因,并给予用药或者其他护理措施,待患者疼痛减轻后,再进行其他护理措施。

做法是收集与患者健康状况相关的数据信息以及记录分析患者个人主观性

陈述的需求或偏好，实现以患者需求为中心的护理服务。亦即精准护理评估主要包含个体基因差异、环境因素和生活方式这 3 个方面。相关研究表明，良好的护理可提高患者及家属的配合度，为患者提供同质化、精准化的优质护理服务，能够有效改善治疗效果。传统护理缺乏全面性和针对性，理想效果通常不理想。

2. 居家精准护理

对于长期慢性病患者，对其治疗和护理是一个长期持续的过程，而且往往不是在医院进行，而是居家进行，在这种情况下也可以进行精准护理。随着信息技术的发展，各种智能设备和移动医疗平台逐步应用于疾病的管理，通过建立疾病护理管理平台就能弥补医院外精准护理的不足。疾病护理平台是将现代信息技术应用于医学护理诊疗活动，利用现代化的网络手段，拉近患者与医护人员之间的距离，使沟通交流更为便捷，便于护理干预信息的传递，使医护人员能够实时掌握患者的治疗情况和治疗效果，患者即便是在家中也能轻松地获取健康教育信息，实时与医护人员沟通，及时更改护理方案，使各项精准护理措施能够顺利地实施，从而提高护理效果。糖尿病的精准护理就是其中一个例子。糖尿病是一种长期慢性病，患者约 90%的时间是在院外进行治疗和护理干预。建立的糖尿病疾病护理平台可以督促患者进行血糖监测，血糖指标异常时可及时联系医师和护士，获得专业性的帮助，尽力避免低血糖事件的发生，提高患者生活质量。

3. 精准护理举例

1) 精准护理断肢再植患者

断肢再植是一种显微手外科技术，可有效恢复断肢功能。而手术再植成功与康复，不仅与严格的手术时间和条件有关，与手术后护理也密切相关。断肢再植患者术后常出现疼痛等并发症，不仅影响患者舒适度，还容易引起血管收缩至血管危象，影响再植肢体的成活性能。因此，对断肢再植患者进行有效的术后护理十分重要。一家骨伤医院选取手术外科断肢再植患者 53 名采取常规手术后护理方案，设为对照组；53 名采取手术后精准护理，并设为实验组。结果显示，实验组在术后当天、术后 1 天、术后 3 天的疼痛评分均显著低于对照组($p<0.05$)，而且患者术后 3 周的舒适度评分显著高于对照组($p<0.05$)。

2) 精准护理尿毒症血液透析患者

尿毒症是由各种原因致肾功能损伤的终末期表现，血液透析是治疗尿毒症的常用手段，对于延长患者生存期限具有重要作用，但是在尿毒症患者长期血液透析治疗过程中，患者营养状态严重受损，并产生强烈的负面情绪，伴发多种并发症，严重降低患者生活质量，因此加强临床护理尤为重要。有关实践资料显示，精准护理具有较好的临床应用效果，能有效地降低患者并发症的发生率，减轻患者痛苦，改善患者生活质量。

有医院将2018年1月至2019年8月入院的240例肾病综合征患者按照随机数字法分为对照组和观察组，各120例。对照组实施传统护理，观察组在对照组基础上实施“精准护理”模式，将每位患者看作独特的个体，根据患者个别差异，提供最适配的个体化、精准化护理。比较两组肾穿刺率、穿刺后导尿率、平均住院日、患者满意度差异，结果显示：观察组肾穿刺率为57.14%，高于对照组的36.44%；观察组穿刺后导尿率为10.29%，低于对照组的25.58%；观察组平均住院日短于对照组，差异有统计学意义（$p<0.05$）。观察组在护理技术、护理态度、人文关怀、病房环境、健康指导5个方面满意度得分均高于对照组。

3）精准护理特重度烧伤休克期患者

特重度烧伤主要是指烧伤总面积超过全身50%或Ⅲ度烧伤面积超过20%，受外界热力造成的人体皮肤组织损伤，深至皮下黏膜、肌肉及骨骼部位的损伤。烧伤后患者机体毛细血管通透性增加，在休克期会渗出大量血浆样液体，从而出现水电解质紊乱及低血容量休克等症状，为安稳度过休克期必须加强护理干预。特重度烧伤患者休克期非常关键，治疗过程是否顺利，临床护理质量的好坏是关键因素之一。要对患者给予吸氧、补液复苏等，若液体输入量不符合需要，容易造成急性肺水肿、肾功能衰竭等并发症。有关医疗资料显示，精准化护理能够让患者顺利渡过休克期，进入生命体征平稳期，可明显降低休克期并发症发生率。精准化护理患者并发症发生率仅为5.00%，同时缩短了住院时间；而相同治疗条件采用常规护理患者并发症发生率为32.50%。

4）精准护理结直肠癌手术患者

结直肠癌是消化系统常见的恶性肿瘤之一，发病率较高，尤其是在老年人群中，发病率更高。随着年龄的增长，老年患者机体自身功能下降、身体的健康状况一般较差，并且常伴随高血压、冠心病、糖尿病等多种慢性疾病。因此，老年患者麻醉风险很高，很容易引发术中血压波动。目前临床多采用腹腔镜手术，由于这种精细化手术对术者的操作技术要求很高，如果不配合精细化护理，将严重影响患者正常治疗效果。有关治疗资料显示，采用精准护理可提高患者配合度，而提高患者配合度，将提高手术成功率；同时也降低患者并发症发生率，有利于促进患者及早康复。

二、技术系统和医疗体系

精准医学需要一些技术系统和合适的医疗体系配合。技术系统主要包括大数据技术、基因技术、生物样本库、电子病历等；医疗体系主要包括疾病分类、更新专业术语、提升医疗机构工作质量以及培养医疗技术人才等。

我们知道，精准医学的根本是以个体为本，而人与人的最主要差别，或者说人的特异性主要表现在遗传物质和生物分子结构的不同。遗传物质的表达是基因，不同人有不同的基因谱，受外界生活环境和人体本身生物环境变化的影响，基因会发生变化，人体的健康状况会发生相应变化，如发生疾病。对人体做基因检测，亦即进行疾病诊断，这种诊断是个体化的，同时也可以预见其会发生的疾病，及时对基因进行修复，疾病便得到治愈。因此，基因技术是精准医学的主要技术支撑之一。此外，人体及其器官组织的基本单元是生物分子，而人的生物分子结构也是特异的，不同人的生物分子结构会有差异。同时，人体的生物分子受外界环境和自身生物环境变化的影响也会发生变化，以致发生疾病；而通过检测人体生物分子结构及其发生的变化，也可以诊断疾病，而且这是个体化诊断。对发生变化的生物分子进行干预，让其恢复正常结构状态，病也就被治愈，恢复了健康。光学技术是探测人体生物分子信息的重要技术之一，它的探测灵敏度和准确度都很高，而且是无损伤探测。因此，生物分子信息技术和光学技术也是精准医学的重要支撑技术之一。人体基因信息、生物分子信息以及对它们做的探测信息，其数量非常巨大，存贮这些信息以及对它们的处理、管理等工作，需要用大数据技术支撑。总体来说，精准医学需要包括大数据技术、基因信息技术、生物分子信息技术、生物分子光学技术以及其他技术，如生物样本库技术、电子病历技术和人类特异疾病模型等支持，生物分子光学技术后面章节专门介绍，这里仅介绍前两种技术。

（一）医疗大数据技术

精准医学是基于“组学”的大数据，为个体患者量身定制健康策略，这需要利用个人的生物学（包括遗传）信息、医疗信息、行为活动信息、身处外围环境信息、内在生物环境信息以及每位患者的基因组信息、精细临床表型信息，通过大数据分析方法，把不同的患者个体进行精细化分层，调整患者的疾病预防和治疗方法。大数据技术是无法在一定时间内用传统数据库软件工具对其内容进行收集获取、管理和处理的数据集合技术，它是继云计算、物联网之后信息技术产业又一项颠覆性的技术。大数据分析是利用数据挖掘、预测分析、知识计算、语义引擎等技术对数字平台上存储的各类数据信息进行标准化处理和分析，并可视化展现给医生、患者、制药公司或企业等不同用户，辅助实现精准治疗。这将会为广大患者、医务人员、科研人员及政府决策者提供更高效的服务和决策，从而可以对某些严重疾病作出非常精准的判断，而且这个判断结果是有效的、准确的，能对疾病精准地施以治疗。

1. 大数据技术特征

精准医学的大数据技术主要特征有数据量大、数据类型复杂、数据处理速度快、价值大但价值密度低。

1) 数据量大，数据量增值快

我国医疗卫生服务和各种医疗卫生信息系统产生了巨量数据。以每个 CT 图像约 150 MB、每个基因组序列文件约为 750 MB、每个标准病理图接近 5 GB 计算，乘以我国人口数量和平均寿命，那么每个社区医院或中等规模制药企业均可以生成和累积数万亿字节(TB)甚至数千万亿字节(PB)级的结构化和非结构化数据，而且随着社会发展和人类对健康的需求，医疗和健康数据还会成几何级数增长。精准医学促进分子生物学和高通量基因测序技术的发展，基因组学及基因组后的转录组学、蛋白质组学、脂类组学、糖类组学、表观遗传学等多种"组学"的进步，也产生了海量的数据。随着现代信息技术的更新和全球一体化的推进，医疗卫生事业领域的信息交流更加密切，各种临床、科研、政府决策、分子生物学等医学信息的交流与共享，又极大地增大了医学数据信息资源数据。

2) 数据类型复杂

面对的既有传统的结构化数据，又有文本、视频、图像、语音、网页等半结构化和非结构化数据。不仅限于电子病历中患者的基本数据、输入转出数据等结构化数据，还包括医学影像数据、临床实验室检测数据及互联网中存在的医学数据等海量半结构化和非结构化数据，包括医疗服务的医院信息系统(HIS)、电子健康档案系统(EHRs)、实验室信息系统(LIS)、医学影像信息系统(PACS)、放射信息系统(RIS)的数据等，还有医院与医保的结算与费用数据，医学研究的学术、社会、政府数据，医院药物采购与使用监管数据，居民的行为与健康管理数据及政府的人口与公共卫生数据等，数据类型多而且复杂。

3）要求数据处理速度快

处理速度是大数据技术区分与传统数据分析技术最显著的特征之一。数据通常以数据流的形式动态地、快速地产生，具有很强的时效性和涌现特征。在医疗信息服务中可能包含大量在线或实时数据分析处理的需求，如临床决策支持中的诊断和用药建议、流行病学分析报表生成、健康指标预警等，都要求更快的处理生成速度。

4）价值大，但价值密度低

在医药领域，大数据分析、挖掘对疾病诊治、药物研发、公共卫生管理和健康危险因素分析等方面均具有十分重要的意义。有关资料显示，大数据技术可以保障医疗系统安全有效运行，对于美国每年可减少 8%的医疗支出，并多创造 3 000 亿美元的价值。但另一方面，大数据具有价值密度低的特征，所采集到的数据既包含有用的数据，也包含大量冗余的、无意义的数据（噪声）以及虚假的、错误的数据，如何从海量复杂的数据中获取有用信息，也是大数据分析技术的一个重要内容。

2. 大数据技术助力精准医学发展

精准医学的实施需要通过基因组和蛋白质组等多组学分析，对大样本人群与特定疾病类型进行筛选和验证，精确寻找疾病的发生机制和治疗靶点。随着临床研究的不断发展，人类获得了越来越多以基因组为代表的分子水平的人类信息，这是前所未有的。随着以基因组为代表的组学数据的发展，越来越多地积累了以遗传密码为代表基因的信息，也包括蛋白质信息。人们发现，挖掘这些信息会得到很多反映人类健康和疾病的信息，所以，科学家提出如果把这些信息应用到临床医学中，一定会提高临床诊疗的效果。一个典型的治疗例子是美国著名影星安吉丽娜・朱莉的乳腺预防治疗，她的家族有乳腺癌病史，她的曾祖母、祖母、姨妈均是罹患乳腺癌去世的，在过去没有组学数据的时代，找不到她们的病因。遗传密码被破译后，医生发现 BRCU1（乳腺癌 1 号基因）有一两个位置在其家族人群中发生突变，导致了她们到一定年龄后会罹患乳腺癌而去世，并且会遗传。在精准医学大数据的帮助下，朱莉发现自己的 BRCU1 基因已经突变，患乳腺癌的风险高达 87%，于是决定切掉自己的乳腺。这是一种预防性治疗，把患乳腺癌风险降低到了 5%以下，可以说她终生不会再罹患乳腺癌了。另一个例子是美国前总统卡特，他在 2015 年 8 月份体检时发现身患黑色素瘤，并出现脑转移和肝转移。当时卡特已经 90 岁了，患上如此严重的病被普遍认为肯定无法治愈。但在大数据的协助下找到了他的基因突变位点，并意外发现这个突变位点正好与当时正在研究的某种药物完全匹配，于是卡特注射了这种药物半年后，所有肿瘤全消失了。

精准医学涵盖了传统的流行病学、预防医学、临床诊断学和治疗学、康复医学及卫生经济学等学科信息资源，其支柱性技术领域包括医学信息学、医学分子生物学。目前，分子生物学中 DNA 测序已经具有能精确检测单个核苷酸、单细胞和单分子(或超微量)的分析技术，这将引领未来体内检测技术的发展。高通量基因芯片和蛋白芯片的常规化应用，使得各种不同疾病的基因分型成为可能，特定患者的分子疾病谱的绘制已逐渐成为临床诊疗中的重要工作部分。然而，上述检测技术产生的海量数据信息对大数据管理、储存、挖掘、处理和转化能力提出了更高的要求。大数据技术的发展，能辅助临床医生、分子生物学家、统计学家、生物信息学家们整合所需的大数据，并挖掘分析以促进多学科领域的发展与更新，得以根据每位患者的个人特征，精准地制订个性化治疗方案，以促进精准医学的发展。

此外，将有关药物基因组学结果存于云端数据库，在需要时能让全国乃至全球医生拿到与药物治疗相关的遗传数据，迅速而准确地找到能让患者获益的特定药物，最后制订实施选药和择量的精准策略，让患者在有效的疾病控制的同时免受药物不良反应的二次打击。

3. 数据采集技术

数据采集是根据在数据分析与应用中所需要的表征信息，通过多种方式从数据产生环境获取原始数据，进行预处理操作的一系列专用技术，精准医学大数据采集的目标是满足大数据分析与精准医疗应用的需要。数据采集平台基于面向服务系统构架设计，采用企业服务总线(ESB)技术，根据精准医疗数据的粒度和维度建立数学模型，对原始数据进行抽取、转换和加载，即载入相应的维度表和事实表；同时，采集平台还具备 ESB 的通信、消息路由和服务交互等功能，相应的应用支撑功能如安全管理、隐私保护、系统监控等，以保证精准医疗专病应用模块信息系统与医疗机构之间的数据交互，实现专病数据的互通互联。数据采集流程包括数据获取、数据传输、数据初步整理和数据入库等 4 个环节。在整个数据采集过程中，通过唯一标识的患者主索引控制采集数据源的基础特征信息，实现多个同质或异构医疗卫生信息系统的关联，保证疾病数据与其他关联信息的一一对应关系。

精准医疗的数据采集平台涉及多源异构数据，需先按照开放的 HL7，DICOM，FTP，Web Services，IHE，Database，JMS 等数据接口标准，结合卫生部门相关标准体系，对医疗机构原来的 HIS，EMR，PACS，RIS，LIS 等信息系统进行升级改造或客户定制化开发，定义统一的数据接口方案，以便与各类信息平台进行数据传输、交互。基于异步/同步技术方案实现数据统一采集、共享和交换服务。然后，数据采集平台采用前置机的方式与医疗机构各信息系统连接，进行数据采集，并通过集成平台 ESB 实现各系统间数据的传输。

针对数据的缺失值、异常值、噪声和敏感信息，需要进行相应的填补、替换、脱敏处理，以提取、转换和整合需要的指标内容并构建数据仓库，然后结合算法模型的需求将数据指标做标准化、结构化处理，集成能够满足大数据分析的数据，进而开展大数据的深入挖掘，保证精准医疗的各类服务。

4. 大数据分析技术

由于大数据有价值密度低的特征，因此必须通过分析、处理对这些数据去伪存真，获得有用的数据及其相互关系，才能得到有价值的信息。大数据应用中的核心技术就是从大量数据中提取出我们所需要的信息并进行分析和处理，大数据分析是决定最终信息是否有价值的决定性因素。

1）机器学习

机器学习是大数据分析的基础。由于精准医学的数据量大、数据类型复杂，任何从中快速挖掘出有用的数据信息需要计算机模拟人类的学习过程，进行反馈、深入分析，对不完全的信息进行推理等，即机器学习。机器学习算法包括大数据分类、大数据聚类、大数据关联分析、大数据并行算法等。近年来，机器学习在语音识别、光学字符识别（OCR）、人脸识别、图像搜索等应用上取得了突出效果。

2）数据挖掘分析法

数据挖掘的核心是数据的特征与属性的提取，并依据特征和属性对数据进行分类。在进行数据挖掘之前需要做好数据的预处理，以改善数据质量，提高数据挖掘结果的有效性和准确性。在进行数据挖掘时需要根据数据的特征、属性和研究目的选择合适的工具和分析方法。数据挖掘分析目前已应用于基因芯片分析、DNA 序列比对、医疗文献的挖掘以及医疗数据的可视化等。

3）影像信息分析方法

医学影像技术在疾病诊断中的应用越来越普遍，医学影像信息已成为疾病诊断的重要工具。医学影像信息为非结构化数据，在进行影像信息分析时需要运用可视化分析技术、计算机图形学技术及图像处理技术，常用工具有 TDA，Cite Space，Histcite，Vxinsight 等软件。B 超、CT、MRI、SPECT、PET 等数据处理技术也可以应用于医学图像的分析。

5. 精准医学大数据权益保护

精准医疗大数据治理是精准医疗中的大数据相关利益者以"精准治疗"为服务理念、以数据科学为指导思想，对大数据采集、融合、分析与处理、应用与服务等的数据管理流程行使指导、监督和评估的权利活动。这有利于科学选择诊疗方式，使医疗资源耗费最小化、治病效益最大化，有利于解决精准医疗所涉及的大数据相关决策权的归属、数据所有权的分配等问题。精准医学不仅需要大数据处理技术的支撑，也需要大数据权益保护来提高大数据价值，确保大数据能够作为精准医疗的支撑。

精准医疗大数据权益保护面临着多方面的挑战：① 数据质量问题。各种类型的数据源直接的比较、整合、衔接是一项艰巨任务，需要高质量的数据质量评价标准来确保数据分析的准确性。② 数据存储问题。确保数据合理性、安全性对数据库技术、存储技术提出了较高的要求，数据存储的结构应使得数据分析和处理较为便捷。③ 风险管控问题。大数据治理过程中，存在着隐私泄露、数据丢失等风险，需要加强数据的风险管理。在大数据时代，精准医疗的成功率离不开各数据库的数据开放和共享，患者的个人基因信息、健康档案和电子病历等敏感信息，需要完善的管理规范和安全策略来保障。具体措施可以是监控大数据治理的流程，及时预警。④ 权利分配问题。相关利益者对结构迥异的数据进行融合、利用时，相关所有权的分配问题目前未有明确的标准。

6. 应用举例

大数据技术在疾病诊治、疾病危险因素分析、疾病发病预测、个体化的精准诊疗等方面具有重要应用意义。

1）分析致病基因路径

通常有多个基因引起一种疾病，这些基因在患者的不同染色体中、不同位置上起着不同的作用。利用大数据技术可从 DNA 序列中找到与疾病相关的遗传信息和功能信息，分析不同阶段、不同位置的遗传控制因素，从而进行有针对性的治疗，获得更加有效的治疗效果，如利用基因通路分析变异基因与血压之间的关系，发现 CD47 基因与血压之间有显著相关性。

2）分析致病因素

在病案信息库中有大量关于患者的病情和个人的信息，包括年龄、性别、居住地、职业、生活情况等，通过检索病案数据库中患者的病情信息以及个人信息，使用聚类分析算法等大数据分析技术，对这些信息进行关联性分析，可以发现某种疾病与外在环境因素的潜在关系，指导公众远离这些致病因素，以降低某些疾病的发生概率。

3）提高疾病诊断和治疗准确性

使用大数据分析技术可以提高诊断疾病和治疗疾病的准确率。在临床中不少疾病是错综复杂的，其致病因素差异很大，在不同阶段出现的症状也各不相同，不同疾病之间有时会具有高度相似的临床表现。利用大数据技术，根据患者的病历及个人信息对疾病的相关因素进行分析，将有助于提高疾病诊断准确性，如采用大数据分析相关算法对实体性肺结节进行诊断，准确率可高达100%。

4）预测疾病发生概率

医疗大数据中包含着大量患者的居住地信息、家族疾病史等个人基本信息，这些信息有助于研究某些疾病发病的家族性和地区区域的分布性。通过大数据分析，还可探讨哪些疾病有明显的家族遗传性，从而进一步分析疾病与基因变化的关系，以通过积极预防或某种干预降低这种疾病的发病率。通过分析疾病与地区区域的关系，可获取疾病发病的区域性特征，以进一步分析该地区的环境因素与疾病发生的关系，消除导致疾病发生的环境因素。

5）评估疾病风险和健康指导

过去，人们只有在身体不适、已经患某种疾病时才去寻求专业医疗机构的帮助，而此时疾病往往已进展至较为严重的阶段，错过了最佳的治疗时间。基因组、转录组、表观组、蛋白质组、代谢组、微生物组等生物大数据为评估健康人群的患病风险提供了重要的理论依据。

6）助力开发新药

通过定量分析从大数据中挖掘出来的有用信息，可指导药物研究方案的设计，从而提高药物研发的质量、资源利用率以及研发效率。

（二）医疗基因技术

精准医学的实施需要通过基因组和蛋白质组等多组学分析，对大样本人群与特定疾病类型进行筛选和验证，精确寻找疾病的发生机制和治疗靶点。随着临床研究的不断发展，人类获得了越来越多以基因组为代表的分子水平的人类信息，这是前所未有的。随着以基因组为代表的组学数据的发展，人们积累了越来越多的以遗传密码为代表基因的信息，也包括蛋白质信息。现在人们发现，挖掘这些信息会得到更多反映人类健康和疾病的信息。所以，有科学家提出，如果把这些信息应用到临床医学中，会提高临床诊疗的效果。

基因是具有遗传效应的DNA片段，它支持着生命的基本构造和性能，储存着生命的种族，血型，孕育、生长、凋亡等过程的全部信息，生物体的生、长、衰、病、老、死等一切生命现象都与基因有关，它也是决定生命健康的内在因素。基因有两个特点：一是能忠实地复制自己，以保持生物的基本特征。二是能够“突变”，即一个基因内部会发生遗传结构改变，突变绝大多数会导致疾病。比如患者的ISLI基因突变，可导致家族性扩张型心肌病（DCM）；患者的NR2F2基因突变可导致单纯型及综合征型先天性心脏缺损（CHD）；患者的KLF15基因突变可导致心房颤动（房颤）等。

基因信息和临床大数据是多种疾病研究的基石，同时基因组变异也是疾病发生机制研究的上游，绝大部分疾病都可以在基因中发现病因，寻找基因组变异是推动未来精准医学发展的一个重要环节。通过基因组、蛋白质组、代谢组等组学技术，对大样本人群与特定疾病类型进行生物遗传信息的分析、鉴定、验证和应用，从而精确寻找疾病的原因和治疗的靶点，并对疾病不同状态和过程进行亚分类，最终实现对疾病和特定患者进行个体化精准治疗的目的，以提高疾病诊治与预防的效果。

在2012年，国际千人基因组计划研究成员在*Nature*杂志发表了1 092个人类基因数据，绘制了人类遗传变异图谱，表明人类存在大量的遗传变异，这有助于理解不同种族背景以及影响药物代谢的遗传学变异。2013年，英国首相卡梅伦宣布实施10万人基因组计划，并声称该项计划获得的信息将会作为免费资源公之于众。这些遗传信息还会与受试者临床医学表型信息关联，有助于研究者发现与临床状况有关的基因信息，并开发新治疗策略，推进精准医疗发展。

为了推动精准医学在临床中的应用，美国各大临床医学中心纷纷成立直接服务于临床的遗传检测机构或隶属于病理系（或完全独立）的分子遗传或基因组学中心，亦有遗传研究基础雄厚的临床科室直接担负重任。

1. 基因检测

基因检测是通过特定设备对被检测者细胞中的DNA分子信息做检测，分析它所含有的各种基因情况(是否存在突变或敏感基因),实施疾病诊断;也可以指导选择治疗的药物,提高治疗效果;还可以预测患病风险,以提早预防或采取有效的干预措施,避免发生疾病。从原理上讲,如果对一个个体做基因检测,通过比对他的 DNA 序列与常人的差异,找出这个个体的突变基因或潜在致病基因,便可以预测还未出现任何症状的疾病。

2013 年 5 月,好莱坞影星安吉丽娜·朱莉在接受基因检测后,发现自己有 BRCA1 基因缺陷,这意味着她分别有高达 87%和 50%的概率患上乳腺癌和卵巢癌,因此果断实施了双侧乳腺切除手术。朱莉的母亲曾与癌症斗争近 10 年,并于 56 岁时死于卵巢癌。两年后的 2015 年,朱莉又再次接受了卵巢和输卵管手术,将罹患癌症风险降至 5%,这一夺人眼球的新闻让不少人第一次知道了“基因检测”。

1) 指导选择治疗用药

现在治疗同一种疾病的药物品种很多,患者存在个性差异,在不清楚对药品代谢能力的情况下用药,会影响治疗效果,而且还有可能导致不同程度的不良反应。以治疗抑郁症来说,临床常用抗抑郁药物类型较多,主要有去甲肾上腺素、5-羟色胺、特异性 5-羟色胺等几种大类型,不同患者的生物环境不同,其中的药品对他们的作用会有差别,或者说产生的治疗效果是不同的,有关资料显示,造成严重不良反应的概率大约为 8%,而严重不良反应可能会导致患者丧失基础的生理机能,风险性较大。同时,抗抑郁药的使用剂量同样受多重因素影响,其中包括了患者的体重、性别、年龄以及是否有合并症,使用药物剂量不合适也会直接影响治疗效果,有时甚至导致治疗失败。根据基因的多态性分别选择抗抑郁药,可使其有效降低药物毒性,对提高治疗效果有重要意义,同时也是提高用药安全性的重要举措。有关资料显示,采用基因检测选择抗抑郁药物可以在常规选药的基础上提升 25%～30%的有效性。

2) 查明病因

查明患者患病的起因,有助于医生制订合理的治疗方案,也就能够让患者早日恢复健康。有些疾病的起因是利用基因检测才得以揭示的,如慢性肝炎。科学家利用基因检测技术将包括病毒复制关键区域的丙型肝炎病毒(hepatitis C virus, HCV)基因组 RNA 注射到黑猩猩的肝脏中,结果在血液中顺利检测到了病毒,并观察到与慢性肝炎患者类似的病理变化,由此证实了丙型肝炎病毒正是引起不明原因输血后肝炎的病原体,并为治疗丙型肝炎病毒感染的药物筛选指明了方向，使该病患者得以彻底治愈成为可能。对这项工作做出杰出贡献的美国病毒学家哈维·奥尔特(Harvey J. Alter)、查尔斯·赖斯(Charles M. Rice)以及英国生物学家迈克尔·霍顿(Michael Houghton)也为此获得了2020年诺贝尔生理学或医学奖。丙型肝炎病毒感染呈全球性分布，主要经血或血制品传播。丙型肝炎病毒感染的重要特征是易于慢性化，如未及时治疗，急性期后约有50%～80%发展为慢性感染者，其中15%～30%可进一步发展为肝硬化和原发性肝细胞癌。

另外一个例子是不明原因慢性肾脏病(chronic kidney disease, CKD)患者的病因诊断。慢性肾脏病是威胁人类健康的常见疾病。有关资料显示，全球范围内CKD的发生率为10%～13%，仅次于高血压和糖尿病。临床上有相当部分的CKD患者因为起病时已经出现肾功能衰竭，无法进行肾活检，或者有其他肾活检禁忌证(如出凝血障碍等)，或即使行肾活检但因缺乏特征性病理改变而无法诊断。对于这些患者，基因检测常是确诊的唯一途径。一项回顾性研究对104例起病年龄小于25岁的肾移植患者进行的基因检测，发现其中34例患者(32.7%)存在单个致病基因突变，其中突变检出率较高的基因包括CAKUT中的EYA1(2/55)、JAG1(2/55)基因，SRNS中的NPHS1(4/21)基因，肾小球疾病中COL4A5(1/7)基因，囊性肾病的NPHP1(2/9)基因等。

此外，基因检测也有助于区分肾病综合征(nephrotic syndrome, NS)的病因，即是属于遗传性的还是免疫性的，这样可避免对遗传性激素抵抗型肾病综合征患者使用激素或免疫抑制剂治疗，以避免出现相关并发症，同时也为非遗传因素相关SRNS患者给予更加积极的免疫抑制治疗提供依据。有关资料显示，大约有67%的婴儿期起病的肾病综合征患者是由NPHS1，NPHS2，WT1和LAMB2这4个基因突变引起的，而成年人起病的遗传性肾病综合征及FSGS与基因INF2，TRPC6，ACTN4，COL4A3，COL4A4，COL4A5突变有关，通过基因检测确定这些患者是否存在基因缺陷，可避免不必要的免疫抑制治疗。

还有，耳聋是一种常见的残障疾病，目前我国新生儿耳聋发病率已经达到3%，耳聋逐渐成为各类残疾病的首位。耳聋发病原因较为复杂，一般认为受多种环境因素的限制和影响，如细菌病毒感染、声损伤、耳毒性药物等。在全球范围内，约有65%的耳聋患儿是因遗传因素致病，根本原因是基因突变。基因检测可全面检测常见的耳聋易感基GJB2，SLC26A4，MT - RNRI等及其突变点。明确耳聋发生的原因，并对其进行及时相应的干预和治疗，这将能有效地降低听力障碍的发生率，也能够有效地避免滥用药物。

3）检测技术

目前的基因检测技术主要有荧光定量 PCR 技术、基因测序技术、基因芯片技术、液态生物芯片与微流控制技术等，这里介绍其中的基因测序技术和基因芯片技术。

（1）基因测序技术

这是指对聚合酶链式反应技术的产物进行基因突变检测的技术，利用这一技术能够从人的血液、唾液、精液、头发等样品分析测定其基因序列，不仅可以确定受检样本基因突变的部位，还能够明确基因突变的性质。该技术具有检测灵敏度高、通量高等特点，获得广泛应用。

在医学领域，基因测序可以用于遗传性和病因不明疾病的诊断、无创性产检、临床微生物的检测、个体化用药、肿瘤诊治等方面。在运动员的选拔中，基因测序甚至可以用来预测其运动天赋。在法医实验室，基因测序可用于分析案发现场的相关基因痕迹，判断受害者和嫌疑人的身体特征。目前，基因测序相关产品和技术已由实验室进入到临床使用，可以说基因测序技术是一种正在改变世界的高新技术。

目前基因测序技术已经发展到第 4 代：第 1 代测序精确，是常用的单基因病诊断技术，但其测序通量较低，成本较高。第 2 代测序的通量获得提高，在临床上发挥了重要作用。第 3 代在测序通量、时间和成本方面都有了极大改善。第四代测序技术还在实验室阶段。表 1－2 列出了 1～3 代测序技术的特点比较。

表 1－2　3 代测序技术特点的比较

	测序方法	方法/酶	难易程度	测序长度/bp	每个循环的数据产出量	每个循环耗时	主要错误来源	基因组测序费用/美元
第 1 代测序技术	Sanger 法	Sanger 法/DNA 聚合酶	难	150～1 000	56 kb	1.5～3 min	引物，扩增	30 亿
第 2 代测序技术	454－FLX 法	焦磷酸测序/DNA 聚合酶	难	240～400	400～600 Mb	10 h	插入、缺失	100 万
	Solexa 法	边合成边测序/DNA 聚合酶	难	35～75	20.5～25 Gb	9.5 d	替换	6 万
	SOLiD 法	连接酶测序/DNA 聚合酶	难	35～50	10～15 Gb	6～7 d	替换	6 万

续 表

	测序方法	方法/酶	难易程度	测序长度/bp	每个循环的数据产出量	每个循环耗时	主要错误来源	基因组测序费用/美元
第3代测序技术	Helicos TSMS	边合成边测序/DNA聚合酶	易	30～35	21～28 Gb	8 d	替换	7万
	PacBio SMRT	边合成边测序/DNA聚合酶	易	3 000～100 000	10 Mb	未知	未知	低
	Nanopore	电信号测序/核酸外切酶	易	无限长	未知	未知	未知	低

基因测序技术作为人类探索生命奥秘的重要手段之一，对生命科学和生物医学领域，特别是精准医学的发展起到了巨大的推动作用。

（ⅰ）第1代测序技术

这是1975年英国生物学家桑格(Sanger)发明的方法。做法是在4种dd NTP(dd ATP，dd TTP，dd GTP，dd CTP)的作用下最终获得一系列长短不一的分子，再对它们进行分离，最后通过聚丙烯酰胺凝胶电泳(PAGE)将不同长度的分子区分开，利用DNA聚合酶的双脱氧核苷酸末端终止来测定基因序列，因此该方法称为“链终止法”，也称作“双去氧终止法”或是“Sanger法”。该方法检测快速、手续简便、准确性高(准确性可高达99.999%)，可用于未知或已知的基因变异的检测，基本适用于所有的基因变异类型，如点变异、插入或缺失变异等。1990年启动的人类基因组计划主要是利用第1代测序技术完成的，整个测序过程花了大约1年的时间。

第1代测序技术的应用非常广泛，在基因病特别是单基因病症患者和携带者的基因诊断、高危胎儿的产前基因诊断乃至胚胎植入前基因诊断方面，它都是不可或缺的诊断手段，从发明至今仍一直作为基因诊断的金标准。其临床应用实例不胜枚举，如G6PD缺乏症、地中海贫血症、异常血红蛋白病、血友病等遗传性血液病，黏多糖贮积症各种类型、糖原贮积症Ⅱ型，黏脂质贮积症、神经鞘脂贮积症等溶酶体贮积症，白化病、苯酮尿症、半乳糖血症、自毁容貌综合征等遗传性酶病，成骨不全各种类型、软骨发育不全、致死性侏儒症、假性软骨发育不全、多发性骨骺发育不良、迟发性脊椎骨骺发育不良、先天性脊柱骨骺发育不良、低血磷抗维生素D佝偻病等遗传性骨病等。

这种测序技术主要不足是其依赖于 PCR 扩增，只能逐段分析单个 DNA 片段，通量小。自动化程度低，测序成本高。另外，测速慢，检测时间长，据估算，用该技术完成人类全基因组的测序，至少需用时 3 年。

（ⅱ）第 2 代测序技术

第 2 代测序技术又称为高通量测序技术（NGS），主要是基于边合成边测序，即合成与测序同时进行，这是目前世界范围内应用最为广泛的新一代测序技术。其主要特点是高通量，检测速度快，拼接方法简单，能在很短的时间内完成上百亿个碱基对的测序，一次可对几十万到几百万条 DNA 分子进行序列测定；可以对基因组、表观基因组、转录组、蛋白质组以及代谢组数据进行测定；可一次性检测未知物种、未知基因全基因组区域的所有位点，满足在很短时间内对基因组进行高分辨率检测的要求。其优点还有高灵敏性、高准确性以及检测自动化程度高和成本低廉。第 2 代测序技术代表性的方法有几种，其中 Illumina 测序技术为主流技术之一。根据测序覆盖范围，可将其分为全基因组测序（WGS）、全外显子测序（WES）和靶向区域测序。

这种测序技术目前主要应用于寻找疾病的候选基因，可用于单基因病、复杂疾病（如糖尿病、肥胖症等）甚至是癌症的致病基因或易感基因的寻找。对于疑难病症，在第 1 代测序技术仍检测不出的情况下，可考虑采用这种测序技术。总体来说，这种测序技术在精准医学中可以进行如下一些测序工作：

（A）全基因组测序。这是通过全自动 DNA 测序方法和计算机软件来组装高通量的序列片段，对个体 DNA 中所有核苷酸顺序进行测定，从而检测基因组任何部分的变化。如通过对肿瘤的基因组进行测定，将肿瘤进一步细化成各种亚型，并找到相应的药物治疗靶点。

（B）转录组测序。RNA 分子在各种生物过程中扮演重要角色。有关研究资料显示，特定的转录本与药物反应有关，因此，RNAseq 在寻找与药物反应有关的生物标志物时更有优势，而测序是研究 RNA 非常重要的工具，比如对于信使 RNA 来讲，常用的高通量手段有 RNAseq 和基因表达谱芯片，而 RNAseq 与表达谱芯片比较，可以提供更大的测序范围和更高的灵敏度，同时也消除芯片固有的偏差。在精准医学的发展中，通过 RNA 测序发现的生物标志物，可为患者的诊断、监测和分类提供更准确的参考。

（C）小 RNA 测序。小 RNA 是一类非编码 RNA 分子，长度＜200 nt。小 RNA 的种类包括 miRNA，siRNA，piRNA，snoRNA，tsRNA，srRNA 和 snRNA。这

些小 RNA 在基因沉默和基因表达的转录后调节中起着至关重要的作用，涉及许多生物过程，包括细胞增殖、分化以及凋亡。一些研究结果表明，小 RNA 与癌症的发生和发展以及抗肿瘤耐药性有关。例如，通过 miRNA 测序分析，发现 miR-17 的过度表达与结肠癌的化疗抗性有关，miR-34 参与胃癌、前列腺癌和乳腺癌耐药性的调节。在肿瘤组织中发现 piR-4987，piR-20365，piR-20485 和 piR-20582 的表达水平显著变化。

(D) 免疫组库测序。免疫组库是指在任何时间，某个个体的循环系统中所有功能多样性 B 细胞和 T 细胞的组合。免疫组库测序主要以 T/B 淋巴细胞为研究目标，对 B 细胞受体和 T 细胞受体的互补决定区进行扩增。该区域包含 3 个部分，在抗原识别中起着很重要的作用。结合高通量测序技术对此区域的 DNA 或 RNA 进行测定，可以全面评估免疫系统的多样性，深入挖掘免疫组库与癌症之间的关系。由于免疫调节药物旨在改变免疫系统的动态性质，免疫疗法往往伴随严重的副作用，通过对免疫组库测序数据进行分析，将捕获的信息进一步转化为预测性生物标志物，以便更好检测患者免疫检查点的疗效。比如通过免疫组库测序发现，病灶特有的突变会导致新抗原的内部表达差异，从而改变肿瘤免疫原性，并形成 T 细胞克隆性差异，T 细胞受体的肿瘤内异质性增高与术后疾病复发以及低生存率有关。此外，免疫组库测序还可以用于癌症亚型的分类、生物标志物的发现和微小残留病的检测等。

(ⅲ) 第 3 代测序技术

其工作基本原理是加入带荧光的 4 种碱基分子，同时在 DNA 聚合酶的作用下结合到模板，再根据不同的荧光信号进行测序。与前面两种测序技术不同的是，这是在单分子和单细胞水平对基因组进行测序的技术，前面介绍的基因测序使用的测序材料都是大量细胞混合的 DNA 样本。在微生物生态学、癌症基因组学、法医学、微量诊断、遗传印记等研究中，这样的材料显然无法满足要求，而第 3 代测序技术是能够解决上述难题的崭新测序技术。此外，不同细胞类型的功能往往是不同的，而具体哪种细胞类型会导致疾病是很多科学家一直致力解决的问题。以往大多数检测是在整个组织样本上进行的，这些样本由数百万种不同类型和功能细胞混合在一起组成。第 3 代基因测序技术可以对单个细胞中的基因表达进行深入分析，为探索细胞内部和细胞类型之间表达的异质性提供信息，为了解组织中所有细胞的类型和研究单个细胞类型在疾病环境中的表达特征、表达丰度和相互作用方面的变化提供了一个新的手段。如对单个细胞的 DNA 进行测序可以提供各个小细胞群所携带的突变信息；而对单个细胞的 mRNA 进行测序则可以深入了解不同细胞类型的存在和它们的生物学行为。由于肿瘤异质性的存在，单细胞测序可以很好地鉴定不同细胞对不同药物的反应，从而揭示疾病的分子学机制，此外，还可以找到新的药物靶点。

这代测序技术的代表技术有 Helicos 的 tSMS、Pac Bio 的 SMRT 及 Oxford 的 Nanopore。测序技术的优点主要表现在：测序通量更高；测序成本更低；读取长度更长，测序读长更长，平均读长 3—12 kb，最长可达 40 kb；测序时间更短，每秒读取碱基数可达 10 个；不需要 PCR 扩增，检测精度明显提高；所需起始用量更少，即使变异极少也能检出；检测精度更高。不足的地方主要有适用范围有限，它适用于起始用量少、需要高通量、自动化程度很高的全基因组测序，因此对于要求不高的单个基因位点的检测，如单基因病等的基因诊断反而不适用，即性价比反而降低。此外，第 3 代测序技术虽然已经足够先进，但仍需要用到酶(聚合酶或核酸外切酶)，而如何保持酶的活性与稳定性仍是一个重要的问题。另外，在 DNA 的固定方面如何保持 DNA 的延展性而不出现二聚体结构，也是有待解决和完善的地方。

这种测序技术目前主要应用在寻找单细胞水平上变异信息、胚胎植入前的遗传学诊断、单细胞水平上组织和细胞群异质性的研究、肿瘤亚克隆演化的分析等方面；此外，由于能在短时间内完成人体近 30 亿个碱基对的测序，加上测序费用明显降低，因此有望建立个人基因组信息档案，这就意味着个体的生命信息将一目了然，今后的医疗将能以个人的基因组信息作为诊断、预防和治疗的手段，由此可见该技术将对精准医学的发展产生巨大的影响。

(ⅳ) 第 4 代测序技术

这是以纳米孔为基础的单分子测序技术。其特点是无需标记、长读取(10^4～10^6个碱基)、高通量、少样本制备，与前 3 代测序技术相比，在成本和检测速度方面它都得到大幅提升，将是一种低成本快速基因检测技术。

用于基因测序的纳米孔可大致分为两类：生物纳米孔和固态纳米孔。生物纳米孔，也称作跨膜蛋白通道，α-溶血素(α-HL)是第一种也是应用最多的纳米孔。α-溶血素是金黄色球菌分泌的一种外毒素，是一个蘑菇状的七聚体跨膜通道，能够快速将自己插入到平面双成膜中，在最窄处形成一个 1.4 nm 宽的纳米通道，内直径与单链 DNA 的直径(大约 1.3 nm)相近，因此，单链 DNA 可以通过。而且，此纳米孔结构可以耐受将近 100 ℃的高温和宽范围酸碱值。但是，

α-溶血素的β-桶结构限制了它直接检测长链DNA分子。耻垢分枝杆菌孔蛋白A也是生物纳米孔的一种，但是最近的一项研究发现，本来关闭状态的含有MSCL(Mechanosensitive channel of large conductance)的蛋白通道在合适的电压范围内会为单链DNA打开。含有MSCL的蛋白通道对4种核苷酸的膜张力不同，而且4种不同的核酸通过时会有不同的点电信号和机械信号，这提高了信噪比，并且DNA的转移速率比耻垢分枝杆菌孔蛋白A低了一个数量级，在基因测序方面是一个很有吸引力的蛋白孔。

由于微细加工技术的发展，固态纳米孔也逐渐得到关注，其在化学、热、机械稳定性、大小可调性和整合性方面都优于生物纳米孔。而且，固态纳米孔可以在多种实验条件下工作并且可以通过传统的半导体工艺大规模生产。常见的固态纳米孔有Si_3N_4、SiO_2、Al_2O_3、BN、石墨单原子层、聚合物膜和其他混合材料，其中Si_3N_4和SiO_2因为其低机械应力和高化学稳定性应用最为广泛，他们可以通过互补金属氧化物半导体兼容的工业集成电路工艺来制造。目前，固态纳米孔最大的一个缺点是不能分辨尺寸相近的分子，不过这点不足可以通过表面功能化修饰和附加特定的序列与受体来解决。

(2) 基因芯片技术

这是集化学、微电子学、计算机科学、生物学等多学科为一体、进行高效、准确、高通量检测的基因检测新技术，又称为DNA芯片技术、生物芯片技术或DNA微阵列技术等，通过微加工和微电子技术，将数以万计、百万计特定的已知核酸序列的c DNA片段或寡核苷酸片段有规律地固定在固相支撑物(硅片、陶瓷或玻璃片等)表面，构成的二维基因探针D阵列与计算机的电子芯片十分相似，所以被称为基因芯片。根据碱基互补配对原则，与用荧光或放射性同位素标记过的DNA或RNA样品进行杂交，通过检测系统的杂交信号进行分析，可以高效快速地检测靶基因的存在量及其变异性。1991年，美国生物学家Fodor及其合作者发明了在固体介质表面光导合成多肽的光刻技术，并于1993年成功利用此技术的关键原理研发出了第一只基因芯片。

因为在基因芯片上可以一次性固定数万个探针，因此可以一次性检测数万个已知序列的相应信息，具有高通量、自动化和高灵敏度等特点。同时，通过设计不同的探针阵列、使用特定的分析方法可使该技术具有多种不同的应用场合，如基因表达谱测定、实变检测、多态性分析、基因组文库作图及杂交测序等。基因芯片在临床诊断以及流行病学筛查、环境检测、食品安全检测等领域得到了广泛应用。基因芯片技术为发现新基因提供了思路，发现了不少新致病基因，如发现致癌新基因 H2AFJ，EPS8；耐药新基因 c－Yes，c－Flip 等。

基因芯片可分为 3 种主要类型：① 固定在聚合物基片（如尼龙膜、硝酸纤维膜等）表面上的核酸探针或 cDNA 片段，通常用同位素标记的靶基因与其杂交，通过放射显影技术进行检测。这种方法的优点是所需检测设备与目前分子生物学所用的放射显影技术相一致，相对比较成熟。但芯片上探针密度不高，样品和试剂的需求量大，定量检测存在较多问题。② 用点样法固定在玻璃板上的 DNA 探针阵列，通过与荧光标记的靶基因杂交进行检测。这种方法点阵密度可有较大的提高，各个探针在表面上的结合量也比较一致，但在标准化和批量化生产方面仍有不易克服的困难。③ 在玻璃等硬质表面上直接合成的寡核苷酸探针阵列，与荧光标记的靶基因杂交进行检测。该方法把微电子光刻技术与 DNA 化学合成技术相结合，可以使基因芯片的探针密度大大提高，减少试剂的用量，实现标准化和批量化大规模生产，有着十分重要的发展潜力。

基因芯片可以直接购买商业产品或者实验室自行制备，制备方式主要有两大类：原位合成法与直接点样法或称合成后点样法。原位合成法一般用于制备基因芯片，直接点样法既可以用于制备基因芯片也可以用于制备蛋白质芯片。

（ⅰ）原位合成法

这是将数量众多的电极固定在固相支持物上，电极上具有生物亲和性的多孔空间，用于合成 DNA 片段所需的 4 种单核苷酸可以进入电极上的多孔空间，在电极上合成 DNA 片段。原位合成法又可分为光导原位合成法与原位喷印合成法，其中光导原位合成法是由美国昂飞公司研发的，利用光敏保护基将碱基单体的 5′端羟基保护起来，之后固相支持物上的光敏保护基与 1 个核苷酸单体连接，如此循环直到合成完成。光导原位合成法制备探针之间的距离为 5～10 μm，在 1 cm^2 固相支持物面积上可以容纳 10^6 个探针，这种方法的优点是步骤简单、合成速度快且合成探针量大，缺点是合成的探针长度不是很长。原位喷印合成法原理与传统的 DNA 固相合成原理一致，形式类似于喷墨打印，有多个喷印头及墨盒，墨盒里面装有 4 种碱基的液体。喷印头可以在整个支持载体上任意移动，根据载体上不同位点探针的序列要求将特定的碱基喷印在特定的位置。

（ⅱ）直接点样法

这是将合成好的探针、c DNA、基因组 DNA 片段通过人工或高速点样器直接点在固相支持物上。根据点样方式不同可将直接点样法分为接触点样、非接触点样。对于直接点样法来说，点样器的好坏直接决定了基因芯片的探针密度及结合强度，点样装置质量的衡量指标有点样速度、点样稳定性、点样密度等。其中使用较多的方式是接触式直接点样法，利用点样针刚性地接触到固相介质表面点样。非接触式直接点样使用微量的试剂分配系统喷出试剂，主要使用的是压电技术等。

2. 基因编辑技术

基因编辑主要包括锌指核酸酶技术（ZFN）、转录激活子样效应因子技术（TALEN）和成簇的规律间隔的短回文重复序列/CRISPR相关蛋白（CRISPR/Cas）系统等。

1）锌指核酸酶技术（ZFN）

这是第一代基因编辑技术，基本原理是利用锌指蛋白（ZFP）对DNA序列的特异性识别能力和二聚化Fok Ⅰ酶对DNA的切割能力，使DNA产生双链DNA断裂，完成对DNA片段的特异性切割。锌指蛋白是一类通过Cys2－His2锌指结构域结合DNA的转录因子，由一个α螺旋和两个反向的β平行形成紧密的ββα结构，能特异性识别3个连续的碱基对。FokⅠ核酸内切酶可以通过二聚体化特异性地切割目的基因，并且可以切割真核基因组的任何识别序列。每个锌指由3～4个锌指蛋白组成，可识别9～12个碱基；也可以由4～6个锌指蛋白构成，可识别12～18个碱基的序列，可高度特异地识别人类基因组的任何基因序列。每一个锌指蛋白的识别区域由重复的Cys2－His2序列串联组成，每个锌指蛋白有30个氨基酸。因为一个锌指单元可以识别一个核苷酸三联体，因此可以通过人工设计，联合不同的锌指单元，识别不同的DNA序列。一般使用的FokⅠ限制性内切核酸酶是ⅡS型，由于ZFP与DNA的结合力不强，所以必须通过二聚体的形式才能发挥核酸内切酶的活性，使目的基因位点产生双链断裂。

目前这一技术已经用于多种疾病治疗，如细菌耐药性、血液疾病、皮肤疾病和病毒性疾病等。某些细菌具有氨苄西林抗性基因，可以抵抗氨苄西林，利用锌指核酸酶技术将细菌内源性的氨苄西林抗性基因敲除，使细菌的抗生素抵抗性下降，便可以缓解细菌耐药性。锌指核酸酶技术可以让导致皮肤起疱的缺陷性蛋白质失活，在体外关闭人体皮肤干细胞内导致皮肤起疱的致病基因。此外，用锌指核酸酶技术敲除逆转录病毒的整合酶或逆转录酶的基因，使病毒致病基因不能插入到基因组中或阻止致病基因的正常表达，实现治疗病毒感染导致的疾病。

锌指核酸酶技术的靶向结合效率高，但是其识别特定DNA的锌指序列需要通过文库筛选来确定，锌指核酸酶存在上下游DNA序列的依赖效应，进一步加大了筛选的难度，无法实现对任意靶基因的结合，亦无法实现高通量的基因编辑。且可能产生脱靶效应，引发细胞毒性，对其推广运用造成了一定的影响。

2）转录激活子样效应因子技术

这是第2代基因编辑技术，2011年开始用于人类细胞的基因编辑。它是通过2009年发现的TALE蛋白识别靶标序列，利用限制性核酸内切酶Fok Ⅰ进行基因编辑。即其编辑工具与前面的锌指核酸酶技术相似，也包括两部分：一部分是DNA的特异性识别和结合区域TALE，另一部分是与ZFN相同的ⅡS型的FokⅠ核酸酶。TALE蛋白由3部分组成，分别为核定位信号、转录激活结构域和DNA识别结构域。通过二聚体化使目的片段产生双链的断裂。通过激活细胞内的修复机制，利用非同源末端连接（NHEJ）通路修复损伤，也可引入修复的DNA模板，通过高保真的同源重组修复，进行修复DNA的双链损伤，也可在靶位点引入其他的基因或者沉默靶基因。这一技术已用于治疗母系遗传的线粒体疾病，以及用于CD4T细胞和CD34造血干细胞（HSCs）的改造，促使免疫系统抵抗HIV-1感染。

3）CRISPR/Cas核酸酶技术

这是第3代基因编辑技术，它是通过向导RNA（sg RNA）与靶标DNA中相对保守的PAM序列的上游基因互补配对，再经Cas9蛋白对靶标基因进行切割，就能够方便、准确、高效地对DNA进行修饰或编辑。设想如果在基因的上下游各设计一条向导RNA（sg RNA1，sg RNA2），将其与Cas9蛋白一同转入细胞中，Cas9蛋白会使该基因上下游的DNA双链断裂。而生物体自身存在着DNA损伤修复的应答机制，会将断裂上下游两端的序列连接起来，从而实现细胞中目标基因的敲除。如果在此基础上为细胞引入一个修复的模板质粒（供体DNA分子），细胞就会按照提供的模板在修复过程中引入片段插入或定点突变，这样就可以实现基因的替换或者突变。

这种基因编辑技术的编辑工具由CRISPR和Cas核酸酶组成，它是一种精准而强大的工具，利用它能够逐个敲除基因组中的基因，并且观察它给细胞带来的影响。CRISPR是成簇的规律性间隔的短回文重复序列，分别由前导区、高度保守的重复序列与有决定机体免疫力识别和抵抗外源基因的间隔区序列组成。前导区负责启动转录开始并合成前Cr-RNA，该区域富含腺嘌呤和胸腺嘧啶碱基序列，一般长度为 300～500 bp。常用的 Cas 核酸酶是 Cas9 核酸酶，它由 1 409 个氨基酸组成，有 2 个重要的核酸酶结构域，RuvC 和 HNH 结构域。RuvC 由 3 个亚结构域组成，RuvC Ⅰ 靠近 Cas9 序列的 N 端，RuvC Ⅱ/Ⅲ 位于 HNH 结构域靠近蛋白质的中间位置。HNH 结构域负责断裂通过互补靶向的 DNA 单链，切割位点位于 PAM(protospacer-adjacent motif)序列上游 3 nt 处。Ruv C 结构域负责断裂另一条 DNA 链，切割位点位于 PAM 序列上游 3～8 nt 的地方。Cas9 核酸酶行使功能最重要的区域是 PAM 序列区域，PAM 序列是位于靶向 DNA 序列 3′端长度为 3 bp 的核苷酸序列。RNA - DNA 双链是在 PAM 位点开始形成。Cr - RNA/trancer - RNA 结合在 PAM 序列的附近，通过 RuvC 和 HNH 结构域诱导 Cas9 核酸酶的活性。

CRISPR/Cas 作为高效的基因编辑工具，在医学研究和治疗方面应用颇为广泛，为多种疾病的治疗提供新方法，如在血液疾病方面，治疗镰刀型贫血症和其他血液疾病。

（三）医学生物样本库

生物样本库，根据经济合作与发展组织(OECD)的定义，它是一种用于支持遗传研究的结构化资源，储存生物样本及其相关信息。它是用于疾病临床治疗和生命科学研究的重要资源，并被认为是精准医疗的前提条件。

1. 库存内容

生物样本库既包括来自人体的生物标本实物(血液、尿、组织、DNA、RNA、细胞等)，也包括由对样本试验和分析过程产生的试验数据以及与标本有关的大量信息(人口统计学信息、临床诊疗信息、生活方式、环境信息等)。

生物样本库有多种类型，常见的有血液库、眼角膜库、骨髓库，还有正常细胞、遗传突变细胞、肿瘤细胞和杂交瘤细胞株(系)的细胞株系库。近年来又出现了脐血干细胞库、胚胎干细胞库等各种干细胞库以及各人种和疾病的基因组库，涉及的疾病包括肿瘤、心血管疾病、神经系统疾病、糖尿病、血液病、遗传性疾病和免疫系统疾病等。

生物样本库一般包含 3 个要素：一是生物源资料，即可以从中提取到的人体组织或血液等人类生物资料；二是遗传信息系统，从个人的生物资料中提取，将描述人体基因型独有特性的信息存储于电子数据库中；三是表型信息，来自体检、问卷调查或者个人健康记录的信息。DNA 不能完整反映基因与环境对疾病的作用，所以研究人员需要将个人的 DNA 信息与其表型信息进行对照，表型信息能帮助研究人员探索多态性和表现型之间的关联。

2. 主要用途

随着医疗大数据、基因组学、代谢组学和表观遗传学等领域的快速发展，生物样本库的资源成为开展临床研究的重要组成部分，尤其是开展精准医学研究的重要基础。临床研究主要是以疾病的诊断、治疗、预后、病因为研究目标，以临床患者为研究对象，以医疗机构为基地的一类医学研究的总称。

1）探索新治疗途径

它包括探明疾病的病因和自然历史、基因对健康的作用、基因和环境对疾病的作用、基因-有机体-环境的相互作用。大规模生物样本库，特别是通过长期稳定的搜集和整理而建立起来的生物样本库，对于了解相关疾病的致病基因与环境之间的交互作用，探究正在急剧变化的社会、经济、行为、环境等因素对这些疾病发生和变化的作用，寻找更好的疾病防治手段等都具有重要意义。目前我国糖尿病患者已超过 1 亿，利用我国丰富的糖尿病样本资源，结合定量蛋白质组技术以及对尿液代谢组学分析检测，有助于糖尿病的临床诊断和预测糖尿病早期发病率，也有助于促进代谢性疾病的临床诊治水平。

2）开拓新的诊治技术

利用生物样本库有可能产生新的疾病检测技术，能够更早地发现病症，使风险评估和预防策略个体化。制订新预防策略包括：提供有关生活方式或生活环境方面的个体化的建议；通过密切跟踪、识别潜在的高风险人群，开发新药物或治疗方法来弥补基因缺陷所带来的发病危险等。

3）优化医药研发的资源配置

一个完善的生物样本库及其配套服务设施，给医药研究技术和资源的无间隙结合提供了可能性，为大规模、高通量研究提供了坚实的物质基础。这不仅可以为医疗诊断基础研究提供研究对象实体样本、规范的数据信息和实验场所，更可以为各种药物、诊断、医疗器械、生物制品、保健品、化妆品等产品的研发提供可靠的生物样本、数据信息和分析监测服务，为应用研究成果提供孵化和放大的平台。这种研发模式具有效率高、成本低、周期短、结果可靠等优点，对于推动医学研究成果快速转化为产品和服务，起到不可替代的作用。

3. 质量控制

样本质量是生物样本库的关键，它关系着由其产出的科研数据的可靠性，建立并保持优质样本库，是生物样本库建设工作的重中之重。因此，从样本的采集开始，到后续的运输、处理、储存一系列活动都要建立并遵循标准操作程序。样本质量完全依赖于样本保存条件的稳定性，储存过程中需要通过抽检评估，以对样本进行质量控制。对于固体组织样本，可以通过对核酸和蛋白质特异性分析来完成分子水平的质量控制，或对组织大体、微小结构进行分析，并在分子水平上进行后续分析；对于液体样本（如血清、血浆、尿液、唾液、脑脊液等），可对特定的分子标志物进行检测，评估其完整性，如利用血红蛋白评估溶血情况；细胞样本的质量控制，可通过对复苏后的细胞活力和（或）细胞悬浮液的纯度进行评估；DNA 和 RNA 等核酸样本的质量，可从其完整性（分子量）、数量（浓度）和纯度进行评估。

4. 样本共享

生物样本库是融合生物样本实体、生物分子信息以及样本表型数据的综合资源，对于开展人类疾病预测、诊断、治疗研究具有不可替代的重要作用。而这样的生物样本库与传统生物资源保存最根本的区别是，生物样本库绝不仅限于储存，更重要的含义是资源的应用和共享，建设现代生物样本库的目的也是如何把生物样本资源转化或翻译成可以共享的数据信息资源，利用庞大和详细的样本数据为人类健康服务。显然，如果生物样本库信息数据不能整合共享，那么精准医学的发展将会受到极大的制约。所以，生物样本库信息化建设是生物样本库建设的核心内容之一。

5. 拓展

在国际上，生物样本库已经较为成熟，典型的生物样本库平台有国际生物和环境样本库协会（ISBER）、英国生物样本库、美国国立癌症研究所（NCI）生物样本库、丹麦国家生物样本库等。英国生物样本库成立于 1999 年，是拥有 50 万个 40—69 岁的英国志愿者，储存了 1 500 多万份生物样本的大型前瞻性队列研究的生物样本库。美国 NCI 生物样本库成立于 1987 年，目前已有超过 600 个生物样本库，存储的人体组织样本总量已超过 3 亿份，且以每年 2 000 万份的速度增加。丹麦国家生物样本库成立于 2012 年，储存了 798 万份生物样本，该国总人口为 500 多万，在完善的医疗体制和人口登记制度下，每个丹麦人的生物样本均被保留且拥有完整的信息。

我国是一个有 56 个民族的人口大国，临床疾病种类多，生物样本资源丰富，这是我国的特有国情，我国在人类遗传资源方面的样本数量和种类是任何一个国家都无法比拟的，同时，我国生物样本具有多样性与地域广的特征，这一特征为我国建设标准化和高质量的生物样本库提供了基础。早在 1994 年中科院就建成了中华民族永生细胞库，存储了我国 42 个民族、58 个群体的 3 000 多人的永生细胞株和 6 000 多份的 DNA 样本。我国具有代表性的样本库还有国家基因库、北京重大疾病临床数据与样本资源库、上海芯超生物银行和中华骨髓库等。2011 年 10 月，国家发展和改革委员会等四部委批复，由深圳华大基因研究院组建及运营深圳国家基因库，目前，该基因库已存储多种生物资源样本 1 000 万份。

（四）电子病历

电子病历，也叫计算机化的病案系统或称基于计算机的患者记录，它是用电子设备（计算机、健康卡等）保存、管理、传输和重现数字化的患者医疗记录，它是医学信息学领域中为解决医疗信息的表达、组织、利用而提出的一个概念，是精准医学的关键支撑技术之一、精准医学知识网络的主体之一，也是精准医学临床数据的主要来源。精准医学的研究需要建立基因型与表型之间的关联模型，而描述患者的表型主要来源于电子病历。将电子病历与基因数据库相连，利用电子病历描述表型特征，将使全表型组关联研究在医学上的应用成为可能。

1. 主要功能

电子病历所包含的内容非常全面，详细记录了患者诊断及治疗信息，所有使用的药物及费用都包含在内。这样的病历形式，不仅能够使医生的工作更加便利，而且有利于医患间的沟通交流，其具有非常广泛的信息库，且使用方式不受限制，可应用于各大医院建立医院信息系统，对提高医疗效果有很重要意义。以往病历采用纸张记录，大多由患者保管。这就为治疗信息的传递带来了极大的不便，而且患者的病历档案不慎丢失，则很可能导致患者重新检测，不仅造成了医疗资源的浪费，还会影响患者就医效率。一方面，书写笔迹可能潦草模糊，数据可能丢失或者记录含糊，比较、分析其中的信息很困难。另一方面，纸张记录需要重复录入许多信息，如患者基本信息、科室基本信息等，随着临床对于信息的要求逐步增加，纸张病历记录花去了医生临床工作太多时间。对记录到纸张中的大量临床数据的管理比较困难。有关资料显示，一家具有 1 700 张床位的医院，每年生成 40 万份、600 万页新病历，需要 1.7 km 的存储架，并且这个数量以每年 1.5 km 的速度增加。这说明了在大型的医疗机构中及时获得病历资料会变得越来越困难。电子病历是患者病历的计算机化，电子病历系统较易实现病历信息的采集、存储、传递、表现和加工利用。对于网络化的电子病历，医务人员在自己的计算机终端上就可以方便地查找、复制、传输、打印患者的动态数据。患者持电子病历卡就医，可帮助医务人员迅速、直观、准确地了解患者的详细资料，缩短确诊时间，避免不必要的重复检测，节省了医疗费用，减轻了患者的经济负担。此外，电子病历采用的电子存储介质相对于传统存储介质占用空间小、易于保管、保存时间长。因此，电子病历在医院信息管理中的基础地位以及对保障人类的身体健康的重要性越来越明显。

1) 提供临床决策依据

电子病历储存的数据能为临床、医学教学和科研提供大量资料。医生在制订治疗方案时，可随时查阅患者电子病历中的信息，医生通过电子病历系统掌握患者病情之后，可以借助于大数据技术推算出某种药物的具体配比，并指出药品相互搭配所产生的疗效或者具体的禁忌等，这样就能够帮助医生，制订科学的、合理的诊疗方案，提高医生的诊疗效率，进而提高临床疗效。同时，随着移动网络终端的发展以及智能手机的普及，获取信息的方式也更加多样、快捷，人们可以随时查阅自己的病历信息，对保证患者自身的健康很有益处。

2) 提升医疗管理效率

以电子病历为基础的医疗质量实时控制方法能够促进医疗管理标准化、规范化，落实医疗法规和规章制度，并规范医务人员的医疗行为，提高了医疗质量管理效率和医疗服务质量，这对提升临床工作质量具有十分重要意义。

首先，传统纸质病历所需单独的存储库房，随着医院年限的延长，不可避免地就需要定期清理，一般纸质病历的存储年限在 15～20 年，可人类的平均寿命为 70 年，这样就造成了极大的繁琐和浪费。纸质病历需要医务人员花费大量时间书写和整理，电子病历的出现将完成一份病历的时间缩短为原来的三分之一，医生的精力可以更多地聚焦于临床、科研。其次，电子病历模板可以提供统一的疾病名称、格式、医学用语、传送方式、图片压缩格式等规则，使病历的书写更加标准化、规范化，避免了书写潦草、语义模糊等问题。同时，电子病历数据格式统一且存储集中，患者的病历资料(含手术麻醉)、各种影像资料、检验资料等医疗信息，可方便快捷地输入、查询、调用，实现了快速浏览，极大地方便了医护人员的工作，也可在不同医疗系统中对同一患者的信息方便查找，极大地提高了诊疗效率。此外，使用电子档案病历后，患者去医院不需要再携带病历，只需要报出自己的名字就可以显示出所有的信息，医生通过互联网电子档案病历就可以迅速查找出他们的信息，给患者提供了方便，也使医生的工作效率获得提高。

3）促进区域医学信息共享

电子病历可促进医疗卫生机构与医保系统之间的互联，通过统一的接口、线路，医院和医保等卫生相关部门系统可以实现电子病历信息的交换与共享。传统病历的互通性比较差，患者就诊的记录只保存在患者就诊的医院，一旦患者更换就诊单位，之前的检查结果并不一定被新的医疗机构承认，这极大降低了医疗效率。电子病历推广后，这些缺点则被克服。患者的电子病历里的信息可以迅速被就诊医院调取，从而制订合理的诊疗计划，也满足患者诊疗过程监控、费用审核等工作。有关资料显示，上海市的“医联工程”实现了 23 家三甲医院及所属 6 家分院的横向信息共享，并与长宁、闵行、黄浦、静安 4 个区级卫生信息平台实现了纵向互联。

2. 电子病历的描述

电子病历数据来源于医疗的各个环节及医院信息系统的各个子系统，医院信息系统由于其功能庞大、复杂，模块众多，许多系统是由不同时期、不同厂家开发的子系统组成的，患者的信息分散在不同厂家的系统中。这给电子病历带来了几个基础性问题：① 病历内容的表示问题。对患者信息的表示应当是以单个人为中心的，这是病历的使用、存储和交换所要求的。对患者信息内容的描述必须是结构化的，这是电子病历信息后续处理的基本要求。由于病历内容的复杂性和使用上的习惯，对病历很难设计出一个统一的结构进行描述。② 病历的存储问题。电子病历系统要求患者的信息长期保存、随时可以获得。在传统的医院信息系统中，患者信息以数据库的形式进行存储，这些信息的存储管理以支持日常业务管理为目的。出于数据库效率和容量管理方面的考虑，不可能长期将历史信息联机保存。如何使患者信息在脱离数据库后仍然能够维持以个人为中心的结构并且随时可以获得，是病历存储要解决的主要问题。③ 各种表格病历和专科病历的处理问题。这些表格或专科病历都有各自的结构，它们的内容是病历的重要组成部分，同时又有对其内容进行结构化处理的各种需求。这样的内容类型繁多，很难针对每种情况开发专用的软件，如何在电子病历系统中对其进行统一的处理也是十分困难的问题。目前。普遍认为可扩展标记语言

(XLM)是解决上述问题的一种主要选择,适合作为病历内容的描述语言。同时,基于XML设计和实现的电子病历系统可以通过浏览器直接显示给用户,在无需加装特定应用程序的情况下就可以轻松实现病历信息的资源共享。

XML是一种结构化描述语言,其优势在于不仅是一种标识语言,更是一种可以定义描述对象结构的元语言,可以说是最新的网络语言。它能够描述不规则数据,能够从不同的来源集成数据,将多个应用程序生成的数据纳入同一个XML文件并传送到客户端,被解析出来的数据可以在本地存储、编辑或操作。因此,把XML作为集成电子病历的描述工具和转换工具能够简化电子病历集成系统的实现。此外,XML作为电子商务时代的"标准语言",拥有大量的开发和应用工具,有利于对病历内容的处理。

采用XML文件来记录病历,并不排斥患者信息的数据库表示。病历的XML描述、与数据库记录有各自的适用范围,它们将共同存在。数据库系统主要用于支持日常的业务处理和患者信息的采集。其中需要大量的数据检索和更新。业务系统要保持高效率,过期的数据不宜在数据库中长期保存。电子病历系统所实现的病历浏览,主要是对患者信息的提取,数据不再更改,要保证数据长期联机。

(五) 新医疗体系

精准医学的建立和发展,将引发目前的医疗体系革新,建立一套新的诊疗体系。主要的革新内容有下面几个方面。

1. 疾病分类革新

在医学领域中,分类学指的是120年前制定的国际疾病分类系统(ICD)。世界卫生组织用它来追踪疾病的发生,医生用它作为标准化诊断的基础,而医疗机构(医生、医院和付费者)用它来确定医疗报销费用。ICD对疾病的分类主要依据疾病的4个主要特征,即病因、部位、病理及临床表现(症状体征、分期、分型、性别、年龄、急慢性发病时间等),每一特征构成一个分类标准,形成一个分类核心,由此形成了一个多核心的分类系统;每一种疾病都有与其对应的唯一代码,从而完成对不同人、不同疾病的统一记录。精准医学虽然仍是利用疾病的共性规律来诊断、治疗疾病,但希望进一步精确到疾病亚型,需要不仅根据传统的症状和体征对疾病进行分类,还要根据疾病的分子基础进行分类,并在分子层面找到最适合的药物或治疗手段。因此,精准医学需要建立新的疾病分类系统,能较大程度地整合基因医学与临床医学数据，使基因研究、临床研究和患者诊疗结合起来，构建起基础研究人员、临床实验室、临床医生和患者间的紧密联系，促进基础研究向临床实践转化，并从临床问题出发，开展更具针对性的基础研究。为适应医学这种新理念的变化，疾病分类相应地也需要革新，构建一个新的分类学。

2. 更新专业术语

精准医学需要更新专业术语。2014 年 2 月，“美国分子诊断评估计划”表示支持美国医药协会（AMA）提出的“当今程序术语”（CPT）。至今美国医药协会的“当今程序术语”中已经有 101 个遗传检测术语。

3. 构建精准医学协作网络

在医学技术飞速发展的今天，学科之间的界限日益模糊、协作日益密切，精准医学作为一种新的医学模式，其背后需要一个庞大的相关知识体系作为支撑，由多学科来共同完成疾病基础数据的积累与分析。同时也要由多学科来完成精准的疾病分类与诊断，为患者制订具有个性化的疾病预防和治疗方案。医院管理者应准确认识精准医学发展的本质规律，不断创新、开拓思路，主动引导加强与国内外医药院校、科研院所、专业公司的多点合作，借鉴当前多学科协作的学科发展模式，积极探索以研究项目为牵引的多学科协作模式，构建精准医学研究与实践的全方位协作网络。

4. 提升医务人员技术水平

在临床实践工作中，运用精准医学进行临床治疗，需要考虑更多因素。为了达到最佳药效、降低或规避药物的不良反应，首先，临床医生应该勇于接纳迅速发展的精准医学，通过医学专业的职业后继续教育学习药物基因组学的知识，掌握药物基因组学的工具。其次，探索自己所面对患者群体的种族和个体的基因组差异，开展真正的、亟须的临床研究，推动药物基因组学的发展。譬如，研发一组能指导常见病和慢性病用药的药物基因组合，在个体无病、无需用药的情况下提供所谓“先发制性的基因检测”。在临床工作中，对患者的治疗方法要在现代医学的认可范围内，同时还要做到恰如其分，这就是临床工作中的精准标准。而在实验室中，对于精准的标准则是以循证医学作为基础，同时还要求必须要兼具现实、实用、实践以及灵活等方面的特征。可以说，要达到实验室基因测序调控提出的精准标准是非常困难的。

随着精准医学的发展，临床药师在医院中的作用会越来越重要。在精准医学背景下，临床药师需要开展药学服务、参与临床精准用药，这就需要能够从生物学角度和分子水平上看待和理解疾病的实质和药物作用的机制。因此，需要对临床医生、药师加强培训，在掌握精准医学所依托的基因测序等技术及原理的前提下，培养临床医生、药师从疾病的分子生物学实质角度思考和解决问题，善于从分子生物学机制角度选择药物，从而实现对疾病的精准诊断、分期、分型，最终为患者制订精准的治疗以及用药方案，实现对疾病的精准治疗。临床医生、药师在精准用药实践中需要有 3 种重要技能：① 治疗药物监测（TDM）指导个体化给药，即在服药后，测定患者体内的血药浓度，及时调整给药剂量。② 基因指导的个体化给药，即在服药前，检测患者的遗传学差异，预测个体间药物代谢和药效、不良反应的差异，据此选择用药品及其剂量。③ 群体药代动力学模型指导的个体化给药。群体药代动力学是以群体为单位进行药动力学分析，它定量考察影响患者群体中血药浓度或药效的因素，包括生理、病理、遗传及其他一些因素，较准确地估算出个体参数，优化给药方案，使之更安全和有效。对临床医生、药师的培训着重培养他们上述 3 种技能。为了适应社会和医院发展的客观要求，临床医生、药师应积极迎接时代的挑战，勇于承担起减少药害、节约资源、保障用药者身心健康的社会责任。同时，社会和医院也应顺应医学发展需求，加强临床医生、药师的在职专科培养，弥补在学校培养及基地培训的不足，促进该学科健康、快速发展。

5. 提升医疗机构服务质量

医院管理机制、诊疗服务体系、医务人员素质、医疗信息安全等需要适应精准医学发展的要求，医院管理者应从促进合理医疗、优化学科布局、搭建数据平台、健全创新机制等方面提升。

1）医院管理机制革新

由于疾病轻重缓急各不相同，健康的需求也呈现多样性，这就要求对疾病的诊治必须分层、分级、分类实施。由于社会资源和医疗成本的原因，精准医学时代在诊疗实施过程中，如何分层分级分类展开，是国家层面在医疗体制设计时必须考虑的问题。就医院而言，必须遵照国家的医疗体制设计，建立新的医院管理机制和质量管理体系，推动和保障分层、分级、分类诊疗的实施。

2）医院诊疗体系革新

传统医院的诊疗体系主要按照生物医学模式来设计，门诊、病房的设置主要以系统区分的传统方法划分。随着精准医学时代的到来，这种诊疗体系将难以满足实际需求。精准医学发展首先带来的重大变革就是疾病分类体系的改变和医院诊疗体系的变化。基因检测、大数据技术等应运而生，并在日常医疗运行中显得越来越重要。门诊、病房单元的设置也将从按系统划分向按新的疾病分类体系划分转变。

3）提高医务人员素质和技能水平

传统医学模式建立在传统经验和循证的基础之上，主要依赖于医生对现代检查、检验技术的经验判断和成功案例、科学研究的证据支持；而精准医学建立在基因生物信息分析和大数据信息的基础之上，要求医务人员或诊疗团队必须具备在这方面较强的技术能力。医务人员要不断地深化对疾病本质的认知，提高疾病的诊治技能。诊疗团队成员要各有所长、优势互补，以分工明确、密切协作的方式为患者提供精准的诊疗服务。

参考文献

[1] 欧红玲，原杰.分子诊断在检验科的发展与未来.检验医学与临床，2014，11(22)：3202－3203.

[2] 刘禹杉，何馨彤，等.非小细胞肺癌靶向治疗药物的临床研究进展.药物评价研究，2021，4(2)：432－439.

[3] 黄小玲，林久茂，陈武进.中医药治疗恶性肿瘤靶向药物所致不良反应概述.中国民间疗法，2021，29(2)：113－117.

[4] 李秋桐，陈友国.妇科恶性肿瘤的精准治疗.肿瘤综合治疗电子杂志，2021，7(1)：59－64.

[5] 张凤，陶霞，等.精准化药物治疗实现路径思考与探索.中国医院药学杂志，2018，38(9)：907－911.

[6] 宋锐.精准医学在乳腺癌治疗中的研究进展.智慧健康，2020，6(25)：26－28.

[7] 吴皓，陶永，赵幸乐.耳聋的精准医学.听力学及言语疾病杂志，2019，27(2)：115－118.

[8] 张春丽，成彧.大数据分析技术及其在医药领域中的应用.标记免疫分析与临床，2016，23(3)：327－333.

[9] 陈永孜，杨丽雯，等.新一代测序技术在抗癌药物精准治疗中的研究现状.医药导报，2021，40(2)：193－198.

[10] 郭林燕敏，门振华，等.基因测序技术发展及生物医学应用.齐鲁工业大学学报，2016，30(5)：24－28.

[11] 奕斌.基因诊断中测序技术的应用及优缺点.遗传，2014，36(11)：1121－1130.

[12] 邱秀文，吴小芹，等.基因芯片技术在生物研究中的应用进展.江苏农业科学，2014，42(5)：60－62.

[13] 胡小丹，游敏，罗文新.基因编辑技术.中国生物化学与分子生物学报，2018，34(3)：267－277.

[14] 郑培永,杨佳泓,范锦立.生物样本库.科学,2014,66(3):26-29.
[15] 史晓红,郭健.国际生物样本库的发展现状.中华临床实验室管理电子杂志,2017,5(1):19-23.
[16] 薛万国.XML 与电子病历.国外医学·医院管理分册,2002(1):33-34.
[17] 邱仁宗.朝向精准医学:建立生物医学研究的知识网络和新的疾病分类学.医学与哲学,2017,38(5A):94-96.
[18] 俞镔.药物基因组学:指导常规用药的精准工具.中国当代儿科杂志,2020,22(11):1143-1148.
[19] 李永昌,天天,等.精准医学时代医院质量建设的思考.医学与社会,2019,32(2):73-75.
[20] 杨玉洁,毛阿燕,等.精准医疗的概念内涵及其服务应用.中国医院管理,2020,40(1):5-8.
[21] 任思冲,周海琴,彭萍.大数据挖掘促进精准医学发展.国际检验医学杂志,2015,36(23):3499-3501.
[22] 高景宏,翟运开,等.面向精准医疗的大数据采集及其支撑要素研究.中国卫生事业管理,2020,37(6):405-407.
[23] 李柳,曾谷清.居家糖尿病护理平台联合精准护理对糖尿病患者生活质量的影响.当代护士,2021,28(6):1-4.
[24] 蔡一慧.手外科断肢再植患者术后应用精准护理理念的护理效果探讨.中国高等医学教育,2020(10):144-145.
[25] 郝院,王玲,等.精准化护理在特重度烧伤患者休克期的应用.中国美容医学,2020,29(6):157-159.
[26] 胡仕敏,李玉,等."一病一品"联合"精准护理"模式在肾病综合征患者中的临床价值.中外医学研究,2020,18(29):89-91.

第二章

人体组织光学特性

一些现代光学仪器设备(如高分辨率生物光学显微镜、近场扫描显微镜、激光共聚焦显微镜等)和现代光学成像技术(如光功能成像技术、光层析成像技术、超声调制光场成像技术、多光子显微成像技术、内源信号光成像技术、激光散斑成像技术、飞秒激光显微成像技术、光时间分辨成像技术、人体红外热成像技术等)能够用于诊断人体疾病,其物理基础是人体组织的光学特性。同样的,利用光 3D 打印技术、光动力学技术等治疗疾病,其物理基础也是人体组织的光学特性。

人体组织光学特性主要包括人体组织本身发射微弱光辐射特性、在外来光辐射作用下产生的光辐射以及发生的各种光学效应,它们都反映着人体组织的性能和功能。人体从正常状态到患病状态,其光学特性(生物发光强度及其分布、发射的光颜色、光学散射特性等)会发生改变,如癌变组织的光学散射系数、散射各向异性因子等就比正常组织的大。利用相应的光学仪器设备、光学成像技术和光谱技术获取人体组织的光学特性变化信息,就可以诊断并治疗患者的疾病。诚然,不同的人,其人体组织光学特性是不一样的,在外来作用下发生的变化也不一样,即进行的疾病诊断和治疗是个体化的。

一、产生的主要光学现象

当外来光辐射照射到人体组织时,光辐射场与人体生物场相互作用,将导致入射光的能量以及其传播方向会发生改变,比如因为生物组织的折射率和周围空气的折射率不同,在入射到人体表面时将有部分返回大气传播,即发生光学反射现象;有部分光辐射将透射进入组织内部,这部分光辐射将会被组织吸收和散射，称为生物组织的光学吸收现象和光学散射现象。人体组织在外来光辐射作用下发生的光学现象主要有光反射现象、光吸收现象和光散射现象。此外，还发生光致发光、发声、化学反应等现象，图 2－1 是光与人体组织相互作用出现的基本现象示意图。

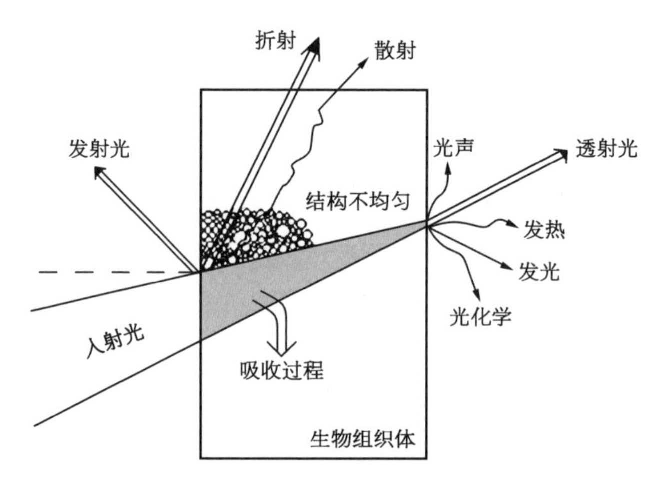

图 2－1　光与人体组织相互作用

(一) 光反射现象

这是入射光在入射到人体组织表面上时被返回的现象。根据组织表面的光滑程度它又有不同的光学反射类型：当组织表面的不平整度小于入射光波长时，可以认为该组织表面是光滑的，此时的光学反射称为镜面反射；当组织表面的粗糙度较大或大于入射光波长时发生的反射称漫反射，它几乎是所有人体组织的共同光学反射现象，因为人体组织表面几乎没有光学反射镜的表面光滑。

皮肤是人体中表面积最大的器官，人体皮肤的质量大约等于人体总质量的15%。皮肤往往也是最先接受光辐射作用的器官。皮肤的多层结构导致其光学性质是类似于高光学散射性的混浊介质。当光束照射皮肤时，部分光将会被皮肤表面直接反射，其余的经皮肤折射并透射进入皮肤往里面传播。对光波长在300～1 100 nm 波段测量不同肤色皮肤的反射率，发现白人皮肤和黑人皮肤的光学反射率相差高达 5 倍，这主要是因为他们的皮肤中黑色素的含量不同。但是，对于波长大于 1 100 nm 的光辐射，由于黑色素对这个波段的光辐射没有明显的光学吸收，所以黑人和白人皮肤在这个波段的光学反射率大致相同。一般来说，白人皮肤的光学反射率特征是：当波长小于 300 nm 时，其值小于 10%；波长在 350～360 nm 波段其反射率增至 20%～40%；波长在 400～700 nm 波段的反射率持续增至 50%～70%。但波长再进一步增大，由于出现人体组织内水分子的吸收，反射率会出现明显的下降。

当近红外光入射到人体皮肤上时，其反射光中包含有两种成分。一种是在入射面发生的直接反射光，由于皮肤与空气的折射率差别比较大，入射光在界面处将发生反射，这是皮肤表面的直接反射成分，这部分反射光特性与光的入射角度、偏振态和组织的相对折射率有关。另一种成分是后向扩散反射光，入射光中有相当大一部分进入了组织内传播，它们在组织内经过组织的多次散射和吸收，其中有部分光会以后向扩散反射的方式重新逸出皮肤，并成为反射光中的一部分，这部分光携带有皮肤下层组织的生物信息，所以，皮肤的反射光谱能够用于研究、测量正常皮肤和病变皮肤中不同色基（黑色素、血红蛋白、胆红素）相对含量以及研究光生物效应、诊断皮肤癌等。现在，许多研究者正在开发揭示宽光束照射下皮肤反射率的空间分布，测量皮肤病灶区的色基分布，以提高对皮肤癌和其他皮肤疾病的诊断水平。

（二）光吸收现象

外来光辐射作用于人体表面时，光辐射场的一部分能量会流入人体组织内，并被组织吸收，这部分光能量转换成组织的生物分子的热运动能量，组织被加热，温度升高。组织对入射光的吸收能力用光学吸收系数表征，它代表光辐射在组织内传播单位长度上光子被吸收的概率，或者吸收事件发生的频率，用单位传播路径（dz）内光子因被吸收而损失的光能量（de）的比值（de/dz）计算，大多数人体生物组织的光学吸收系数在 0.01～1 mm^{-1}的范围。

水是大多数生物组织的重要组成物质，生物组织中平均含水量高达 85%，所以人体生物组织的光学吸收特性与对水的光学吸收特性有密切关系。图 2-2 是水的吸收光谱图，在可见光谱范围内水的光学吸收系数是很小的，而在红外光谱范围，水的光吸收系数以几个数量级的大小增加，水分子是生物组织中处于支配地位的吸收物质。水对红外波段光辐射的强烈吸收作用，将光能量高效地转换为热能。

除水之外，组织内血液中红细胞的血红蛋白、黑色素等也是组织的重要组成

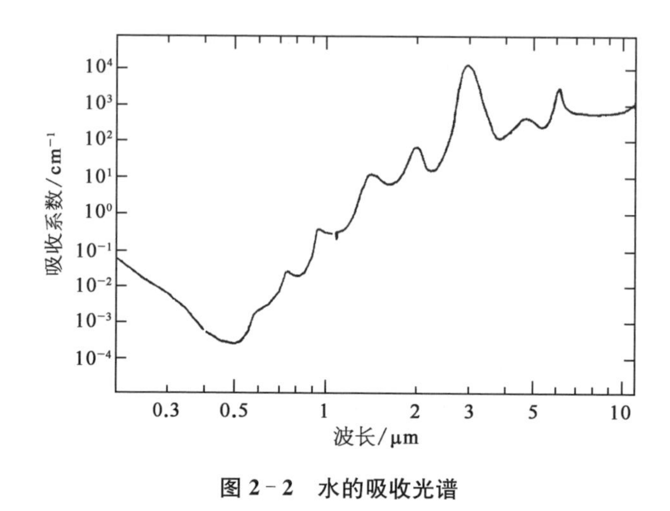

图 2-2 水的吸收光谱

物质,图 2-3 是人体血红蛋白、黑色素和皮肤的吸收光谱。血红蛋白对波长小于 600 nm 的光辐射吸收较为强烈,对紫外波段的吸收作用更为强烈,相应的吸收峰约在波长 280,420,540,580 nm。黑色素是皮肤的基本色素,而且是目前为止已知的最重要的表皮生色团,它的吸收系数由可见光谱向紫外光谱方向单向增大,在可见光范围内,密集黑色素的光吸收系数较正常皮肤的吸收系数高大约 10 倍。总的来说,人体组织对在波长 600～1 100 nm 范围的近红外光辐射能量吸收相对较少,因此这一光谱区域也被称为人体组织生物体光谱学之窗,在这一光谱区域的光辐射穿透生物组织时的能量损耗低,可以达到组织较深处,对较深层的组织进行治疗。

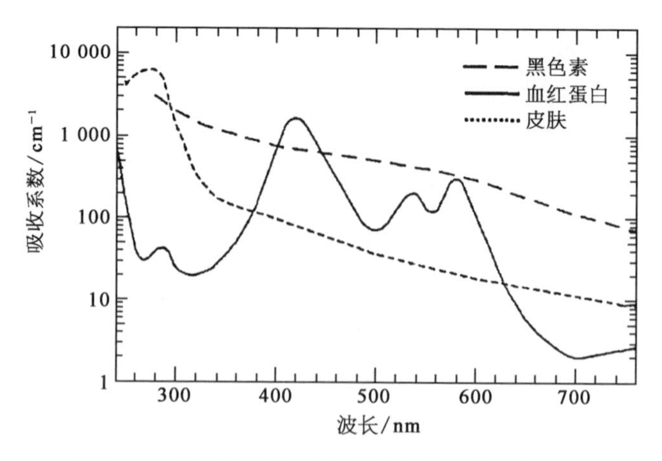

图 2-3 人体黑色素、血红蛋白和皮肤的吸收光谱

由于血液的流动状况、组织充血程度及血液氧饱和程度等因素均能引起人体组织局部吸收特性变化，因此，它们的浓度或状态变化一方面直接反映了人体生物组织的生理状态变化，另一方面也直接影响人体组织的光学吸收特性，在人体组织生理状态与光吸收特性之间架起了一座桥梁，使得我们可以通过测量人体组织的光学吸收特性变化，来诊断人体组织的生理状态，进行人体疾病诊断。

（三）光散射现象

这是指光在人体组织内传输过程中受生物分子、粒子、纤维、细胞的影响，传播方向发生改变的现象。组织内的光学散射现象是普遍发生的，它的发生大大影响了光辐射在组织内部的局部光能流密度，或者说光能量的空间分布状况。

人体组织与常规介质不同，其内部结构非常复杂，其中包含了大量尺寸不同、种类不同的细胞。据细胞生物学的研究结果，人体细胞超过 200 种，而每种细胞通常又由细胞膜、细胞质和细胞核等组成，它们大小不等、形状不同，而且折射率也各不相同。例如，细胞直径一般在 1～100 μm 之间，细胞核直径一般在 1～4 μm 之间。这些因素使得人体生物组织在光场中呈现浑浊现象，也就是说是光学不均匀性的。同时，光在组织内传输的过程中由于各种不同成分，如血液、脂肪等会导致组织的折射率分布呈现不均匀性。因此，光在组织内传播过程中会产生散射现象。光子在组织内发生散射时，沿不同方向角传播的概率是不一样的，即散射现象是各向异性的。

人体生物组织的光散射特性与光吸收特性一样，也与光波长有关，而这种波长特性是由组织的光场不均匀性尺度决定的。在可见光和近红外波段，人体生物组织的强散射特性同样也是开展无创伤诊断疾病技术的物理基础，如利用组织的光学弹性散射光谱，可以获得上皮组织内细胞核肿大、密度增大、折射率增大等信息，并据此可以判定上皮组织是否发生异常或早期癌变。组织的光学散射现象也影响了光辐射可以达到组织内部的深度，从而影响组织光成像的深度和组织光学诊断的深度。

入射进入皮肤内部的光辐射经组织多次散射后，有一部分会经角质层-空气界面而折射返回大气，这部分称漫反射光（或辐出度）。漫反射光的数量取决于皮肤组织的光散射系数和光吸收系数，皮肤组织的光吸收系数越大，漫反射光强度将越小；光散射系数越大，漫反射光强度将越强。入射光在表皮中发生的光散射比较少，真皮中由于存在大量胶原而导致光散射变强。由于丁达尔（Tindall）

效应，真皮内胶原伴有较强蓝光散射，以致真皮内的黑色颗粒表现为浅蓝色。采用 Nd：YAG 激光治疗皮肤病时，在表皮未观察到任何变化之前，真皮已经出现明显的热凝固，这是真皮中发生了光辐射后向散射，使在浅表真皮中的光辐射能量超过透射光的结果。

一般情况下，人体生物组织中的光散射大多属于弹性散射，在弹性散射中，入射光子与散射光子的能量相同。散射使光的传播方向发生改变，导致光束的横截面积增加，从而降低了光功率密度，进而影响光透过率。穿透深度定义为组织体中光能流率减少至入射到组织表面的能流率的 1/e 时光传播的距离。当光束穿透皮肤组织时，组织中的光散射与光吸收以不同的比例同时存在，比例大小由组织成分和入射光波长决定。

二、人体组织光学特性参数

人体组织光场特性参数可以用于对组织生理及病理状态的检测，如检测组织中血糖、血氧含量以及组织是否发生病变等。常用的光场特性参数主要是吸收系数、散射系数和各向异性因子等。

1）吸收系数 μ_a

光在组织中发生的吸收强弱用吸收系数 μ_a来衡量，它由光波传输单位路径 dz 内光子因被吸收而损失的光能量 $d\phi_a$与 dz 的比率表示，即

$$\mu_a = d\phi_a/dz$$

它代表组织内单位程长上一个光子被吸收的概率，计量单位为 m^{-1}或 cm^{-1}。人体组织中对光的吸收体主要有血红蛋白中的原血红素、肌红蛋白中的胆红素和线粒体中呼吸色素、黑色素等。人体组织的光学系数一般为 0.01～1 mm^{-1}。

2）散射系数 μ_s

光在组织内的散射强弱用散射系数 μ_s衡量，它由传输单位路径 dz 内因光子散射而损失的光能量 $d\phi_s$与 dz 的比率计量，即

$$\mu_s = d\phi_s/dz$$

它代表组织内单位长度上一个光子被散射的概率，其计量单位为 m^{-1}或 cm^{-1}。人体组织的散射系数为 100～1 100 mm^{-1}，为吸收系数的 100 倍以上。与光学

吸收相比，光学散射是组织与光相互作用更主要的形式，散射的结果导致光在组织内传输的范围大大增加，进而也大大增加了光子被吸收的可能性。

3) 散射各向异性因子 g

它表征前向光散射分布的概率大小。有 3 种情况：$g=-1$ 表示完全后向散射；$g=0$ 表示各向同性散射；$g=1$ 表示完全前向散射。人体组织的散射各向异性因子 g 通常为 0.69～0.99。

4) 总衰减系数 μ_t

它表征光在组织中强度衰减的概率指数，为吸收系数和散射系数之和，即

$$\mu_t=\mu_a+\mu_s$$

表 2-1 给出了人体生物组织的光学特性参数定义和其参考数值，表 2-2 为皮肤在不同光波长的反射系数、透射系数和吸收系数。

表 2-1　人体生物组织的光学特性参数

参数	定　义	公　式	意　　义	参考值范围
μ_a	吸收系数	$\mu_a=\frac{d\phi_a}{dz}$	每单位长度光子被吸收的概率，或吸收事件发生的频率	$0.01\sim1\ mm^{-1}$
μ_s	散射系数	$\mu_s=\frac{d\phi_s}{dz}$	每单位长度光子被散射的概率，或散射事件发生的频率	$10^2\sim10^3\ mm^{-1}$
g	各向异性因子	$g=\langle\cos\theta\rangle$	散射角 θ 的余弦的平均值	0.7～0.99
μ_t	总衰减系数	$\mu_t=\mu_a+\mu_s$	光在组织中衰减的概率指数	—

表 2-2　皮肤在不同光波长的光反射系数、透射系数和吸收系数

激光波长/nm	反射率/(%)	透射率/(%)	吸收率/(%)
400.0	8.0	4.0	88.0
441.6	12.0	11.0	77.0
488.0	17.0	20.0	63.0
514.5	19.0	24.0	57.0
632.8	28.0	40.0	32.0
694.3	32.0	46.0	22.0
800.0	38.0	53.0	9.0

三、组织光学特性参数测量

根据测量方式，主要有在体测量方法与离体测量方法；根据测量系统，主要有双积分球测量法、径向距离分辨测量法、时域测量法、频域分辨测量法等。

1）双积分球测量方法

这是一种基于稳态光谱测量的组织光学参数测量方法，它是通过测量样品的反射率及透射率，结合反构算法获取样品的吸收系数和散射系数。它具有测量准确性好，测量快速，可以灵活处理光学参数、各向异性散射、边界条件等特点，是目前公认的测量较为准确的离体检测方法。

积分球内部的均匀反射层能够使入射光在积分球内部经过多次反射及漫射，形成均匀的光强分布。双积分球系统测量时将样品置于两个积分球之间，一束激光入射到样品时，在两个球内分别收集到漫反射光和漫透射光，可降低测量不同时造成的误差及机械切换误差。

2）径向距离分辨测量方法

点光源或细准直光束入射到生物组织体后，经过散射、吸收等作用从组织表面出射，在一定距离上用光探测器测量其出射的漫反射光谱，并结合一定的反构算法，可获取组织的吸收系数及散射系数。

3）时域测量法

光束进入组织中传播时被吸收和多次弹性散射，散射系数不同，则传播路径不同，时间延迟也不同，光子到达组织体表面的时间也不同，不同出射光子之间的时间延迟是由散射系数决定的。利用皮秒（或飞秒）级超短脉冲激光照射到生物组织表面上，在距入射点不同位置处采用具有皮秒级分辨率的高速探测器，探测从组织出射光的光强，便可以重构组织体的光学特性参数。

4）频域分辨测量法

这是采用射频正弦幅度调制光（频率为几兆赫兹—几吉赫兹）照射组织，此时产生的漫反射光与入射光将具有不同的振幅和相位，其差别与组织光学特性有关，通过测量它们的振幅和相位差别，可反算出组织光学参数。

5）光场参数反构算法

由测量系统获取组织的光反射谱或透射谱，通过一定的反构算法可以获取组织的光场参数，这是光在组织中传播的逆问题。主要反构算法有：

(1) 蒙特卡罗方法

又称随机抽样或统计试验方法，是以事物的几何数量和特征为基础，利用数学方法进行模拟，以概率模型获取近似解。利用特定的概率模型和随机数发生器获取的随机数来模拟光子在组织中的随机传输过程，包括步长、方向以及组织对光子的吸收、散射、反射、透射等作用。进行蒙特卡罗模拟的时候，光子被当作光子包并赋予初值，在与生物组织相互作用时，受不同吸收系数和散射系数的影响发生吸收和散射。通过设定几个局部参数即可模拟任意形状和边界条件的光子传播过程。

(2) 神经网络算法

这是一种用来模拟人脑思维过程的计算模型。神经网络是由大量的、功能比较简单的神经元互相连接而成的复杂网络系统，每个神经元从其邻近神经元接收和发送信息。整个网络的信息处理通过这些神经元的相互作用完成，从而实现了对复杂信息的处理与存储。实际应用中，神经网络是由一定数量的神经元按一定规律连接而成的网络，网络中的神经元称为节点，每个节点均具有相同的结构，神经元是神经网络的基本处理单元。目前人工神经网络是在各领域应用最广泛的学科，因为其在多维非线性系统中能进行很好的处理及建模，只需要根据实际情况选择合适的隐含层单元数和网络层次就可以实现各种复杂系统的模式识别问题等。

它由信息的正向传播和误差的反向传播两部分组成，以最速下降法为学习规则，反向传播调整网络的权值和阈值，使网络的误差平方和最小。输入层接收输入信息后传递给中间层神经元；中间层则根据信息变化的需求进行内部处理，可设置为单隐层或多隐层结构；隐层将信息传递到输出层并进行处理后完成学习的正向传播处理，输出层将处理结果向外输出。当输出值与期望值不符时，进行误差反向传播。误差由输出层按梯度下降方式修正各层的权值，向隐层、输入层反向传输。两个传播过程相结合，不断调整各层的权值，实现神经网络的学习过程，直至达到设定的学习次数或输出值满足误差要求。

(3) 非线性逼近的最优化法

解决目标函数或约束条件中含有非线性函数的数学模型最优化问题，即为非线性优化。求解无约束极值问题时一般采用迭代法，迭代法包括解析法和直接法两种。解析法涉及函数的解析性质，需要求取函数的一阶、二阶导数；直接法则只用到函数的数值。直接法收敛速度较慢，适合变量较少时使用，能够处理难以求取导数或导数不存在的函数极值问题。解析法主要有梯度法(最速下降法)、牛顿法、拟牛顿法、共轭梯度法、信赖域算法等。梯度法的迭代过程简单,使用方便,是最优化方法的基础,但是收敛速度慢,效率不高。牛顿法是一种经典求解非线性方程的迭代方法,具有收敛速度快等优点,但是对于初始点要求较高,计算复杂。

四、人体组织光生物效应

一般而言,光与人体组织发生相互作用后,其本身的参数(如波长、功率、能量、相干性、偏振性等)均可以改变,而人体组织的一些性质(如物理、化学、形态和机能等)也可能会随之变化。从广义上说,光与生物组织相互作用后所引起的生物组织性质的任何改变,都可视为人体组织的光生物效应。光作用于人体生物组织时可产生多种效应,严格地说,发生的各种光生物效应彼此之间是没有明确界限的,哪种效应为主,主要由光的参数和生物体特性两者决定,可能产生单一效应,而更多的则是综合性的。就效应的分类来说也并非是绝对的,大致可以分成 6 种:① 光热效应;② 光化学效应;③ 光机械作用力(压强)效应;④ 电磁场效应;⑤ 光刺激效应;⑥ 光声效应。这 6 个方面反映的是同一件事物的不同侧重面,它们是并列存在的。一般来说,在激光对生物机体的作用中,力学效应主要是大功率或中等功率激光照射所产生的,光化学效应在低功率激光照射时特别重要,光热效应和光声效应在所有情况下都出现,光生物刺激效应则只有用弱激光照射时才明显,而且有累积效应。在激光医学领域的研究中,通常根据激光作用后所引起的生物效应强弱,将激光分为强激光与弱激光。激光照射后使组织发生不可逆损伤的称为强激光,照射后不使组织直接发生不可逆损伤的称为弱激光,也称为低强度激光,而不是简单地以激光本身的物理参量(如激光功率或者能量的大小)来衡量激光的强与弱。弱激光可以刺激人机体产生一系列的生理生化反应,产生调节、增强或者抑制组织或者机体的活性,让机体的病理状态恢复正常。

(一) 光热效应

光束照射到人体时,人体组织分子吸收了入射光的能量后,其振动和转动运动加剧,将入射光能量转化成热能,在宏观上表现为受照射组织局部逐渐变热,温度升高。如果组织细胞内含有黑色素、血红蛋白、胡萝卜素等多种色素，能增加对光能的吸收，从而使光的热效应更加显著。我们知道，生物细胞只能在适宜的温度下生存，当温度上升即使不是太高，只要持续时间稍长，酶也会失去活性，蛋白质会变性。肿瘤的光热疗技术便主要是基于光热效应，采用的光源一般是红外激光器。由于肿瘤内部血管结构粗糙不一、毛细血管壁脆弱易破损、神经感受器不健全、对温度变化的反应较差等，这些因素决定了肿瘤内部的散热性能不良，由于热量聚集，肿瘤内部温度往往高于相邻正常组织温度 3～7 ℃。因此，肿瘤组织血液中的红细胞形态会发生改变，流速变缓慢，白细胞和血小板形态也发生改变，出现破碎凝聚、血管内皮损伤等；血液有形成分（包括红细胞、白细胞和血小板）黏附于受损的内皮细胞上，使血管内腔变小，血流阻力加大。当温度达到杀死肿瘤细胞的临界值时，肿瘤组织细胞将受损甚至死亡。

热对生物组织产生多方面的影响，主要有：① 影响代谢率。组织的温度会影响酶的催化作用，即影响生物化学反应速率。有关资料显示，体温变化 1 ℃，新陈代谢率变化 10%；体温达到 40 ℃时代谢率比正常体温大约增大 30%。② 影响血液循环。热可使生物组织毛细血管扩张，血流量增加。③ 热损伤。有关资料显示，酶和中枢神经细胞的温度不能超过正常体温 4 ℃，否则将导致酶的热变性，神经传导能力降低和中枢神经细胞受损；对于其他人体组织细胞，在短时间内允许比正常体温高出 8～9 ℃。

生物热效应程度与照射光辐射强度有关，激光能够达到很高的光强度，因此激光照射生物组织时会让组织达到很高温度，相应地会产生各种热效应。激光的热作用直接影响皮肤，随着照射激光强度由小到大变化，让皮肤组织产生不同温度，皮肤相应地出现不同的热效应：温热、红斑、水泡、凝固、汽化、炭化、燃烧等变化。有关研究显示，当皮肤温度升至 38～40 ℃时有温热感，这种热反应水平无论照射多长时间都不会引起皮肤的热损伤，临床上相当于理疗上的热敷。当温度升至 43～44 ℃时，温升使血管扩张，正常皮肤几秒之内出现红斑，数分钟后则出现少量渗出物，并呈轻度水肿。如果此后温度退回正常体温，则所引起的红斑可自行消退，不会造成不可逆损伤。如果是肿瘤组织，那么由于肿瘤细胞对温度（热）较正常细胞敏感，经照射 30 分钟以上即可使肿瘤细胞坏死，而对正常细胞则无此影响。当温度升至 45～50 ℃范围内，持续几分钟，有炎性渗出物滞留在皮内，导致表皮和真皮分离而成水泡，即所谓热致水泡，此时出现灼热感和痛觉。当温度超过 50 ℃时，可观察到酶活性明显减弱，导致细胞凝固，而且细胞的某些修复性机理也被损坏。在 60 ℃时蛋白质和胶原蛋白发生变性，导致组织凝结和细胞的坏死，在宏观上可见组织变暗。若温度高于 80 ℃，细胞膜的通透性急剧提高。在 100 ℃时大多数组织中的水分子开始汽化，出现气泡，从而引起组织发生机械破裂和热分解。当高于 150 ℃时发生碳化，可见邻近组织变黑且冒烟。

激光照射人体组织时，其温度一般随着透射进入组织的深度而迅速变化，组织深度越深，其温度越低。但可以把激光束会聚于组织深部，使深部组织的温度比表层更高一些，这样一来就可以使表层组织的细胞仅出现少量损伤的情况下，深层的焦点处的组织细胞出现凝固坏死或汽化炭化，有时深层的焦点处的组织细胞甚至可出现沸腾汽化而“爆炸”。

(二) 光化学效应

又称生物光化反应，是指在光的作用下，生物大分子吸收光子的能量而发生化学反应，光的能量被转化为化学能，并引起生物组织发生变化。它可分为原初光化反应和继发光化反应两个阶段。当生物分子吸收一个或多个光子能量以后，被激发跃迁到某一激发态，在从这个能态弛豫到较低能态时，多出来的能量消耗在分子本身化学键断裂或形成新键上，所发生的化学反应称为原初光化反应，通常在此过程中将形成具有高度化学活性的中间产物，这些不稳定的中间产物继而进行化学反应直至形成稳定产物，这种光化反应称为继发光化反应。在反应过程中可导致酶、氨基酸、蛋白质和核酸等变性，分子结构也会有不同程度的变化，并产生诸如灭杀细菌、红斑效应、色素沉着、维生素 D 合成等生物效应。生物能够生长发育、修复和繁育等，其中的光化学效应是主要因素之一。

光与生物相互作用发生的光化学效应类型有多种，如单分子光致异构化、单分子光致分解、光致聚合、光致氧化、光致敏化等，在医学临床上应用的类型主要是光致分解和光致敏化两类。

(三) 光力学效应

光束由一群既有质量又有动量的光子流构成，光束照射到物体表面并被物体吸收时，不仅有能量交换，还有动量交换，此动量交换产生了作用力，即光压；此外，生物组织吸收了光能量后发热，温度升高，将使组织体积发生热膨胀和相变，产生超声波、冲击波、电致伸缩等引起的压力，称二次压力。这些机械作用力会对生物细胞、组织机能产生影响，可使组织产生机械损伤和破坏，例如，可使细胞破碎、组织穿孔，眼球、颅内“爆炸”等。

（四）光电磁场效应

光也是电磁波，所以光还以电磁场的形式与生物组织相互作用，可产生几方面的变化：① 产生电致伸缩压，致组织内部产生冲击波和超声压，引起细胞破裂或发生水肿。② 生物偶极子发生二次或三次光学谐波，而这些谐波多为紫外光，正处于蛋白质和核酸的作用光谱范围内，从而可引起这些生物大分子变性。③ 细胞膜脂质极化分子发生重新排列。

（五）光刺激效应

超声波、电激、毫针、艾灸等机械、电或热的物理因子所产生的生物刺激效应已广泛应用于物理治疗，光也可以作为物理因子的一个种类，对人体产生刺激效应，进行疾病治疗。

1. 产生过程

一般认为，光生物刺激效应的形成基本上经历 3 个阶段。① 生物组织吸收光子，包括吸收红外、可见光与紫外光光子，并转换为生物分子的内能。② 发生理化反应。生物分子吸收光能量后引起微弱热效应和化学反应，热效应可能是由吸收红外光子直接产生热，也可能是由吸收紫外光子或可见光光子而间接产生热；化学反应可能是由生物分子从电子激发态弛豫时发生的光化学反应或上述的热作用引起的热化学反应。③ 生物反应。对生物体机能来说，生物分子的吸收激发光能量和释放能量，这种能量改变过程本身就是一种刺激源，伴随产生的热效应和化学反应成为生物体内组织的理化刺激源。上述的刺激直接或间接地作用于神经、肌肉和腺体等，可使组织兴奋，并促使生命活动由弱变强，如使蛋白质合成活化、酶活性提高等。

2. 产生机制

目前，有关光生物刺激效应产生机制有几种假说：

（A）生物电场共振光学吸收，调整生物等离子体。生物体具有半导体性质，生物组织的导电区内存在着一定密度的自由电荷，又称生物等离子体，它构成了生物电场。当入射激发光的光子能量与生物电场的能量特征量相近时，会引起生物组织对这种激发光能量的共振吸收，并扰动机体生物场的能量，改变生物体的生理状态。

(B) 调节色素系统。人体组织也存在光色素系统,如过氧化氢酶(CAT)等,它们吸收了激发光的能量后将调节和控制 RNA 和蛋白的合成,并触发生物的生理变化。

(C) 细胞膜作用。弱激发光的生物刺激效应很可能通过细胞膜受体实现,在光辐射作用下,通过细胞膜受体的参与而发生光致敏化以及光活化效应,表现为提高生命合成过程的水平;环三羧酸酶和细胞色素氧化酶活性提高;细胞利用氧的能力被加强,氧化过程活化,增强细胞的有丝分裂并活化增殖过程,刺激细胞的内外生理过程和修复再生过程。

(D) 偏振调节。在偏振光作用下改变细胞膜类脂双分子层构象。细胞膜是类脂双分子层结构,而类脂分子是电偶极子,当受到线偏振光作用时,线偏振光的电场力使类脂分子的极化顺着光波电场偏振方向重新排列,结果改变了膜上类脂双分子层的构象,影响了与细胞膜相关的过程,如细胞的能量代谢过程、免疫过程和酶的反应过程等。

(E) 激活细胞内信号通路。现代细胞生物学研究者认为,任何外界刺激信号都要通过某种特定受体或离子通道等将信号由细胞外传到细胞内,再经过特定的细胞内信号转导路径诱导基因表达和细胞的各种生物效应。有关资料显示,弱激光照射促细胞增殖过程中涉及多种信号通路蛋白活性,弱激光促进细胞增殖效应与丝裂原激活的蛋白激酶信号传导途径有关。激光作为一种生物刺激信号,很有可能激活细胞内信号通路,从而诱导细胞的生物效应。

3. 产生的刺激效应

光刺激人体生物组织会产生各种效应,主要有:① 促进血红细胞合成、细胞生长、糜蛋白酶活性以及白细胞吞噬作用。② 促进毛发生长、伤口愈合、皮片长合、神经和骨折再生等。③ 促进生物激活反应。当人体各种生理功能失去平衡时便会发生病理改变,或者患病。例如黑色素细胞代谢过快会使皮肤生痣或者老人斑,而过慢又会出现白癜风。同样,胶原接合的速度过快会长出凸起的疤痕,而过慢又会出现凹陷的伤疤等。通过光刺激效应,可以使机体发生光生物激活反应,恢复机体组织原先的平衡状态,即恢复健康状态。④ 改变免疫细胞的免疫活性。人机体免疫性细胞有 3 种功能:一是防御作用,抗感染;二是维持机体的内在平衡作用,去除老死或受损细胞;三是免疫监督,去除体内的变异细胞。光刺激效应可以促进或抑制上述免疫细胞的免疫活性。

（六）光声效应

光能量被生物组织内的光吸收体快速吸收，组织被加热而体积迅速膨胀；而当停止光照射时组织体积随之收缩，恢复原来状态，即发生热胀冷缩现象。当组织被光强度周期性调制的光照射时，会发生周期性的热胀冷缩，相应地产生周期性应力（或压力）变化，并产生声波，称光声波，它穿过组织向外传播。实际上，光声效应是一种能量转换过程。

光声效应是光声成像技术的基础，通过采用旋转扫描方式或多元阵列探测器，探测在光照射下生物组织内不同区域的光声波强度分布，其光声波强度大小与组织对光能量的吸收程度直接相关，光学吸收能量越强，该处的光声信号强度也越高。于是，利用探测到的光声波强度分布数据，进行图像重建就可以得到生物组织的光吸收强度分布图像，即光声成像。

（七）影响光生物效应主要因素

影响光生物效应的因素主要有下面几个：

1）光波长

不同波长的光辐射产生的生物效应会不同，例如，波长短于 0.40 μm 的紫外光，它引起的生物效应主要是光化学效应，波长大于 0.76 μm 的红外光引起的生物效应主要是光致热效应。

2）光剂量

生物体受光辐射作用后所引起的生物效应强弱，与照射的光强度和照射时间有关系，即与照射的光剂量有关。因此，光辐射治疗的效果也与使用的光剂量有关。

3）生物体特性

不同结构和不同成分的生物组织，它们的光学吸收波长峰值位置不同，这会影响光在组织中的传输深度。例如，水分子对可见光的光学吸收系数比较小，因此，可见光在水中的传输深度就会比较深，可达数厘米；而远红外光被水分子强烈吸收，所以在水中它的传输深度很浅，仅 1 μm～1 cm。又由于生物组织的光学不均匀性，使光在组织内传播会发生严重的散射现象，当光束进入组织传播时，光束横截面积会增大。尽管散射不减弱光的总能量，但由于增加了光束面积，从而降低了光能量密度，等效于降低了组织的光透过率。

五、人体生物弱发光

1911 年，英国一名叫华尔德·基尔纳的医生做了一只采用双花青染料涂刷的玻璃屏。一天，医院的理疗暗室里漆黑一片，基尔纳透过这块玻璃屏观察患者的治疗情况，突然发现患者的体表出现了一圈 15 mm 厚的光晕，它色彩瑰丽，忽隐忽现，宛如缥缈的云雾，又像凝聚的气体，使人感到神秘莫测，这就是人体的生物弱发光。

人体生物弱发光现象引起了不少科学家的兴趣。1982 年，美国物理学家玻尔（Herbert Pole）在第 23 届量子力学讨论会上发表实验成果报告，他认为："在 35 亿年前自从生物进化开始以来，人体生物弱发光现象就一直存在，它是细胞内某种结构物质发射的电磁信号，可能在人体胚胎生长、机体功能（如消化）、伤口愈合直至肿瘤生长与消退中发挥了作用"。1982 年，在国际特异心理学第 25 届年会上，有报告显示人体生物弱发光的光谱范围在 260～890 nm；还有报告指出，人的每一个器官，每一个细胞及其组织在不断地产生辐射，或者说，人的每一个器官，每一个细胞及其组织本身具有一定生物电和生物磁，形成人体生物场，并不断发射生物弱发光。常态下人体生物弱发光仅局限于肌体周围，形成一个包围着人体的闭环光辐射场。

（一）基本特性

每个人自呱呱坠地直至离开人世，始终都在发射生物弱发光，其发光功率为百微瓦至几十微瓦，因人而异。人体体表不同部位的发光功率也不同，手、脚的生物弱发光光强度比胳膊、腿和躯干强，体内的心、肝等器官的发光强度较弱。人体体表发现 14 条发光强度比较高的生物弱发光线，其中 92.97％与《灵枢经》中描绘的人体十四正经经穴和经线的位置几乎完全重合，另有 6.72％基本吻合。

有关研究显示，人体不同部位、不同健康状况、不同情绪状况、不同年龄，所发出的生物弱发光强度、色彩也都不相同。例如，头部的生物弱发光呈浅蓝色，手臂呈青蓝色，心脏呈深蓝色，而臀部呈绿色；又如人在心平气和的时候发射的生物弱发光呈浅蓝色，发怒时则变为橙黄色，恐惧时又会变为橘红色。发射的生物弱发光强度也随着年龄变化而变化，年幼成长期发射的生物弱发光强度逐渐增强，而中年以后又日趋减弱，亦即青壮年人的生物弱发光强度比小孩时和老年时都强。一般来说,不同体质的人他们有不同的发光强度,身体愈强壮的人,其发射的生物弱发光强度愈强;体力劳动者或喜好运动的人比脑力劳动者发射的生物弱发光强度强。同样年龄的健康人,如果他们的饮食情况不同,发射的生物弱发光状况也有区别,例如经常吃肉类食品的人发射的生物弱光是呈艳红色而且明亮,而长期食用植物性食物的人其生物弱发光的光色纯且较暗。身体健康状况不同,其发射的生物弱发光状况也不一样,健康状况良好的人其生物弱发光呈红色而且明亮,而且在人体左右两侧相应部位的光强度是对称的,即处于平衡对称分布状态。

科学家还发现,人体生物弱发光的光强度相对比较高的一些部位,恰好是人体有经穴的地方,在经穴部位的生物弱发光强度比不是经穴地方的强得多。神经生理学家利用一种仪器对刚死去的人进行测试,发现明亮的闪光点与中医针灸图上标明的穴位一致。美国华裔科学家对人体生物弱发光照片的研究也发现,人体生物弱发光点与中国古代经络图穴位一致。所以,有些学者认为中医经络系统是人体的生物弱发光网络。

(二) 反映人体健康信息

人体的生物弱发光能够反映其健康状态。研究发现,当人患了疾病时其生物弱发光与身体健康时的会不一样。比如发射的生物弱发光呈灰暗色,而且失去原先的对称性,会出现一个至几个与疾病相关的、特有的不对称发光点。图 2-4 左边的照片是患病者的人体组织生物弱发光情况,其中可以看出身体中轴线上的 7 个光点的光强度分布形状、大小都不同,心脏(从下往上第 4 个光点)、喉部(从下往上第 5 个光点)显得特别大;光强度沿身体中轴线左右分布也不对称,病情愈严重,发光点的不对称性愈显著。经治疗后病情好转,这种不对称状况也会向对称状况转变,图 2-4 右边的照片是经过治疗后身体复康时的照片,7 个光点的光强度分布的形状、大小都基本一致,而且左右也对称了。

对临床治疗来说,血清的生物弱发光也有重要价值。比较从健康人、糖尿病和高血压等患者身上取的血样的生物弱发光,也发现患病者血液发射的生物弱发光强度较高,平均比健康人的高出 3～4 倍。研究不同肿瘤患者体内血清的生物弱发光强度变化,发现肿瘤患者的血清生物弱发光强度比健康人的显著增高,10 种不同类型肿瘤患者的检测结果的生物弱发光强度增长幅度为 25%～50%不等,视肿瘤类型而异,食道癌或胃癌患者血液的生物弱发光强度相对较低,而

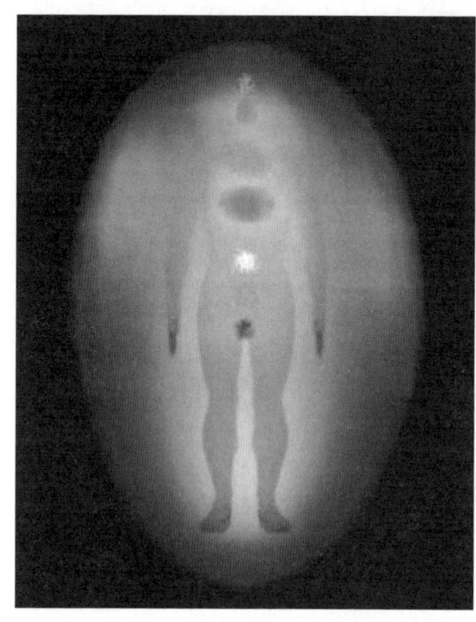

治疗前

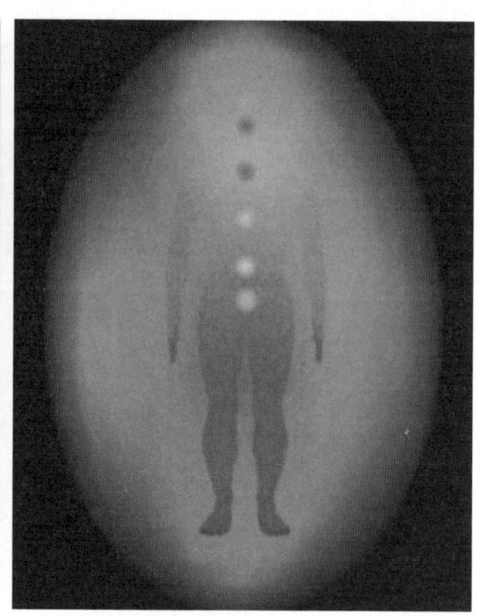

医治好之后

图 2-4 人体组织的生物弱发光图像

肝癌和胆囊癌患者血液的生物弱发光强度则很高。此外，肿瘤患者血液的生物弱发光光谱也发生了变化，出现蓝移，而且不同类型肿瘤患者的血液生物弱发光还有其特征波长。

另外，患者对药物过敏情况在其血液的生物弱发光中也有不同表现，与健康人相比，耐药性患者的生物弱发光强度高 2～3 倍；对药物敏感的患者其生物弱发光强度高 6～8 倍。在药理学研究中，血液生物超弱发光对于生物中毒和解毒有特定的发光曲线，检测基本准确、无误。

人体生物弱发光也可用于对药品性能及药效的分析，包括癌症患者最佳药物的选择。根据患者血液在不同药品作用下所呈现的生物弱发光信号，可以为其找到最佳治疗药品，它将使患者血液的生物弱发光趋于正常。此外，人体血液的生物弱发光也可用于探测因电离辐射引起的人体伤害状况；在法医学上生物弱发光技术也被应用于推测死亡时间和伤口损伤时间。

（三）诊断疾病

我国科研人员通过对人体生物弱发光异常变化的研究，已经找出了许多种疾病生物弱发光失衡的信息点，如高血压、脑血管意外、心脏病、面部神经麻痹、感冒、甲亢等疾病都会出现不同的病理发光信息点。这么一来，通过测量被诊断者体表的各个生物弱发光信息点是否左右对称，医生就可诊断他是否患病；再根据发光不对称信息点出现的部位，便可以诊断患者得了什么病。例如，肾炎患者，他的生物弱发光不对称信息点出现在脚心涌泉穴的部位，肝病患者的不对称发光点往往是出现在足趾的大敦穴上或是在足窍阴穴上等。

我们知道，人体不同器官、不同部位组织的分子运动各不相同，不同器官的生物弱发光特性是不相同的，每个器官或组织在最佳健康状态时的生物弱发光频率(波长)，可被认为是它们的特征频率。将患者的人体生物弱发光频率与它们的特征频率相对比，便可以判断患者哪个器官出了问题。

人体生物弱发光的光强度或者频率的变化一般都是很小的，通过共振效应可以分辨出来。当物体的场与外场相同时，会发生场振幅的叠加增幅现象，在物理学中这个现象称为共振。利用共振效应能够把人体生物弱发光强度增强，再把其他杂散光滤掉，就可以获得需要的信息，即使我们所寻找的信息强度极其微弱，通过这个办法也能够把它显示出来。患者人体组织的生物弱发光频率可以用类似的方法检测出来，然后再将它与特征频率比对，就可以判断人体是否健康。

2003 年抗击“非典”期间，对所接诊的 16 名患者利用生物弱发光进行了诊断检测，其准确率达 100%，并迅速排除了疑似病例；在此基础上，根据患者的不同情况及时采用了生物场治疗，患者的病情得到了迅速缓解。

六、人体组织自体荧光特性

生物组织在一定波长的光辐射照射下能够产生荧光，这种荧光现象不依赖于任何外源性荧光物质，而是人体组织内固有存在的荧光物质，因此也就称为“自体荧光”，表 2-3 列出了人体内存储的各种荧光物质及其对应的激发光波长和荧光峰值波长位置。自体荧光通过换能器的采集和处理，会显示出特有的荧光图像或光谱，因为人体正常组织和病变组织的荧光特性不同，利用它们可以研究人体生命活动以及诊断疾病。

表 2-3　人体组织自体荧光物质的荧光特性

内源性荧光物质	最佳激发波长/nm	荧光中心波长/nm
胶原蛋白	335	390
弹性蛋白	335	400
PpIX	390	630,680
吡哆醛磷酸"席夫"碱	325,410	430,507
色氨酸	280	350
酪氨酸	275	303
吡哆醛酸酯	365	425
腺苷、腺苷酸、腺嘌呤	285～300	380～400
胆红素	450	515
NADH	340	460
FAD	460	520
VitC	490	530

(一) 自体荧光微观光谱特征

科学家利用带光纤的微观分光光度计(MSP)系统(一种可对置于显微镜下的生物组织进行测谱的设备)测量了人体组织切片的荧光微观光谱特征。图 2-5 是

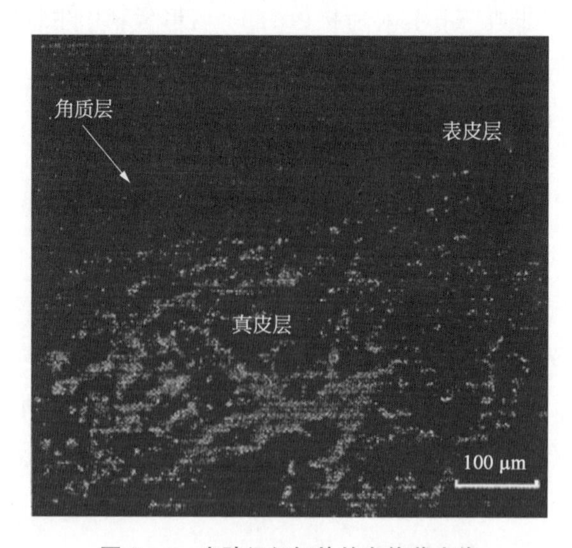

图 2-5　皮肤组织切片的自体荧光像

在波长 442 nm 的 He－Cd 激光激发下，皮肤组织切片自体荧光的微观特征像。切片自体荧光的像可通过 MSP 的目镜观察或用 CCD 彩色相机进行记录，自体荧光主要呈绿色。由图像可明显区分出皮肤的角化层、表皮层和真皮层，真皮层和皮下脂肪具有很强的自体荧光发射，角化层的荧光较弱，而表皮层的自体荧光最弱；真皮上层和下层自体荧光的颜色不一样，前者较黄，而后者偏绿。

图 2－6 是采用 MSP 对人体皮肤组织切片进行测量所获得的不同皮肤层的典型自体荧光谱，真皮下层的荧光谱向短波长方向移动。真皮上层和下层荧光谱的峰值位置相差 20 nm，该差异可能是乳头真皮层和网状真皮层的化学成分不同所造成的。比如，乳头真皮层主要由胶原Ⅲ组成，胶原Ⅰ较少；而网状真皮层主要由胶原Ⅰ组成，而胶原Ⅲ较少。

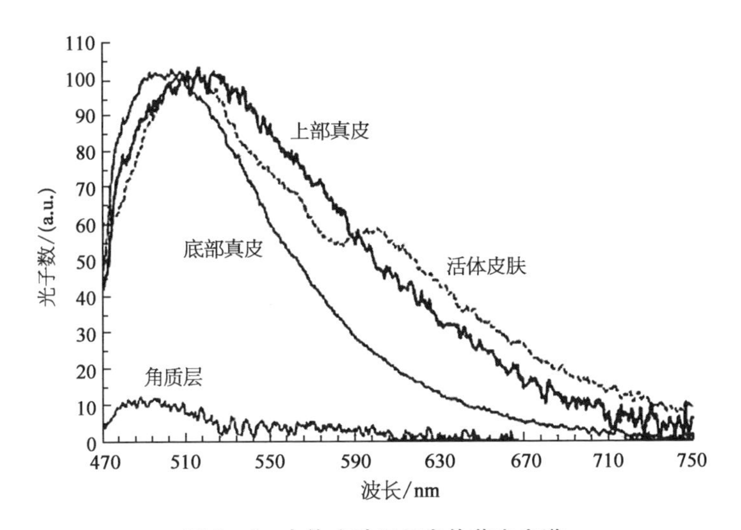

图 2－6　人体皮肤组织自体荧光光谱

(二) 正常和异常人体组织自体荧光信号的差异

人体组织自体荧光主要来源于基质或细胞中的氨基酸、结构蛋白、酶和辅酶、脂肪、维生素和卟啉等 5 大类物质，组织在病变过程中，细胞新陈代谢的变化将引起荧光物质的浓度、血液浓度、细胞核大小和上皮层厚度等发生变化，因此，病变组织的自体荧光强度以及其时域空间分布特性相应地也发生变化。例如，统计学分析结肠腺瘤、增生性息肉和正常组织的荧光强度便有显著差异。有关资料显示，在波长 370 nm 的光激发下，它们在波长为 460 nm 的平均荧光光强度依次递减，正常结肠组织的为 1.15±0.43，增生性息肉的为 0.54±0.16，结肠腺瘤的为 0.34±0.12。根据它们出现的差异，我们可以区分正常组织和癌变组织，即进行癌症诊断。至于它们出现差别，其基本原因大致为

1）组织形态结构改变

正常组织结构完整；病变组织或者结构不完整，黏膜厚度增加或者层结构被破坏；癌变组织黏膜厚度增加、黏膜下层被癌细胞取代，使黏膜下层胶原的荧光发射减少，相应地自体荧光强度变弱。正常组织上皮柱状细胞荧光较少，自体荧光强度变弱；而癌变组织上皮层荧光和嗜酸性细胞荧光强度增强。

2）内源性荧光物质含量改变

癌变过程中组织中的黄素单核苷酸（FMN）、黄素腺嘌呤二苷酸（FDA）、腺瘤原型烟酰胺嘌呤二核苷酸（NADH）以及维生素 B6 的含量比正常组织中的低，癌组织中 PpIX 含量比正常组织的高，荧光物质含量的这些变化，导致病变组织的自体荧光强度发生变化。

3）病变组织生物环境改变

研究检测结果显示，正常组织间液的 pH 值为 7.1±0.1，而肿瘤的为 6.6±0.2，许多荧光物质的荧光强度受溶剂的 pH 值影响，而且影响还很大，pH 值发生小的变化都会导致荧光强度发生显著变化。

参考文献

[1] 王维江，韩俊英.生物超弱发光机制及其检测方法研究进展.广东工业大学学报，2000，17(1)：49-54.
[2] 韩蕾.宽光谱连续波长组织光学参数测量方法及实验研究.天津：天津大学，2014.
[3] 雷仕湛，丁宇军.利用光谱技术诊断疾病，检测病毒.科学，2020，72(3)：54-57.
[4] 谢树森，雷仕湛.光子技术（第二版）.北京：科学出版社，2011.
[5] 雷仕湛，陈刚.光的保健与防护.上海：复旦大学出版社，2013.

第三章

光学精准诊断疾病

诊断和治疗是临床医学的两个基本任务，诊断的主要任务是查明疾病的病理形态改变，了解病理状态下的人体组织机能变化并找出致病因素。显然，治疗疾病的成功率与诊断准确性有密切关系，疾病诊断的准确性是提高医疗成功率和效率的保证，精准医疗需要精准诊断技术作为支撑。

利用光学技术诊断疾病与传统的 X 射线、CT 和 MRI 等疾病诊断技术相比，它不仅能避免离子辐射对人体健康的影响，而且还能实现病理的早期诊断；同时，光学检测灵敏度和准确度都很高，能够诊断出人体组织各种早期的病变。此外，光学检测可以将检测系统的探头在人体体表或通过内窥镜的活检通道伸入到人体体腔内进行快速、准确的病理分析。

疾病的症状总是在生物组织细胞或者组织大分子成分、结构等发生变化之后出现的，而人体组织的反射光、透射光、散射光以及被激发光激发后所产生的荧光(包括自体荧光和药物荧光)的光学特性也发生相应的变化。因此，通过检测人体组织的光学特性变化，有可能更早、更精确地诊断各种疾病，且人体组织的光学特性还有个体化差异，这意味着所进行的是精准诊断。

一、先进光学诊断仪器设备

诊断疾病需要一些仪器设备辅助，先进的光学诊断仪器能够协助医生更快速、准确地诊断疾病，让患者尽快恢复健康。

(一) 高分辨率生物光学显微镜

人体组织的生物分子、细胞等，它们的尺寸都很小，肉眼是看不到的。科学家发明了各种显微技术，并制作成功了各种显微仪器，即通常所说的光学显微镜，利用它们，医生能够观察到生物组织的大分子、细胞等是否发生了变化，据此可以诊断人体是否患了疾病以及患了什么类型的疾病；同时，因为不同人群的生物大分子、细胞等发生的变化是不相同的，这意味着所进行的诊断是个体化的，即在进行精准诊断。

随着人类对健康水平以及对疾病诊断技术水平的要求不断提高，生物光学显微镜的性能也在不断提高，特别是显微镜的分辨率不断获得突破，其中科学家埃里克·贝齐格、斯特凡·黑尔和威廉·莫纳等的成就尤为突出，他们的技术突破了阿贝衍射极限，将光学显微镜的分辨率提升到纳米量级，实现了超分辨荧光显微技术，大大推动了生物学和医学的发展，为此，他们获得 2014 年诺贝尔化学奖。

1. 光学显微镜的分辨率

显微镜是用来观察物质细微结构的仪器，它分辨细微结构的本领称为分辨率，能够分辨的尺寸越小，其分辨率也就越高。常规光学显微镜由于其分辨率不是很高，因而利用它就不能分辨诸如病毒或比其更小的东西。然而，由于光波存在衍射效应，光学元件(如显微镜上的物镜、目镜等)是无法把光线汇聚成无限小的点，而只会在像平面上形成有限大小的艾里斑(中心是很亮的斑，外围是明暗相间的环)。因此光学显微镜的分辨率是有限的，科学家阿贝(Ernst. Abbe)通过研究分析，得到常规光学显微镜的最高分辨率 d(或称分辨率极限)为

$$d = \lambda / NA \tag{3-1}$$

式中，λ 是照明光的波长，单位 nm，NA 是显微镜物镜的数值孔径。例如油浸物镜的数值孔径为 1.25，可见光波长范围为 400～700 nm，取其平均波长 550 nm，则由式(3-1)算出 $d = 270$ nm，约等于照明光波长一半。细胞的许多内部结构以及大部分病毒的尺寸，都在 200 nm 左右或者更小，因此，用常规光学显微镜观察它们是无能为力了。从式(3-1)看到，提高光学显微镜分辨率有两个途径，一是用短波长的光照明样品，二是提高显微镜的数值孔径 NA。但是，当用短波长光照明时，用眼睛直接观看样品就有问题，只能借助照相的方法帮助解决；而提高 NA 时从像差分析可知，物镜的球面像差、慧形像差都会增大，反而降低了显微镜的分辨率。

为了绕开阿贝衍射极限的限制，科学家研究开发了其他新型显微技术，如利用光学近场扫描技术、激光显微技术等，并研制成功了近场扫描显微镜、激光共

聚焦显微镜等。

2. **近场扫描显微镜**

传统光学显微镜的分辨率受到光学衍射的限制，其极限分辨率为波长 λ 的 1/2，约为 0.2～0.3 μm。我们知道，过去的衍射理论仅在光源到观察屏的距离都远大于入射光波长时适用，而对于近场范围(即距离远小于波长)的情况则不同，光的传播和光衍射将出现新的现象，此时惠更斯-菲涅耳原理不再适用，而且除了经典理论涉及的衍射波之外，还存在近场的“倏逝波”。于是，利用近场光学原理制作的显微镜，将可以获得远小于波长的超高分辨率，图 3-1 是这种显微镜的工作原理方框图。该显微镜中最重要的部分是离样品表面极近(<10 nm)的锥形探针，它由单模光纤或石英细棒拉制而成，镀上铝膜后在其尖端磨制出直径约为 10 nm 的通光小孔，从该小孔射出直径为纳米大小的光束照射在样品上。探针在水平(x, y)方向上扫描，这是通过移动样品来实现的。样品装在一个水平方向移动的基座上，由两个双压电晶片分别驱动样品座在 x 和 y 方向移动，而样品的位置则由一个四象限探测器测量，同步记录样品在水平方向的位置和光纤传感器中收集到的扫描图像即可获得样品的全景图。

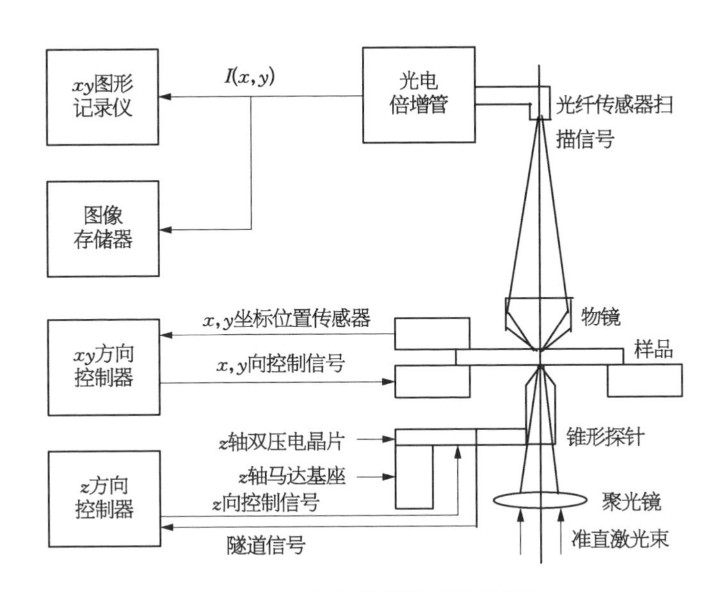

图 3-1　近场扫描显微镜原理框图

为使探针的尖端与样品的距离在整个扫描过程中保持不变，用双压电晶片将探针固定在一把由马达驱动的千分尺上，该千分尺用于探针纵向位置的粗调,双压电晶片则用于纵向位置的微调。探针的针尖到样品的动态距离用隧道电流法测定,测量时在探针与样品间加上适当的电压,利用加工过程中针尖顶部铝膜中残留的微凸部分,当该部分到样品表面的距离小于 2 nm 时,它们间就会产生隧道电流。该电流经放大后反馈到双压电晶片上进行纵向的动态调节,以保证近场光学扫描显微镜在整个工作过程中都能获得最佳的对比度和分辨率。

显微镜工作时,从激光器发出的光束经滤波、准直后会聚到探针上。当激光从针孔透过样品后,由一显微物镜收集并成像在光纤的一端,在另一端用光电倍增管接收从光纤传来的信号,该信号经放大后送入 $x-y$ 记录仪,记录样品的全景图,或送入计算机对图像进行存储和处理。

用上述方法获得的是样品的近场光学扫描图像,它的分辨率只取决于针孔的大小,而不受经典光学衍射效应的限制,当针孔很小时,可获得很高的分辨率,目前,获得的分辨率已超过 20 nm,接近价格昂贵的扫描电子显微镜的分辨率。

3. 激光共聚焦显微镜

这种显微镜能够对活体组织的深度结构进行清晰的二维或三维成像,图 3-2 是这种显微镜工作基本原理示意图,激光器、被探测点和探测器处在彼此对应的共轭位置,有相同的焦平面,也就是"共聚焦"。

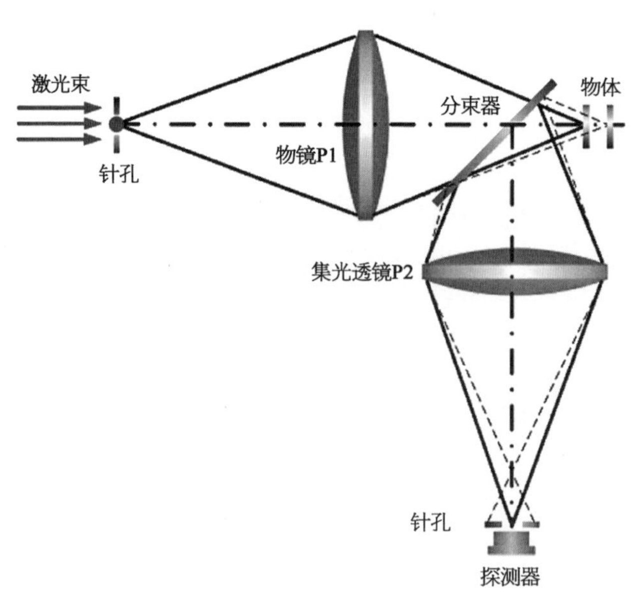

图 3-2　激光共聚焦显微镜基本原理示意

激光束经物镜 P1 在样品表面上聚焦成衍射极限的斑点，从样品上反射回来的光到达分束镜时被部分地反射，由收集透镜 P2 将其反射光聚焦在紧靠探测器前端的针孔光阑上。针孔光阑起到空间滤波的作用，有效地阻挡了来自物镜焦平面之外的杂散光。在焦平面之下的光在探测器针孔的前端聚焦，因此大部分光扩散在针孔光阑的边缘，无法到达探测器。同样，从焦平面之上的光聚焦在探测器针孔之后，因此大部分光被针孔光阑的边缘所阻挡，也无法到达探测器。然而，来自焦平面上的全部激光都聚焦在探测器针孔上，可以被探测器完全探测。与传统光学显微镜相比，它能够将焦平面以外的光过滤，这就使得共焦显微镜具有能够进行深度鉴别和层析成像的本领。传统光学显微镜的光源是自然光或者普通光源，样品上的测量点会受到相邻点的衍射光和色散光干扰，使图像边缘模糊，分辨率和对比度大大降低。激光共聚焦显微镜使用的光源是激光器，激光具有极好的相干性、方向性和单色性，在消除球差的同时能够进一步消除色差。

普通光学显微镜分辨率受光学衍射极限的限制，最高只能达到照明光波长的 0.4 倍。激光共聚焦显微镜的分辨率不仅与光波长有关，还取决于针孔的孔径与物镜数值孔径的大小。共焦显微镜纵向分辨率的大小与焦深有关，而焦深与通频带是一对满足测不准关系的共轭量。因此，其分辨率极限是其焦深，而焦深的大小正比于激发光波长，反比于数值孔径的平方。于是，通过采用大数值孔径的显微物镜作为共焦显微镜的物镜，能有效地提高共焦显微镜的纵向分辨率，可以突破普通光学显微镜的纵向分辨率极限。至于横向分辨率，能够达到普通光学显微镜的 1.4 倍，即共焦显微镜不仅具有较高的横向分辨率，还具有很高的纵向分辨率，实现了“光学切片”的目的。

不过，对于不停进行新陈代谢的活体组织，如果不能在短时间内对其成像，细胞生命活动、毛细管脉动等带来的微小位移都会给成像带来致命的影响，导致图像模糊、失真。因此，提高成像速度是解决上述矛盾的重要途径。使用基于线扫描机制的激光共聚焦显微镜，就能够对活体组织内部亚微结构进行实时成像，图 3 - 3 是带有扫描机构激光共聚焦显微镜成像原理示意图。其中一种激光共焦扫描显微镜是在计算机的控制下对样品中的不同层面进行连续逐层扫描，以获得各个层面的图像，层面之间的间距可以达到 0.1 μm 甚至更小，在图像获得后由计算机自动将这些图形重组为三维图像(类似 CT 成像，被形象地称为细胞 CT)。与普通光学照相机获得的图像比较，所得到的重组三维立体图形清晰度高、层次分明、立体感更强，通过计算机软件处理，可以从任何角度进行观察，还可以对细胞内的某个选定结构进行长度、体积的测量和计算，在分析细胞内的空间结构和某些物质在细胞内的精确定位方面具有明显的优势。

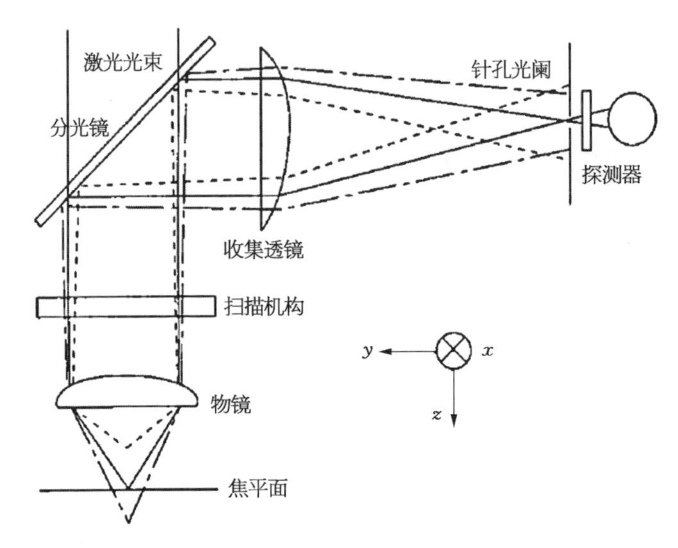

图 3-3　带有扫描机构激光共聚焦显微镜成像原理示意

现在，激光共聚焦显微镜已在医学、植物学等各个领域发挥重要作用，在医学上，角膜共聚焦显微镜的分辨率可达 1 μm，能够在未经处理的情况下对活体角膜进行细胞水平的层析探测。不仅可以在活体状态下对睑缘炎患者的眼睑蠕形螨感染进行多个毛囊的快速检测和计数，大大提升了用于确诊的阳性检出率，还可以探测计算糖尿病患者角膜基底、内皮的细胞密度与六角形细胞百分比，在眼底病变诊断上有着极大的应用潜力。在眼底细胞层析时，为计算角膜基底细胞密度，需深入至角膜基质层；还能与膜片钳技术相结合，能够在精确选择神经元类型的同时获得特定神经元电生理学指标以及形态学特性，从而对神经元结构和功能进行研究。

（二）生物组织光学成像设备

这是通过光与待测生物组织的相互作用，测量其某些光学参数指标的变化，进而反映待测生物组织性质的成像设备。这种设备可以提供生物组织较高对比度的图像，而且可以实现功能成像，同时都是内源的，不需要注入任何造影剂。从生物组织的一张直观、清晰静态或者动态图像，可以分析生物组织细胞或生物体特定区域的生物特征、状态，甚至特定分子的表达、分布等，探寻人体出现疾病的发病机理、临床表现、基因病变等；还可同时了解、获得人体相应生理学和病理学信息，这些信息对疾病诊断具有重要实践意义，也是生物学、医学研究领域以及临床诊断治疗的科学工作者、医生都希望得到的信息。目前，在医学诊断中常见的光学成像技术主要有光学相干断层成像技术、光声成像技术等。

需要补充说明的是，由于生物组织的光学不均匀性，使得它对光波具有强散射作用，这意味着通常难以获得生物组织清晰的图像。为解决这一难题，科学家经过深入研究，开发了一系列先进的光学成像技术，并成功研制出相应的光学成像仪器；同时，成像使用的光源主要是激光器，激光有良好的方向性、相干性、单色性及短持续性等特性，较容易获得质量较高的生物组织光学图像。

1. 光学成像主要优越性

传统医学成像设备有超声成像的、X 射线/放射线成像的、X 射线断层扫描(CT)的、核磁共振成像(MRI)的、正电子发射层析(PET)的等，它们仅依据生物组织某一方面的特性变化进行成像，例如 X 射线成像基于生物组织密度的变化，超声成像基于生物组织声阻抗的变化。在某些情况下组织的这些特性变化可能并不明显，以致成像效果不佳。例如在组织愈合初期，用 X 线成像设备便难以判断其愈合情况；又如某些特殊肿瘤内部，其声阻抗可能与正常组织的差异不是很大，用超声成像设备进行检测就比较困难，而且由于成像分辨率低，也很难发现早期癌变。另外，上述这些传统成像设备对人体组织也有一定的损伤作用，因为 X 射线或者 γ 射线会使生物组织内的分子和原子解离或电离，损坏细胞。所以较大的射线剂量会对人体组织造成损伤，成像时对其剂量都有严格的控制。虽然 B 型超声波检查对人体组织基本上没有损伤，但由于它是基于组织界面超声波反射成像的，无法实现层析成像，分辨率也较低，并且在检查活动的器官时分辨率还更低。所以，这些传统成像设备在临床应用上都受到一定限制。

光学成像是基于生物组织的光学特性变化进行的，如基于生物组织空间各部分的光学吸收系数、光散射系数等的光学特性参数差异进行的成像，不同生物组织其光学特性参数差别较为显著，这便使得不但成像探测精度高(分辨率可达微米量级)，而且能实现功能成像，因为生物组织的新陈代谢功能变化也会导致组织的光学特性参数发生变化，因此可以从代谢功能上区分正常组织和病变组织，这对于诊断疾病具有重要的意义。

相较于传统的医学成像设备，光学成像设备的主要优点有：① 光辐射对生物组织是非电离性的、相对安全的辐射，所以它是属于无创或微创式成像。

② 在生物医学研究上，光学成像可以提供与分子构象有关的生物化学方面的信息，能够从结构上分辨出各向异性生物体组织，如胶原质和肌肉纤维。③ 利用各种不同造影剂的光学特性，能够为对细胞成像提供较好的对比度等，表 3-1 给出了光学成像与传统成像主要特点的对比。

表 3-1 光学成像与传统成像的主要特点对比

特　点	X 射线成像	超声成像	磁共振成像	光学成像
软组织对比度	差	好	非常好	非常好
空间分辨率	非常好	好	好	好、差兼有
成像深度	非常好	好	非常好	好
功能性	无	好	非常好	非常好
非电离辐射	否	是	是	是
图像获得	快	快	慢	快
费用	便宜	便宜	昂贵	便宜

2. 成像性能参数

表征光学成像性能指标的主要参数有空间分辨率、时间分辨率、成像深度、信噪比和对比度等。

1）空间分辨率

成像设备的空间分辨率与能被可视化、被观察到的最小特征有关，更具体一点说是与两个特征之间的最小距离相关，这个最小距离使得最小特征能够被单独探测到，而不是呈现为一个更大的形状。空间分辨率可能是各向异性的，即不同空间维度上的分辨率会不同。现在，通常使用调制传递函数或点扩散函数来表征和确定成像系统的空间分辨率。

2）时间分辨率

它决定了获取单个图像的采集时间，从而也决定了成像速率。对于静态成像，其成像速率是次要的，对于动态过程成像，其成像速率必须与要观察的过程变化速率处于相同的数量级，一般是从几纳秒到几分钟或者几天不等。

3）成像深度

也称穿透深度，它是指能够有效地获取人体组织信息的最大深度。许多高分辨率成像模式通常受到成像深度的限制，因而它们的应用仅限于小尺寸样品或浅表组织。

4）信噪比

不同的成像方式基于不同的物理过程，反映的物理量也不尽相同。但是，在所有测量或记录的信号中，都会存在一定的噪声。噪声是指与人们试图接收的测量信号无关的信号，信噪比（SNR）就是噪声与信号之间的比例。在最简单的情况下，噪声可以看作是叠加在真实信号上的随机信号，由于它是随机的，平均值将为零，没有噪声水平的指示。因此，噪声水平的定量测量通常是噪声的标准差。

5）对比度

成像的图像需要具有很高的对比度，除非有足够高的信噪比，才能够区分不同的组织，特别是健康组织和病理组织，否则它在医学诊断上是没有应用价值的。图像对比度（CNR）最常见的定义为

$$C_{AB} = |S_A - S_B| \tag{3-2}$$

式中，C_{AB}为组织 A 和 B 的对比度，S_A和 S_B分别为组织 A 和 B 的成像信号。

6）灵敏度

这是指在有效信噪比（SNR）的情况下，所用成像技术能够检测到目标分子（或细胞）的最小数量或浓度，光学成像技术通常比单纯的解剖成像具有更高的灵敏度。

3. 光功能成像

依据探测方式的不同，生物光学成像有光功能成像、光层析成像（光相干层析成像、光多普勒层析成像等）、超声调制光成像、光声扫描成像、多参数光成像和光时间分辨成像等。光功能成像是实现对细胞或组织功能参数（如血氧含量、血容量、钙离子浓度等）变化的成像监测或检测。针对不同的应用场合，通常又分组织光功能成像、脑功能光成像、神经元功能成像、显微光功能成像、光神经信息成像等。光功能成像兼有超声定位的高分辨率及光学检测高灵敏度的特性。

1）基本工作原理

光束在生物组织或细胞中经历着一系列吸收和散射，对传输光束产生调制，因而从组织出射的光束便携带着与组织的光学吸收和散射相关的生化信息。其中的光学吸收主要源于生物组织体内的生色团，它包括氧合血红蛋白、脱氧血红蛋白、细胞色素氧化酶等内源性生色团以及荧光探针、染料等外源性生色团；光

学散射主要源于细胞膜电位或细胞的膨胀。

光功能成像已用于大脑活动监测、乳腺癌早期诊断、浅表肿瘤检测等。近年来，随着人类基因组计划的完成和后基因组时代的到来，以及生物分子光标记技术的发展，极大地拓展了光功能成像在临床上的应用空间。

2）近红外脑功能成像

这是在20世纪90年代才出现的新型脑功能成像技术，它采用近红外光谱方法记录大脑不同位置处的血氧与血容量参数变化，从而获得脑功能图像，人类大脑功能的成像在认知神经科学领域具有极其重要的意义。有关研究结果证实，大脑的功能活动可引起入射于脑皮层的光学特性发生改变，这一现象为脑功能活动的实时监测提供了依据和可能性，并有望揭示认知过程的生理学机理，实现认知科学研究的重大突破。氧是一切生命活动的基础，对于人脑组织也是一样。大脑活动伴随着复杂的氧代谢过程，对脑组织中血液溶氧的实时监测，可以实现对脑活动功能的窥测，从而获得大脑活动的真实信息。有关研究显示，大脑激活期间神经活动的兴奋性水平增强，局部脑组织血流、血容积以及血氧消耗量均增加，依增加的比例不同，脑血流量增加可超出血流容积达2～4倍，耗氧量仅轻微增加，而血流量增加超出了氧耗量的增加，这种差异导致脑激活功能区的静脉血氧浓度升高，脱氧血红蛋白相对减少。近红外脑功能成像技术可实现对浅表组织中各主要色团[如含氧血红蛋白（HbO_2）、去氧血红蛋白（Hb）、细胞色素氧化酶（$CytO_x$）]的相对浓度变化及血液浓度等参数的实时无损伤在体监测，通过一定的图像恢复重建，可进一步得到脑活动的近红外光图像。

4. 光层析成像

层析成像是根据投影再现物体截面图像的成像技术。光层析成像是通过探测生物组织后向光散射强度和光波相位，显示组织内部显微结构的显微成像技术。有3种基本类型，即几何光学层析成像技术、光衍射层析成像技术和光时间分辨率层析成像技术。其中的几何光学层析成像技术需要通过深度定位和横向扫描来获得生物组织的图像，一般只用单个光电探测器，随扫描光束同步移动，其横向分辨率与光束孔径角有关。在光衍射层析成像中，根据衍射图案进行计算可以重构生物组织的结构，其纵向分辨率由所用光源的谱宽决定。光时间分辨层析则是根据穿过生物组织不同路径的投影及照明光束的横向扫描来实现。这3种光层析成像技术中所用光束的孔径角决定了系统的横向分辨率。

由于几何光学层析成像技术只需要测量光的传播时间或反射光位置及其深

度，要求记录的参数较少，所以光层析成像技术大多数采用几何光学层析成像技术。根据光束在组织中传播的特性，一般可以将透过生物组织后(或经生物组织反射或漫散射)返回的光束分为 3 种类型：① 弹道光。它是未经散射的光，沿光轴传播，并很好地保持原入射光的相干性和偏振性。② 蛇行光。它是每次都是小角度散射，而且散射次数相对较少的光，它部分地保持了原入射光的相干性和偏振性。③ 漫散射光。它是经受多次散射的光，它丢失了原入射光的相干性和偏振性。由于弹道光、蛇行光和漫散射光在生物组织中的传播路径不同，因而其传播的时间也不同，弹道光最先从组织出射，蛇行光次之，而漫散射光在最后。目前的光层析成像技术主要有弱相干光层析成像技术(OCT)和光多普勒层析成像技术。

1) 弱相干光层析成像技术

这是 20 世纪 90 年代逐渐发展起来的将光、电与图像处理技术结合为一体的无接触、无损伤、非侵入性的成像技术，它能够提供具有微米分辨率和毫米穿透深度的实时二维或三维图像。到目前为止，OCT 是分辨率最高的血管内成像技术，精确度远高于任何现有的心血管成像技术，它能够提供人体内实时显微影像，被称为“人体内的组织学显微镜”。

(1) 成像工作原理

其工作原理是利用携带散射介质信息的弹道光子和蛇形光子，通过扫描获得生物组织二维或三维结构图像。根据信号的强弱，赋予不同的灰度或某种颜色，可得到生物组织的灰度图像或假彩色图像，做法与传统的超声成像技术相类似，只是在这里是以红外光波代替了超声波。当光束(相干光束)聚集入射到生物组织后，用干涉测量法可测量到组织体内部不同深度微结构在不同时间延迟的反射光；当光束在组织上扫描时，在不同的横向位置进行轴向测量，可获得生物组织的图像，图 3－4 是 OCT 系统的工作原理示意图。光源发出的光束经 2×2 光纤耦合器分为两束：一束作为参考光束射向参考臂内的平面反射镜，另一束作为测量光束射向在生物组织样品臂内的样品。参考光束被平面镜反射后与样品产生的后向散射光在光纤耦合器汇合并发生光学干涉，形成携带样品内部信息的干涉光信号，由光电探测器探测后得到样品纵向的一维结构数据；再对样品臂作横向扫描，改变其光斑位置，就可以获得样品的二维测量数据；最后，将得到的光信号转换为电信号，经过计算机进行图像处理，并根据信号的强弱，赋予相应的灰度或者相应的色彩，便得到样品的灰度或伪彩色的二维图像和三维立体结构图像，这就是所看到的 OCT 图像。

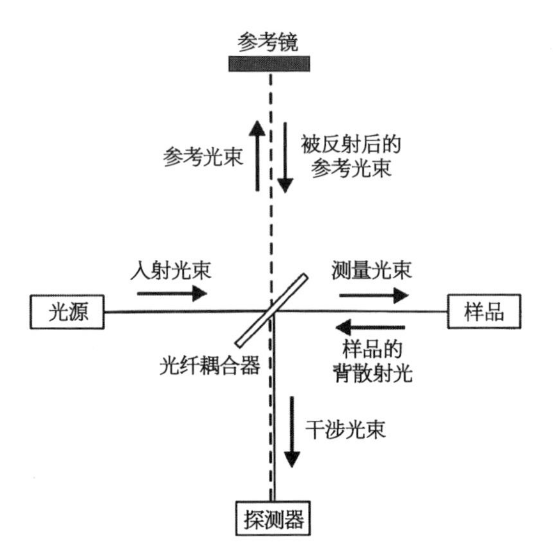

图 3-4　OCT 系统工作原理示意

(2) 主要性能

OCT 的纵向分辨率由使用的光波波长和带宽决定，光波带宽越宽，其纵向分辨率越高，意味着层析能力越强。在一般的光学相干层析成像系统中，为减少光在生物组织中的光学吸收和散射影响，使用中心波长在 700～1 500 nm 范围内的红外光，得到的纵向分辨率为 1～15 μm，横向分辨率大约为 5 μm。对活体组织探测时，使用长波长光波，其光学散射系数较小，能到达更大穿透组织深度。不过，在实际探测时需要根据具体情况选择光波长。在高光学散射组织中，得到的成像深度一般为 1～3 mm。

(ⅰ) 纵向分辨率

分辨率是 OCT 成像质量最重要的参数之一，在生物医学领域对成像系统的分辨率要求很高，纵向分辨率成为用于评价 OCT 系统性能优劣的重要参数。OCT 系统的纵向分辨率通常定义为系统光源自由空间的相干长度 L_c：

$$L_c=\lambda_0^2 2\ln 2/(\pi\Delta\lambda)$$

$$—0.44\lambda_0/\Delta\lambda \tag{3-3}$$

式中，λ_0 为光源发射的光波中心波长，$\Delta\lambda$ 为光源强度半高全宽对应的波长带宽(假设光源的频谱分布为高斯线型)。由上式可以看出，光源的发光光谱带宽越大，光源的相干长度越短，相应的 OCT 系统其纵向分辨率越高，意味着层析能力越强。不过，当光谱带宽增大到一定程度后，继续增加光源的光谱带宽会使光学器件引入的色差和色散程度显著增加，这将导致纵向分辨率下降。所以，提高 OCT 系统的纵向分辨率的同时，应该综合考虑光源光谱带宽和系统色散的匹配程度，选择合适的光源光谱带宽。目前，OCT 系统通常采用中心波长为 840 nm 和 1 300 nm 的超辐射发光二极管作为光源，得到的纵向分辨率可达 10 μm。采用 1 050 nm 扫频光源的 OCT 系统，可获得 5.3 μm 的纵向分辨率。近年来，超发光二极管的性能得到了极大的提高，通过对几个超发光二极管光源的拼接，可以实现大于 150 nm 的光谱带宽，得到的对应的纵向分辨率为 3～5 μm。

（ⅱ）横向分辨率

OCT 系统的横向分辨率与光学显微成像技术相同，由聚焦光束的衍射最小光斑尺寸决定，受制于探测光束的光斑大小，其数值为

$$\Delta x = 4f\lambda/(\pi d) \tag{3-4}$$

式中，f 是聚焦透镜的焦距，d 是在聚焦透镜上的光斑大小。最佳 OCT 系统的横向分辨率可由阿贝判据给出：

$$\Delta x = 0.61\lambda_0/NA \tag{3-5}$$

式中，NA 是聚焦透镜的数值孔径。由上式可知，可以通过选择具有较大数值孔径的显微物镜来提高 OCT 系统的横向分辨率。目前的 OCT 系统横向分辨率可达 5 μm，与纵向分辨率相当。

横向分辨率和焦深有着密切的联系，在提高横向分辨率的同时会导致焦深减小。在通常情况下，OCT 成像的聚焦条件为低数值孔径，以期得到大焦深。此外，OCT 的横向分辨率与纵向分辨率是独立的，因此，在进行光学系统设计时，可根据实际需要设计横向分辨率，而不会影响系统的纵向分辨率。

（3）成像系统

OCT 的核心技术是光干涉技术，不同的光层析相干成像系统可以配置不同的光干涉设备，其中应用最为广泛的光干涉装置是迈克耳孙干涉仪，它既可以基于空间光学元件配置搭建，又可以基于光纤配置搭建，图 3－5 是光层析成像仪的外形图片。

现在的 OCT 系统一般采用光纤光学系统，光纤结构简单、坚固耐用、又能同时接入其他医学设备，比如与导管和内窥镜结合，用来对器官内表面附近的微结构进行高清晰度成像。使用的光源是发射宽带光辐射的，即低相干光的，这种

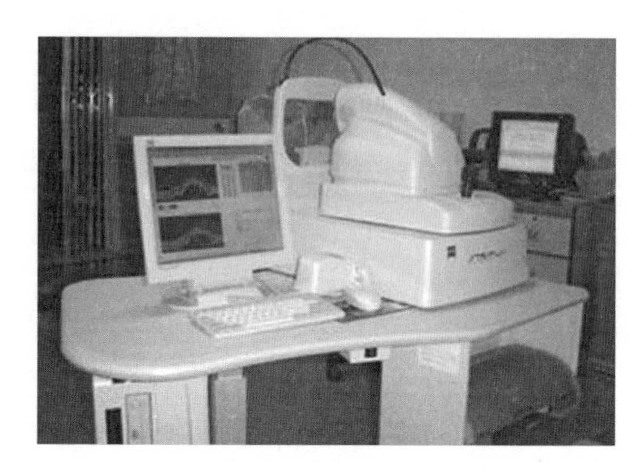

图 3-5　光层析成像仪外形

光由于其相干长度较短，在相干长度内随着参考光与信号光光程差的变化，系统得到的干涉条纹的对比度会产生较大的变化，而在相干长度之外时，因为不会发生干涉现象而得不到干涉条纹。这样一来，探测器能灵敏地检测到光程差的变化，使 OCT 系统具有较高的分辨精度。

使用的光源性能会对 OCT 工作性能产生影响，对光源发射的光辐射波长也有要求。由于人体各部位组织成分以及对成像深度的要求不同，对 OCT 系统光源发射的中心波长最佳选择取决于 OCT 的应用领域。例如，在眼科领域，组织成分主要为水，且对成像深度要求不高，为了实现对视网膜高轴向分辨率成像(1～4 μm)，主要选择输出光波长为 850 nm 和 1 060 nm 波段的光源；而在人体微血管成像以及内窥成像系统中，组织成分不同，且需要对组织有较大的穿透深度，常用的光波长是在 1 310 nm 波段。总的来说，通常是选用波长在 700～1 500 nm 的近红外光源，这是因为生物组织对近红外光的吸收和散射相对较弱，可以增加光波在生物组织的穿透深度，获得更多生物信息。

至于光源的输出光功率，考虑到生物组织的反射率通常比较低(大约只有 10^{-5}～10^{-4})，如果光源功率较小，从组织反射回来的信号微弱，后向散射光也弱，从而给信号探测带来困难。人体组织对光强有一定的耐受范围，如果光源出射的光强度过高，不但会使组织受到伤害，还会引起额外的噪声。因此，选择光源时需要合理控制光源的强度，在不损伤人体组织的前提下，使用较强的光功率，以得到更强的后向散射光信号，提高 OCT 系统的探测灵敏度和成像质量。目前 OCT 系统用得比较多的光源是中心波长为 840 nm 和 1 300 nm 的超辐射发光二极管。

按照系统的光路结构不同进行区分，OCT 系统可分为时域 OCT（TD－OCT）和频域 OCT（FD－OCT），其中频域 OCT 又可分为谱域 OCT（SD－OCT）和扫频 OCT（SS－OCT）。时域 OCT 通过参考臂光程扫描方式获取组织深度信息，成像速度受到限制；频域 OCT 通过干涉光谱的并行探测来实现深度组织信息的快速提取，成像速度因而可以显著提高，约为时域 OCT 的 50～100 倍。不过，需要注意的是，频域 OCT 必须进行信息快速采集，当采集速度过慢时组织的活动会造成干涉条纹模糊。快速成像的优势在于可以增加每幅图像的轴向扫描次数和横向像素数，提高成像质量同时可以快速采集一系列二维横断面图像以进行 OCT 三维成像。频域 OCT 中，所有成像深度范围内的后向散射光都同时参与成像，这种深度信息探测的并行性，能够从根本上解决了成像速度的提高与分辨单元信号采集时间下降之间的矛盾，实现高速成像的同时不降低图像信噪比。因此，频域 OCT 能突破时域 OCT 性能的关键是光谱仪的光谱分辨率、光谱范围以及线阵探测器的灵敏度与动态范围。现在，越来越多的商用 OCT 系统都采用频域 OCT 技术。

（ⅰ）时域 OCT

这是基于时域探测的点探测器和参考臂机械扫描为主的 OCT 系统，图 3－6 是其系统结构示意图。从光源输出的光束进入光纤，利用 50/50 比例的光纤耦合器将其分为两束，一束光进入参考臂，经过准直透镜后射向可沿光轴移动的平面反射镜，作为参考光束，利用光学延迟线带动反射镜运动，可改变参考臂光程。另一束作为探测光束，射向生物样品内，它由透镜系统聚焦在样品某一

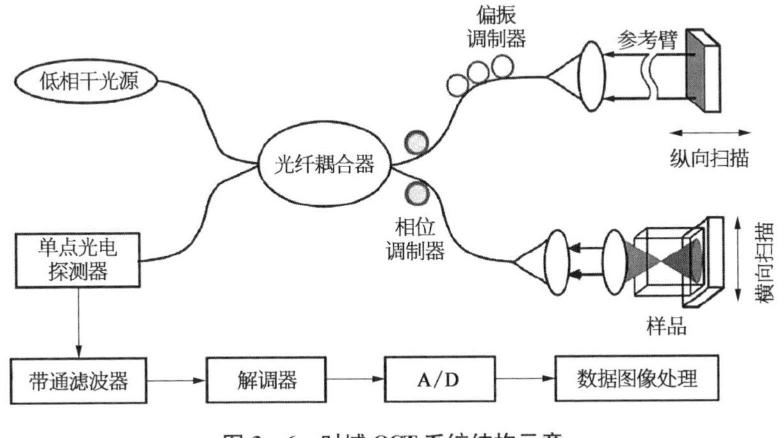

图 3－6 时域 OCT 系统结构示意

层面上，探测光束在样品不同深度上产生后向散射信号光。这束后向散射光与经平面镜反射后的参考光束在光纤耦合器中发生光学干涉，这些干涉光中既有携带生物样品组织内部信息的信号光，也有一些光噪声，需要通过前期的相位调制和后期的解调来提高信噪比。另外，还可以利用偏振调制器通过改变扭矩来调整光传播的偏振方向，以获得最强的干涉光信号。

系统使用单点探测器来接收探测干涉光信号，单点探测器的特点是每次只能获得很少(在一个相干长度左右)的干涉光信号，这就需要参考臂具有沿纵向扫描的能力，从而实现对不同深度样品的探测，再通过逐点的光信号叠加，就可以得到生物样品的一维结构特征。再通过控制生物样品臂的横向扫描，改变照射光斑位置，在空间上对生物样品进行二维扫描，就可以获得样品的断层扫描信号。探测到的干涉光信号经过放大器、带通滤波器、解调器、A/D 转换器后，利用计算机进行数字图像处理就可以重建样品内部的二维层析图像和三维立体结构图像。图像重建时的数据处理比传统的 CT 或核磁共振成像的简单。

(ⅱ) 频域 OCT

它又称为傅里叶域 OCT，该成像技术是在时域 OCT 的基础上改进而成的，系统采用宽带光源和线阵探测器。考虑到在时域 OCT 成像过程中，移动参考臂带来的机械扰动对成像实时性的影响，频域 OCT 在这方面进行了改进，去除了时域 OCT 中参考臂中的机械扫描结构，不需要对样品进行纵向扫描，采用光谱仪代替光电探测器，就能够并行获取干涉图样的光谱信息。通过对光谱信息的傅里叶变换，能得到生物样品不同深度生物组织信息，再通过对横向两个维度进行扫描，即可获得生物样品的三维图像，而无需移动参考臂就可以得到生物样品不同深度上的生物信息，这便排除了机械干扰对系统稳定性的影响，同时也获得了更快的扫描速度。随着线阵探测器和高速扫频光源的不断发展，目前的成像速度已经可以达到几十万赫兹(每秒钟的扫描次数)，甚至是几兆赫兹，信噪比也更高。

(a) 谱域 OCT

图 3－7 是谱域 OCT 工作原理示意图(图中 ΔL 是样品臂和参考臂之间的光程差)。宽带光源发出的光被分光板分成两路：一路光束射向待测生物组织上，然后被组织内部不同深度的结构反射或散射，称为样品光束或探测光束；第二路光束被一个固定的参考镜反射，其反射光称为参考光束。样品光束和参考光束之间存在由光程差决定的时间延迟，其与组织内的不同深度相对应。探测

臂中的光谱仪探测到不同光谱分量对应的、由不同的光程差所调制的干涉光信号。此干涉光信号的调制周期与样品臂回波信号的时延成反比，即不同的光程差对应不同的调制频率。将探测到的干涉光谱从波长空间映射到频率空间，然后再进行傅里叶变换，即得到与回波时延或者说不同组织深度有关的信息，并将它处理成像，这便是谱域 OCT。

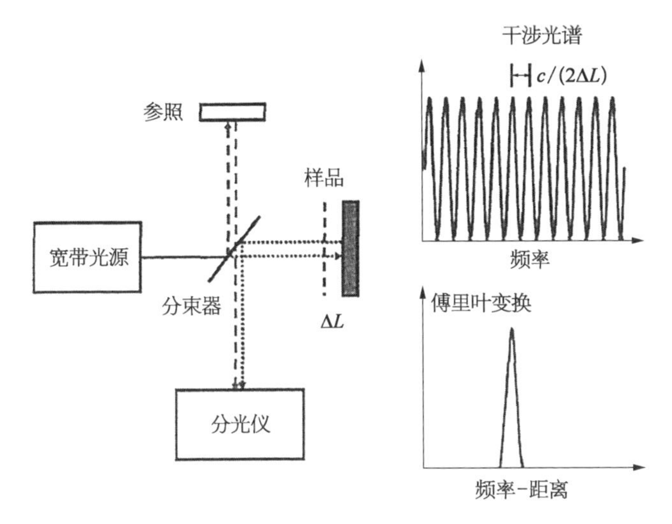

图 3-7　谱域 OCT 工作原理示意

图 3-8 是一个典型的谱域 OCT 系统结构示意图。与时域 OCT 系统的区别主要有两个方面：一个是在参考臂中取消了光学延迟线，参考镜是固定不动的；二是在探测臂不用点探测器，而是采用基于线阵的光谱仪来探测信号。探测臂中的光谱仪探测到不同光谱分量对应的、由不同的光程差所调制的干涉信号。由宽带光源发出的光通过光纤耦合器后按照一定的功率比分为两路，一路进入参考臂，另外一路进入样品臂。参考臂的光被平面镜反射沿原路返回，样品臂的后向散射光也沿原路返回，两束返回的光在光纤耦合器会聚后发生光学干涉；两臂反射信号存在的时延与样品内部的结构信息相关，且会对干涉光谱产生调制，其调制周期与样品臂回波信号的时延成反比，即获得不同的光程差对应不同的调制频率。干涉光进入光谱仪，经光谱仪的色散元件光栅分光，然后成像在线阵 CCD 上。并由光电探测器接收，最后通过对干涉光谱的傅里叶变换，得到与回波时延（或者说不同组织深度）有关的信息。之后将采集到的信号传输到计算机上，由计算机软件程序控制采集来的数据经过一系列信息处理重建，得到生物样品的 OCT 图像。

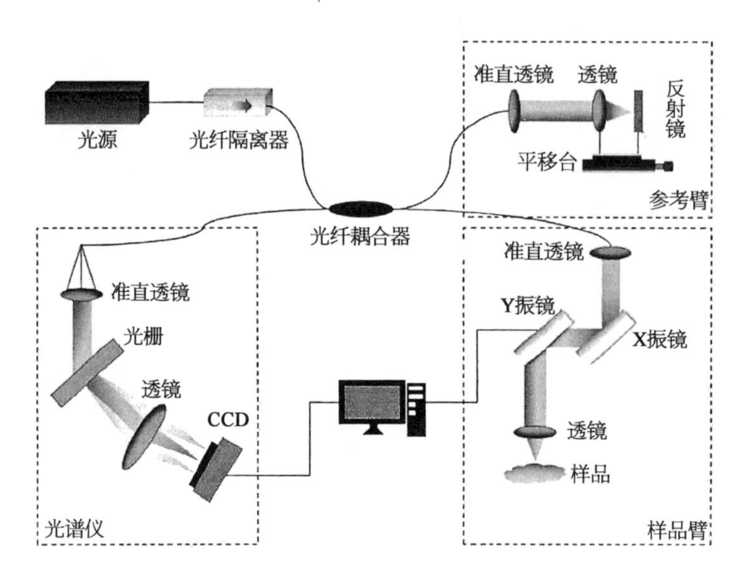

图 3-8　谱域 OCT 系统结构示意

(b) 扫频 OCT

它是一种新型的频域 OCT 系统,既有传统的频域 OCT 相对于时域 OCT 的宽动态范围、快速成像、相位稳定等特点,又有相对于传统频域系统的成像速度更快、分辨率更高等优势。图 3-9 是扫频 OCT 系统结构方框图,它与谱域 OCT 系统大同小异,因为两者都属于频域 OCT 系统,工作原理是基本一致的,与谱域 OCT 系统的主要区别在于干涉信号的获取方式,获取方式的不同也就决定了其使用的光源不同。谱域 OCT 系统用的是宽带光源,与之不同,扫频 OCT 系统用的一般是扫频光源,这种光源能够在不同的时间上发出不同的光频率。实现频率扫描光源的方式有多种,最常用的是在激光器腔内加入可调谐滤波器,光频率随时间的变化对应光束的不同时间延迟。扫频 OCT 是用探测器直接测量样品臂与参考臂的干涉光谱信号,然后用傅里叶变换完成不同深度轴向位置的散射强度与干涉光谱的对应,从而完成样品的图像重建。使用的探测器也是单点探测的,最后将光谱的信息按时间顺序进行采集,这样,扫频 OCT 系统既具备了谱域 OCT 系统快速成像的能力,又具有时域 OCT 系统因为单点探测而产生的成像分辨率较高的特点。在扫频 OCT 系统中,样品臂中的扫描方式常用的有两种,光路旋转(使用旋转振镜实现环形成像)与光路偏转(偏转振镜实现横向成像),光路偏转的扫描方式比较容易实现,而且具有扫描速度快、精度高的特点。与谱域 OCT 类似，参考臂的反射镜也是固定的，样品光束和参考光束之间存在由光程差决定的时间延迟，其与生物组织内的不同深度相对应。由于光源的频率是随时间变化的函数，在光源每个扫频周期的光谱带宽不变时，系统能够探测到的波长范围 $\Delta\lambda$（并非光源的波长范围）及系统对 $\Delta\lambda$ 的采样点数 N 可以通过改变采集卡的采样率与采样点数去调整，因此，可以灵活地实现组织成像深度的改变，得到与样品不同深度有关的信息。另一方面，部分扫频光源也可以改变扫频周期内的光谱带宽，从而影响系统的 $\Delta\lambda$，实现探测量程的改变。

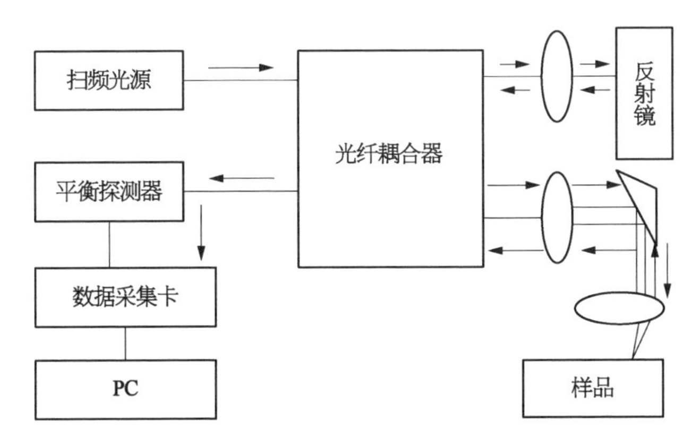

图 3-9　扫频 OCT 系统结构

其次，扫频 OCT 通过光源的设计来提升扫频速度，能够获得很高的成像速度。与谱域 OCT 类似，扫频 OCT 在一个扫频周期内得到了所有成像深度范围内的信息，极大地提高了系统测量灵敏度。谱域 OCT 受限于光谱仪的设计，在采集单个波长信号时，会受到光学衍射极限以及相机阵元对区域积分探测的影响，其系统灵敏度会随着成像深度的增加而发生衰减。在扫频中，其灵敏度衰减则主要与光源本身的瞬时谱宽（线宽）有关，光源瞬时出射的光谱带越窄，瞬时相干性越好，灵敏度随着深度衰减也相对越小。目前眼科成像中，通过合理的激光器设计，扫频 OCT 的灵敏度能够在 10～50 mm 的成像深度范围内做到衰减极低，相应地得到更大的纵向成像范围。

（4）在生物医学应用举例

在临床医学中，OCT 已经在眼科、心血管科、口腔科、骨科、皮肤科、肿瘤等的诊断中获得了广泛应用，还能对皮层血管的血流进行三维高分辨率成像，用于引导外科显微手术。

OCT 技术的发展和在眼科医学的成功应用，使黄斑病变、玻璃体病变和青光眼等眼部疾病可以得到早期确诊，图 3-10 是使用 OCT 技术对青光眼黄斑血管的密度及毛细血管灌注情况进行检测得到的照片。

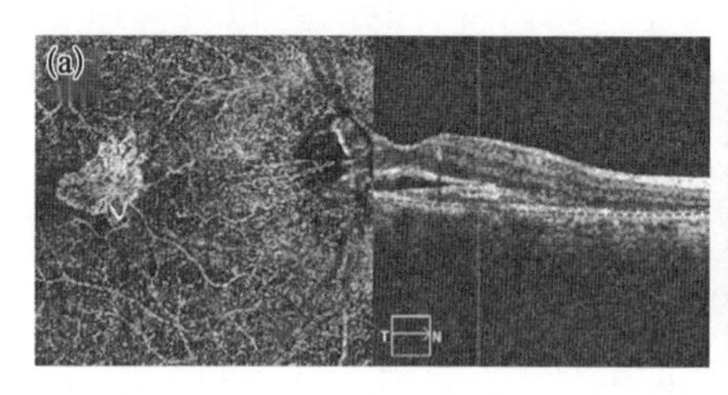
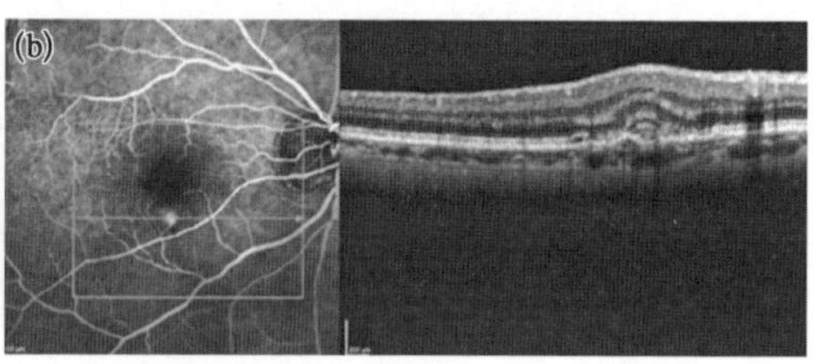

图 3-10 OCT 给青光眼黄斑血管检测得到的照片
(a) 脉络膜新生血管的 OCT 血管造影照片；(b) 在发生黄斑病变时的脉络膜新生血管的 OCT 照片

目前，全球每年有数百万人死于心血管疾病，而尽早发现易形成粥样硬化的斑块是避免发生心肌梗死的有效途径。血管内超声成像技术是过去常用的斑块病变成像手段，但其分辨率较低，现在 OCT 技术已成为研究心血管疾病最有效的工具，利用它可以实现对血管内部的高分辨率成像和对生物组织结构信息的获取，并可对动脉粥样硬化斑块进行分类。

在肿瘤检测上，OCT 能够对离体的肿瘤细胞迁移和侵袭进行层析成像，观测由肿瘤细胞侵袭引起细胞团簇位置的动态变化以及基质的形态变化，即能够进行肿瘤细胞检测。此外，OCT 也常见于经皮冠状动脉介入的临床治疗诊断，用于监测和随访；尤其常见于冠状动脉支架的植入手术，可以辅助手术以保证所有支架的支柱与血管壁完全贴合，还可以长期随访检查愈合过程中支架的状态。图 3-11 是利用 OCT 对闭塞性动脉疾病支架置入进行诊断结果的图片。

2) *光多普勒层析成像*

这是将多普勒技术与 OCT 成像技术有机结合的成像技术，简称多普勒 OCT，它能够对高光学散射生物组织实现高分辨的组织结构和血流动力学的同步成像，利用这种成像技术不仅可以对生物组织结构成像，还可以利用多普勒频移对血管内的血液流速进行测量。很多疾病都与血流有着一定的关联，因此，无损伤地在人体内测量血液流动速度，在生物医学研究和临床诊断上有着重要的应用价值。由于多普勒 OCT 采用光波探测，光波频率比超声波频率高得多，因此，它的分辨率要比超声多普勒检查仪高约一个数量级，可以探测到组织表面以

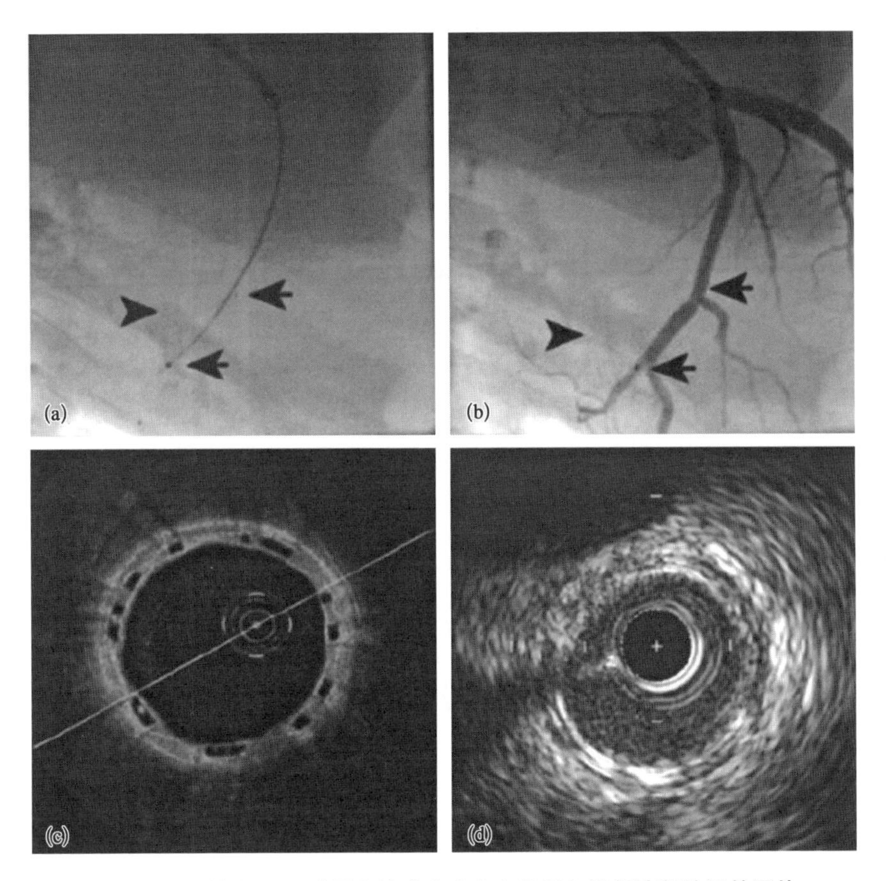

图 3-11 利用 OCT 对闭塞性动脉疾病支架置入进行诊断结果的图片

(a) 在右侧冠状动脉内植入支架的血管造影；(b) 在右侧冠状动脉内植入的支架起作用后的血管造影；(c) 植入支架的血管的断面 OCT 照片[由于聚合物支架不反射光，因此呈现为清晰的(黑色)菱形]；(d) 植入支架的血管内超声照片(支架呈现为沿动脉壁周向分布的亮斑)

下 1 mm 左右位置、直径 10 μm 大小的血管。同样的，由于使用的工作波长不同，多普勒 OCT 测量血液流速的分辨率也高于超声多普勒检查仪，大约高两个数量级，空间分辨率高出一个数量级，可以探测到细微血管中的微小流量。

(1) 工作原理

工作原理是通过提取探测信号的多普勒频移来获取生物样品内的血液流速信息。多普勒效应是以奥地利的物理学家和数学家多普勒命名的效应，他在 1842 年首先发现并解释了声学上火车汽笛声在经过观察者时声调的变化。在光学上，多普勒效应也同样适用，当接收器与光源做相对运动时，也将引起接收到的光波频率变化。假定光源发射的光波频率是 f，当接收器与光源间的相对

速度为 u 时，接收到的光波频率为

$$f_D = f(1-u^2/c^2)^{1/2}/(1+u\cos\theta/c) \tag{3-6}$$

式中，$u\cos\theta$ 是相对运动速度在光源与探测器连线方向上的投影值。当相对运动发生在探测器和光源的连线上时，这时的多普勒效应称为纵向多普勒效应，上式可简化为

$$f_D = f(1-u/c) \tag{3-7}$$

当光源和探测器是做相向运动时，速度 u 取负值，接收到的光波频率升高；当它们是背离运动时，u 取正值，接收到的光波频率降低。当相对运动发生在探测器和光源连线的垂直方向上时，$\cos\theta=0$，这时的多普勒效应称为横向多普勒效应，在同样的相对运动速度下，横向频移比纵向频移小得多。

使用 OCT 多普勒成像测量微粒运动速度时，探测臂的光纤头可以同时作为光源的出射端和光探测器的入射端。首先是光纤头将光束射向微粒(如血液中的细胞)，此时微粒接收到的光频率是 f_1，然后，微粒把该光波反射回光纤头探测器，这时探测器接收到的光频率是 f_2得到的多普勒频率变化值 Δf 为

$$\Delta f = f_2 - f_1 = 2fu\cos\theta/c/n \tag{3-8}$$

式中，n 是微粒所在生物环境的折射率。由测量得到的多普勒频率变化值 Δf，可以获得微粒的运动速度 u：

$$u = c\Delta f/(2nf\cos\theta) = \lambda_0\Delta f/(2n\cos\theta) \tag{3-9}$$

式中，λ_0是光源在真空中的波长。在 OCT 多普勒成像中测量的就是多普勒频移 Δf，所以，为了得到生物体中微粒的运动速度 u，还需要知道微粒运动速度与探头探测方向的夹角 θ。但是，在测量人体组织血液流速时，由于血管埋藏在软组织中，血液流动速度与探头探测方向的夹角无法准确确定，并且得到的是血细胞等微粒的速度，要计算血流速度还需要知道微粒运动速度与血流速度之间的关系。当样品中一个运动粒子的散射光和参考光发生干涉时，在干涉信号中就会产生多普勒频移。基于这一点，OCT 多普勒成像利用从样品臂和参考臂上返回的光波相互干涉产生的干涉信号，使用一定算法从中提取出样品臂上运动微粒产生的多普勒频移，再由它获得血流速度信息。前面介绍的时域 OCT 系统可以直接获取多普勒频移，只需要在软件上通过特殊算法处理系统中的光电探测

器所得到的信号。常用的算法有两种：短时傅里叶变换法和希尔伯特变换法，前者的思路是使用短时傅里叶变换来计算时域信号的功率谱变化，进一步得到样品中微粒产生的多普勒频移。希尔伯特变换可以用于解调信号并得到重建结构图像所需要的振幅信息；同时，希尔伯特变换也可以获取到信号的相位信息，通过计算可以得到样品中微粒的多普勒频移。

（2）成像系统结构

多普勒 OCT 的光学系统和前面介绍的 OCT 系统是类似的，不同的地方，一是探测臂的探测头可以同时作为光源的出射端和光探测器的入射端。二是在信号处理过程上，处理多普勒信号的方法有频域和时域两种方法，在时域方法中，参考臂的光学延迟线实施轴向扫描，通常利用功率谱分析或者相位分辨的算法来计算多普勒频移；在频域方法中，参考镜固定不动，频域干涉信号是通过探测臂的光谱仪或者扫频光源来得到的，时域干涉信号可以通过对频域信号的傅里叶变换得到。

图 3－12 是多普勒 OCT 系统结构示意图。从光源 SLD 出射的低相干光经过耦合器后分别进入参考臂和测量臂，在测量臂的探测头可以同时作为光源的出射端和光探测器的入射端。进入测量臂的光经扫描物镜会聚在生物样品上，通过调节扫描头的位置，使得聚焦点在生物样品上。返回到扫描物镜的散射光波，与参考臂上的返回光波发生干涉，探测该干涉信号，并再利用计算机进行算法处理，便可以获得由于生物组织内光学散射体的运动而产生的多普勒频移，从而可以确定其运动速度，同时也可以描绘出生物组织内散射体的运动速度具体分布。常用的算法有两种，即短时傅里叶变换法和希尔伯特变换法。

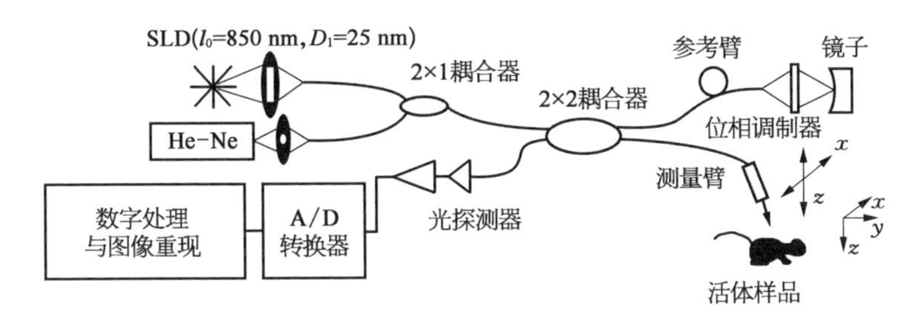

图 3－12　多普勒 OCT 系统结构示意

（3）生物医学领域应用举例

由于多普勒 OCT 的高空间分辨和高速度分辨的独特优点，在生物医学研究和临床医学上获得了广泛应用。在皮肤科方面，病变牛皮癣、湿疹、硬皮病、畸形鲜红斑痣、血管瘤、毛细管扩张以及损伤、烧伤、创伤等，都会给表皮的血管丛产生显著的改变。在这种情况下，如果指定部位的血流和结构特征能够被探测出来，这对临床医生来说是极具参考价值的。在眼科方面，很多眼科疾病都会引起眼部血流变化，包括糖尿病的视网膜病变、低压青光眼、前房缺血性神经炎等。对于糖尿病的视网膜病变，其视网膜的血流速度会减慢，正常的自动调节能力也会减弱；对于青光眼患者来说，其眼部的血液流体动力学性能会发生改变，伴随着血流速度的减慢，视觉功能严重衰退。因此，同时对组织的结构和血流信息进行成像，尤其是对血液微循环的三维显示，可以为眼科疾病的早期诊断、病情监控和药物疗效评价起到重要作用。图 3－13 是人眼睛视网膜的三维多普勒 OCT 照片。

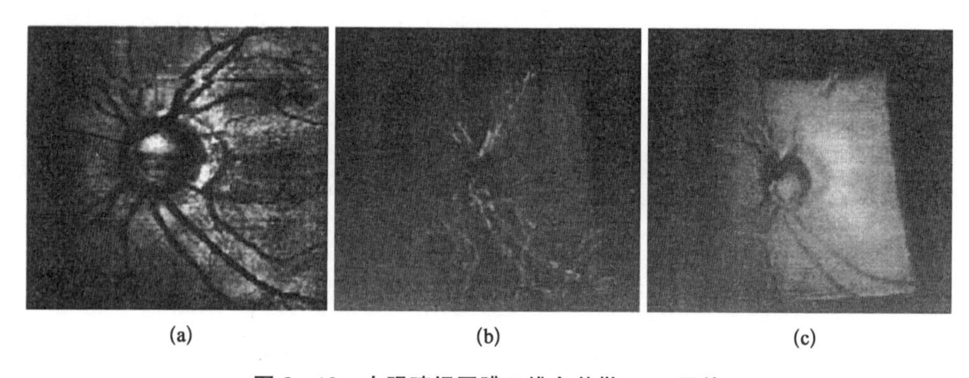

图 3－13　人眼睛视网膜三维多普勒 OCT 照片

(a) 三维组织/血管结合；(b) 三维血管分布；(c) 三维血管分布

肿瘤和血栓等许多疾病都与生物组织血管的微循环有着密切的关系，有鉴于此，在传统光学多普勒层析成像基础上，又逐渐发展了一种专门针对微血管的 OCT 微血管造影技术。这种技术结合了 OCT 技术的三维成像优势和动态散射技术的运动识别特点，是一种可以对血管网络进行分割的可视化的光学多普勒层析成像技术，能够在很大程度上满足临床医学需求的三维血管网络的实时成像。同时，这种技术能够把动态的血流信号与静态的生物组织信号分开，从而可以对血流进行成像和量化分析，进而可以对血管的直径、血管的网络分布，以及血流量情况进行动态监控。这种技术由于具有毛细血管水平的分辨率，同时借助传统 OCT 可实现非接触、无损伤检测，在视网膜、眼脉络膜和眼结膜等眼部、皮肤以及肿瘤等组织成像分析中都得到了广泛的应用，既可以获取高分辨的血管照片，又可以得到一些血管相关的量化信息，为相应疾病的早期诊断、病理分析和治疗效果评估等提供依据。

5. 超声调制光场成像

这是利用超声波对组织内的散射光进行调制（标记），经过超声扫描的数据分析和重建得到生物组织光学和超声响应的图像，即它是一种结合超声成像技术的光学成像技术，属于声-光相互作用成像的一个分支。这种成像技术与光声成像技术（下面将介绍）一样，克服了单纯光学成像的空间分辨率低以及传统超声成像的图像反差不好的缺点，而充分利用了两者的优势，即兼有光学成像特有的成像对比度高的特点和超声成像分辨率高的优点。成像深度可达 5 cm，空间分辨率由超声波决定，最高可达几十微米；对比度则由光学系统提供。

1）工作原理

生物组织是强光学散射介质，当入射光进入组织后一部分沿原来的传播路径直接透射出组织，大部分在组织内多次散射后射出组织。当给生物组织加上超声场后，生物组织的光场性质也随之发生变化，光波垂直经过超声聚焦区时将受到超声波的调制（见图 3－14），被超声波调制的光波随背景光一起被组织散射、透射或反射，出射光中包含的调制光经过数据分析重建，并进行成像，这就是超声调制光学成像技术。给生物组织施加的超声波在整个成像过程中，对光信号起调制和定位的双重作用。

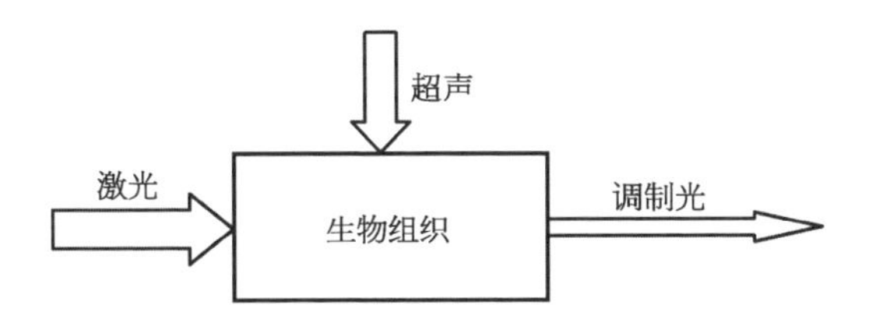

图 3－14　超声调制激光原理示意

超声调制光信号特性与超声波强度、入射光强、组织厚度及其声光特性等都有关系。样品组织的光学散射系数增大，透射光和调制光强度都呈指数下降，相应的调制深度也下降；组织的光学吸收系数增大，透射光强和调制信号光强都呈指数衰减，调制深度增大。这预示着，光在受超声波作用的组织中传播的调制深度能反映超声波焦区组织的光散射系数和吸收系数，而且两者具有较好的线性关系，其中吸收系数对调制信号的影响更为显著。此外，在超声波作用区，光信号调制深度基本不受超声调制区域外组织的光学特性的影响,因此,调制深度在数据处理过程中可作为成像图像重构的特征物理量。

2) 成像系统

图 3-15 是成像系统结构方框图,基本上可分为 3 大部分: 光源(激光器)、聚焦超声系统和信号检测处理系统。

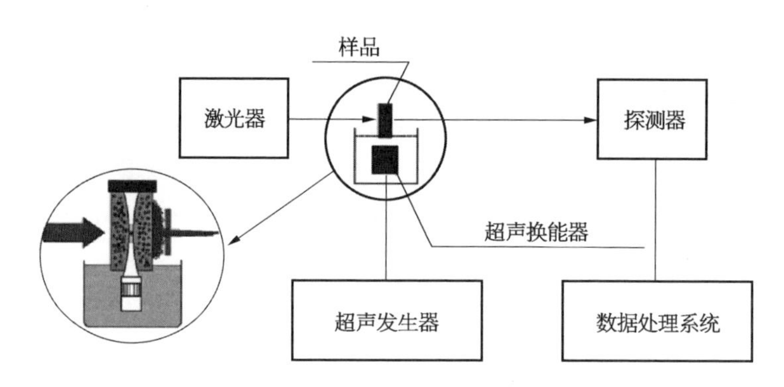

图 3-15 超声调制光成像系统结构

(1) 激光器

一般采用连续波红外或近红外的激光器,这个波段的光波位于生物组织的"透射窗口",光波穿透组织的能力较强。光波的焦点与超声波聚集区相重合,通过只收集焦点处的调制光信号,减少收集非超声波聚集区的未调制光信号,可以大大地提高信噪比,使成像深度增加,当采用高功率长脉冲激光时,成像深度可高至 3~6 cm。

(2) 超声系统

该系统中的超声波可采用连续超声波,但更多的是采用脉冲超声波。在超声波聚集处的声功率密度不能太高,需要保持在生物组织的损伤阈值之下。超声频率常采用 1~15 MHz,对应的聚集区宽度一般为毫米量级。聚集区宽度决定着成像的横向空间分辨率,一般是超声波频率越高,聚集程度越高,相应的横向空间分辨率也就越高,但对调制光信号的检测难度也加大,对光学聚焦系统的技术要求也更高。因此,实际应用中需根据超声波和弱光信号检测技术水平,做折中考虑选择。

(3) 光信号检测处理系统

它包括探测系统和数据处理系统。通常采用的探测器主要有光电倍增管

PMT 和多个探测通道的 CCD。超声调制信号的振幅随探测通道个数的增加线性增大，而噪声的增长相对慢得多，因此，使用 CCD 探测器的信噪比更高。

6. **光声层析成像**

这是用光激发生物组织产生的超声波为信息载体的新型成像技术。一方面，它集合了超声成像技术的大深度、高分辨特点，同时又具备光学成像技术的高对比度特性，能将高分辨率光学成像深度大大推进到几个厘米的范围，可以实现从生物细胞器到生物组织乃至器官的多尺度成像。另一方面，它也保留了光学光谱成像技术的优势，可以通过多光谱实现重要的功能成像，因此在生命科学和临床医学中获得了广泛应用。在诸如皮肤癌、烧伤、葡萄酒色斑等疾病的诊断和影像导引治疗时，皮肤虽然平均厚度只有 1 mm 左右，但皮肤对光的强散射使得传统光学显微镜在皮肤病诊断上的作用非常有限，而纯超声波成像对疾病组织的对比度又不高，因此，皮肤科医生更多的是依靠经验而不是影像结果进行诊断。光声扫描成像技术可以对皮肤内和皮下的很多病变组织（如黑色素瘤、血管增生相关）进行高分辨率无创伤成像，为皮肤科医生提供了很好的诊断手段。

1）成像原理

如图 3－16 所示，当样品被脉冲激光照射后激发产生超声波，即光声信号，用超声换能器探测该信号并通过重建成像。

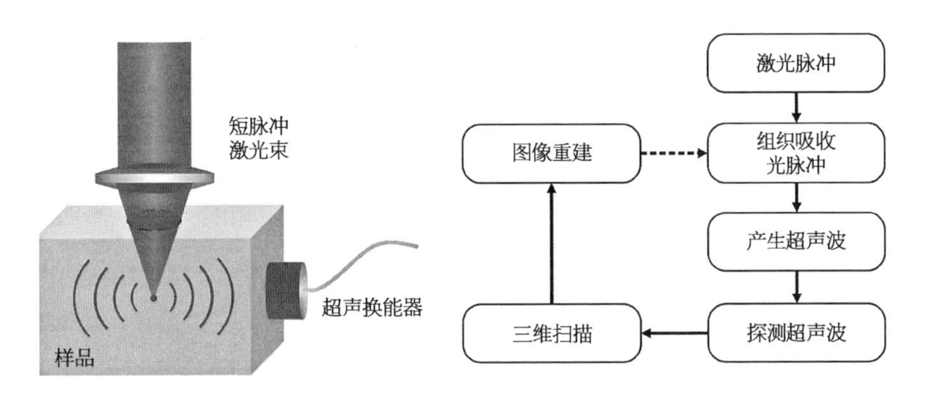

图 3－16　光声层析成像工作原理

（1）光声信号产生

有多种物理机制可引起光激发生物组织产生超声波效应，目前在光声成像领域中所应用的是热弹性膨胀机制。一束短脉冲（脉冲宽度～10 ns）激光经过光学元件汇聚照射到生物组织上，生物组织吸收了光能量转换成热能，快速升温膨胀从而产生超声波，并往组织外围传播，其频谱范围大致在 100 kHz～100 MHz。当激光脉冲停止照射之后，组织会恢复原样，不会对组织造成损伤。位于组织表面的超声波探测器接收到这些外来的光声信号，对其进行图像重建后就得到组织的光声图像。采用某种层析方式，可以得到组织内不同区域的信息，实现生物组织的光声层析成像。一般来说，使用的脉冲激光其脉冲宽度在满足下面条件时，光声信号可以得到充分有效的激发：一是激光脉冲的时间宽度需要比生物组织的热传导时间短，以保证生物组织吸收激光能量后产生的热膨胀是个绝热过程。二是激光脉冲宽度需要比应变在热膨胀区域传播所需的时间短，以保证超声波迅速地建立。因此，光声成像中大多数使用的是脉宽为纳秒量级的激光器。

(2) 光声信号传输过程

产生的超声波由组织中向外传播过程中，其声学性质的各向异性、声波强度衰减等因素，会影响光声信号的飞行时间、脉冲宽度等，从而影响成像质量。

(ⅰ) 声学性质的各向异性

在重建图像中，组织中的声波速度用于确定吸收体的具体位置。目前绝大多数的工作都假设生物组织中的声速为 1.5 mm/μs，而且是各向同性的。但实际上，不同组织或组织中不同位置的声速具有一定的差异，大约是 10%。所以，基于对声速前面的那种假定可能导致重建所得的图像不能确切地反映组织真实的结构分布。因此，有必要确定所探测生物组织的真实声速，做法目前有几种：① 把超声传播过程的经验公式代入光声波动方程，通过迭代的方法得到生物组织中声速的分布。② 采用双环换能器探测光声信号，获得生物组织的声速的分布。③ 通过与传统的超声波阵列结合，同时获得光声和超声的图像，从而实现两种成像模式相结合的复合成像技术。

(ⅱ) 声波衰减

由于生物组织的吸收和散射，宽谱特性的光声信号强度在传播过程中会衰减。在生物组织中，光声信号中的高频率超声波这部分衰减的速度比低频率超声波的要快得多。而光声信号中高频部分的损耗不仅会扩大光声信号脉冲的边缘特征，降低图像分辨率，而且还会减小光声信号脉冲的幅值，从而降低生物组织成像的深度和图像的对比度。为解决这个问题，科学家开发了针对光声信号中不同频率成分进行衰减矫正信号的处理方法，增强光声信号的高频成分，突出了生物组织的边界特征，从而提高成像的分辨率。

(3) 光声信号探测

利用脉冲激光在生物组织激发产生的光声信号,可以使用超声换能器对该信号进行探测。常用的超声换能器工作原理有压电探测法和光学干涉法,其中利用压电材料检测的方法更为成熟,也是目前超声成像常用的。当在换能器的压电晶片两端施加一定的电压后,由于逆压电效应,会产生垂直于晶片方向的压缩形变。当电压小时,晶片会在短时间内(小于微秒)反弹,进而产生一个机械波脉冲(超声波脉冲);同样的,当晶片受到入射的超声波压缩后会在其表面产生电压。这两个过程能够通过同一片晶体进行,这样,一个压电晶片既可以作为超声波脉冲的发生器,又可以当作其接收器。

由光声效应产生的超声波具有较宽的频谱(生物组织具有不同尺寸的光学吸收分子团,从而激发不同频率的超声谱),所以,对超声换能器的选择需要考虑几个因素:

(A) 带宽和中心频率。这两个参数将直接影响到光声成像中可以检测到组织结构的分辨率和尺寸。一般来说,为了能够检测到微米尺寸粒子产生的光声信号,超声换能器的中心频率和带宽需要在几兆到几十兆赫兹的数量级,但在生物组织中传播的超声波会经受与超声频率相关的衰减(大约为 0.5 dB·MHz/cm),因此,与浅层组织成像相比,深层成像涉及更窄的带宽和更低的频率。

(B) 灵敏度。探测器能检测到的最小声压值称为探测器的最小灵敏度。通常需要选择灵敏度尽量高的超声换能器,需要的传感器灵敏度大致在帕(Pa)或亚帕(sub - Pa)范围。

(C) 尺寸。探测器尺寸作为超声换能器的关键参数,这也是光学声压探测器发展的主要驱动力。压电换能器的小型化受到两个关键因素的限制,首先,减小压电换能器的尺寸必然会使得接收信号的面积减小,这会导致采集灵敏度降低。其次,基于压电元件的超声换能器除了压电晶体之外,还包括了匹配层以及较为复杂的连接电路,特别是阵列传感器中的电路,更为复杂。

(D) 探头孔径。探头孔径或者说是接收孔径,在光声成像中也是一个关键的因素。它指的是探测器能探测到信号的角度范围,一般是以最大信号角度(零角度)和信号衰减 6 dB 所形成的夹角。在光声层析成像中,大孔径和良好的角度相关频响特性,对准确的图像重建和定量测量至关重要。传统的线性超声换能器阵列,带宽和接收角度相对较小,只能捕获组织中产生的部分光声信号,导致图像发生畸变,成像的质量下降。

(4) 层析技术分类

主要有扫描层析术和计算机层析术，并分别称扫描层析光声成像技术和计算机层析光声成像技术。

(ⅰ) 扫描层析术

利用聚焦换能器探测光声信号，由于聚焦换能器只能接收到处于超声波聚集区沿轴向传播的光声信号，所以，从换能器上得到的一维时间分辨，可以反推出组织在该方向上的一维光学吸收分布，组合横向扫描得到的多个纵向一维信号，便可成为一张断面二维图像。所以，使用聚焦换能器时，图像的横向分辨率取决于换能器的焦斑大小，纵向分辨率则由光声信号的频率范围和超声换能器响应时间特性决定。

(ⅱ) 计算机层析术

利用激光均匀照射整个生物组织，并用非聚焦的小孔径换能器接收来自全空间的所有光声信号，最终反演得到整个组织的光吸收系数分布，所以它实际上是一个求解逆问题的过程：通过在组织表面多个位置探测到的光声信号反演组织中的光吸收系数分布，因此，该技术的一个核心内容是图像重建算法，目前主要的重建算法有：① 代数重建算法。它可以在有限的数据采集角度下，较好地提高图像的对比度和分辨率，还可以有效地克服滤波反投影算法对数据采集角度的高要求，其主要缺点是运算的速度比较慢。② 有限元或有限差分算法，它是利用有限元或有限差分的方法迭代求解光声波动方程。该方法的优势是准确性高、对吸收体的形状没有要求、能够求解波动方程中声速的各向异性等。主要不足的地方是，有限差分或有限元的方法对空间网格和时间分辨等有一定要求，导致其计算速度不够快。③ K 空间算法。利用 K 空间模型求解光声波动方程。与有限元或有限差分方法比较，该算法可以降低对求解过程中对空间网格和时间步长的要求，从而可以提高计算效率，被认为是一种有发展潜力的光声图像重建算法。

2) 主要性能

由于光声成像是通过检测光声信号、并结合了光学成像技术和超声成像技术各自特点的成像技术，因此，它具有与超声成像技术相当的成像深度和空间分辨率性能。一些生物组织功能(如血红蛋白浓度、血红蛋白氧饱和度等)对光的吸收敏感性高，对于这些生物组织成像，光声成像技术同光学成像技术一样，具有较高的成像对比度，并且还能够提供人体的生理结构以及生物体的功能信息，它们是一些声学方法难以获得的生物组织功能信息。对于光学成像技术来说，对于从紫外波段到近红外波段的光波，生物组织均属于强光学散射介质，光波在其中传播的平均自由程只有大约 1 mm，超过这个深度时，强烈的光学散射效应干扰了光波的传播路径，使其无法有效地聚焦。因此，光学成像技术通常只能提供生物组织表层大约 1 mm 深度以内的高质量图像，获取组织深处的高分辨率图像仍然是光学成像技术所要面临的一个巨大挑战；而声学成像技术与之正好相反，声波是一种机械波，生物组织特别是软组织是声波传播的优良介质。声波在组织中传播的散射强度要比光波小 2～3 个数量级，因此，声波可以有效地被聚焦于组织深处，并获得具有较高空间分辨率的图像。声学成像技术的成像参数是组织的力学参数，比如 B 超成像技术是根据生物组织声阻抗差异实现超声回波重构图像，反映的是生物组织的相对硬度信息。然而，在软组织中，这些力学参数的差异以及它们与生物组织功能的关联往往并不显著，因此，声学成像技术往往成像对比度不高，并且难以有效地反映生物组织的功能特性。

由于光声成像技术是通过检测光声信号来成像的，基于光声效应激发的光声信号其强度和相位主要取决于生物组织中的光学吸收特性及其分布，所以，光声成像技术也像光学成像技术那样，具有成像对比度高、对生物组织功能特性敏感的性能。此外，光声成像过程中，作为光学吸收的载体不是光学信号而是光声信号，而光声信号的本质是超声波，其在生物组织中同样具有低散射、低耗散的性能，因此，光声成像技术同时也具备了与声学成像技术相当的成像深度和空间分辨率。表 3－2 列出了光声成像技术与目前常用的声学成像技术、光学成像技术的性能比较。

表 3－2　光声成像技术与常见光学和声场成像技术的性能比较

成像方法	超声工作频率/Hz	成像参数	成像深度/mm	轴向分辨率/μm	侧向分辨率/μm
光声显微镜	50 M	光学吸收	3	15	45
光声断层成像	5 M	光学吸收	50	300	300
共聚焦显微镜		荧光	0.2	3～20	0.3～3
双光子显微镜		荧光	0.5～1.0	1～10	0.3～3
光学相干断层成像	50 T	光学散射	1～2	0.5～10	1～10
扫描激光声显微镜	300 M	超声散射	1～2	20	20
超声显微镜	50 M	超声散射	20	20～100	80～160
B 超成像	5 M	超声散射	60	300	300

3）生物医学应用举例

光声信号既与生物组织的光学特性有关，也与生物组织的声学性质有关，因此，光声成像能为医学诊断提供更丰富的、有价值的信息，能够提供生物系统的解剖、功能、代谢、分子、基因等多维度的丰富信息，比如DNA/RNA形态异常、血氧以及动脉静脉的空间分布、体内积水和油脂聚积、组织微结构特性等。由于细胞核形态的异常往往意味着癌症细胞中DNA复制存在障碍，利用光声成像技术能够获得细胞核的影像（见图3－17），这为癌症组织的早期诊断提供了有价值的信息。癌是严重危害人类健康的高死亡率疾病，虽然医学诊断技术的不断发展已经显著地改善了癌症的探测方法，但目前的探测技术主要是针对临床表现已比较明显的癌进行诊断，基本上不能探测小的癌病变。在大多数情况下，通过目前的方法探测到的癌病变至少已长成接近1 cm的直径，癌的自然发展过程已经过了三分之二。因此，在癌病变发展到致命程度之前，只给人们留下了一个很小的探测机会。基于组织光学吸收的光声成像技术可为此提供有效的解决方法，快速生长的恶性肿瘤通常需要更多的血液供应，伴随更多的微血管增生，血管中的血色素使得病变组织对激光的光学吸收显著增强。所以癌组织与正常组织的光学吸收对比度很高。采用合适波长的激光对病变区和其周围组织进行照射时，病变部位对激光的吸收将明显高于周围正常部位，病变区的光声信号强度也将远高于正常组织，因此，基于光吸收的光声成像可以为癌检测提供高对比

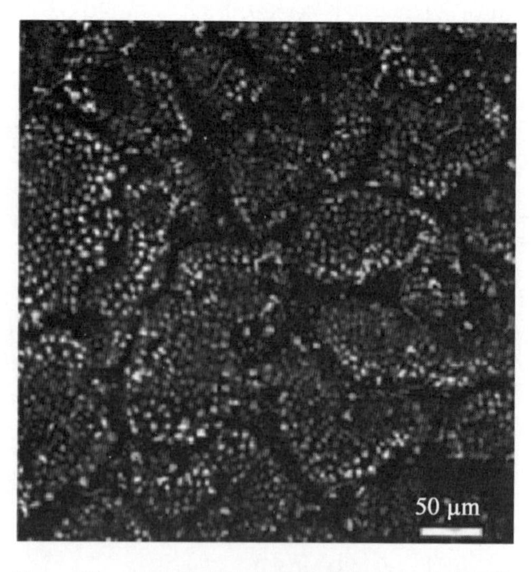

图3－17　利用光声成像设备获得的细胞核影像

度的图像。

利用光声成像检查乳腺癌较超声成像有更好的对比度，且不受组织致密性影响，具有高灵敏度、非电离等优点，并能区分乳腺癌与囊肿性疾病。利用平行板乳腺癌光声成像系统能够探测到深度为 1.5 cm、直径为 1.6 cm 的渗透性导管瘤。在原发肿瘤淋巴结转移的检测上，光声成像能够在体外对一定厚度组织下的前哨淋巴结进行无损定位，层析成像效果明显。在血管成像、血红蛋白及血氧饱和度测量方面，采用外径 1.25 mm 的光声/超声成像导管，搭建的血管内光声成像系统获得了冠状动脉的离体图像。血管中由于氧合血红蛋白和脱氧血红蛋白在不同光波波段的光吸收系数不同，且线性无关，因此，利用双波长对成像区域进行成像，不仅可以得到该区域血红蛋白的总含量，还可以分别计算出氧合血红蛋白和脱氧血红蛋白的相对含量，从而获得含氧量以及静脉血管、动脉血管的分布图像。此外，目前光声成像也被广泛地应用于脑部和关节的结构成像，脑部的新陈代谢分析。

4）光声成像系统类型

目前，根据光声成像的系统结构、分辨率和成像深度的不同，在发展过程中逐渐细化为几种类型：光声计算层析成像技术（PACT）、光声显微成像技术（PAM）和光声内窥成像技术（PAE），表 3 - 3 列出了这几种成像系统的性能和成像方式。其中 PAM 的空间分辨率为 2～150 μm，成像深度在毫米量级；PAE 和 PAM 的相同点在于都能实现在毫米量级的探测深度以及获得微米级的空间分辨率，而 PAE 在生物组织中可达到更大探测深度；PACT 是早期的光声层析成像技术，通常采用机械扫描方式和两种探测模式（声学、光学），探测深度和分辨率可以在大范围变化，即可以显微成像又能大深度层析成像。

表 3 - 3　几种光声成像系统的性能和成像方式

	PACT	PAE	AR - PAM	OR - PAM
横向分辨率	超声分辨率	超声分辨率	超声分辨率	光学分辨率
轴向分辨率	超声分辨率	超声分辨率	超声分辨率	超声分辨率
生物组织中成像深度	光散射深度（<70 mm）	光散射深度（<7 mm）	光散射深度（<3 mm）	弹道或准弹道光穿透深度（～1 mm）
成像方式	断层扫描	圆周扇形扫描	逐点扫描	逐点扫描

(1) 光声计算层析成像技术

这是通过检测被成像的生物组织周围不同位置处的光声信号，经过重建算法得出组织内光学吸收体位置并进行成像的系统，通常是采用较低频率的旋转式超声探头或超声探头阵列，从多个角度接收组织内多个吸收体在激发光照射下产生的光声信号。这种光声成像模式可以通过类似 CT 成像的断层扫描和图像重建算法，较快地获得组织的二维层析成像结果。但是多探头、多通道采集信号的设计会提高成像系统的成本，而采用单个旋转式探头或分时接收信号方法又会降低成像速度。

光声计算层析成像系统的成像深度比较深，可以检测到生物组织深层信息，因而适合用于器官组织内部结构和功能成像，目前已经应用于人体乳腺和乳腺肿瘤等方面的成像诊断，结合探针技术还实现了生物组织内肿瘤的特异性成像诊断。

(2) 光声显微成像系统

它的工作原理是将光聚焦在生物组织上并进行扫描，其主要优点是成像分辨率比较高，但由于光在生物组织的散射很强，因此成像深度受到限制。这种成像技术主要用于细胞、表层以及皮下血管的成像。根据决定成像横向分辨率因素的不同，光声显微成像技术又可细分为光学光声显微成像技术和声学光声显微成像技术。

(ⅰ) 光学光声显微成像

它的最大特点是采用聚焦光束扫描成像，提升横向分辨率。这种成像系统也有多种模式，按照成像扫描方式分，有机械扫描和光学扫描两种方式，前者采用聚焦超声探头接收光声信号，然后通过三维移动平台控制光声组件或样品实施扫描。这种方式有较高的检测灵敏度和成像对比度；但机械平台的扫描速度较慢，成像时间较长，对于检测快速变化的生物特征存在不足，还会有临床诊断中生物组织对光照射耐受性问题。

(ⅱ) 声学光声显微成像

它是采用聚焦光束或聚焦超声波接收的方式获得光声信号。目前一般采用逐点扫描方式进行成像，具体过程为在每一个扫描点触发激光脉冲照射于扫描点处的生物组织，超声探头接收由此处产生的、随时间变化的光声信号。为了得到组织深处的信息，可以将随时间变化的光声信号反算得到不同深度的初始光声信号强度分布，因而光声信号反映了生物组织光照区域内不同深度的光学吸收分布情况。这种显微成像系统虽然能够获得较高的成像深度，但是空间分辨率仍有不足，如果需要检测微血管系统，甚至细胞级别的组织结构特征，成像系统的分辨率需要达到数个微米乃至微米以下水平。如果采用提高超声波频率的方法提高分辨率，对于 5 μm 横向分辨率的系统，需要中心频率为 300 MHz 的超声探头，而频率 300 MHz 的超声波在组织内的强度衰减迅速，能够传播的距离比弹道光在组织内的穿透深度（～1 mm）还要短。这种情况下，利用光学光声显微成像系统是实现高横向分辨率更有效的方法。

（3）光声内窥成像系统

这是光声成像技术中起步较晚、但发展迅速的重要分支。心血管、胃肠道疾病等发生于人体内部，普通成像系统难以涉及或难以提供足够的成像分辨率，采用内窥式光声成像系统是获得精细管壁结构信息、辅助诊断和治疗的最佳选择。与传统的超声内窥和内窥 OCT 相比，光声内窥成像系统在具备相同成像分辨率条件下能够进一步提供额外的功能信息，对诊断疾病更为有利。由于光声内窥成像系统的应用目标主要是在狭窄的心血管和消化道，因而需要将光照部件和超声信号接收部件融合在狭小的组织区域内，通过旋转的扫描镜实现管壁断面成像。

7. 多光子显微成像

这是基于激光与物质相互作用产生非线性发光现象的显微成像技术，在生物医学上，主要利用激光在生物组织中产生的多光子荧光和光学倍频光作为信号源，前者主要包括双光子荧光成像技术、双光子光纤内窥成像技术和三光子成像技术。多光子成像技术具有对人体组织微结构的高灵敏度和高空间分辨率、低损伤性和深成像深度等特点，已经成为研究细胞与细胞相互作用、光与组织相互作用的物理和生物效应、细胞内的生化成分和离子浓度变化等领域的有力工具。

1）双光子荧光显微成像

这是利用双光子激发荧光效应进行成像的技术。双光子激发是最简单的多光子激发过程，它于 20 世纪 30 年代被提出，1961 年得到了实验验证，并在 1990 年将双光子激发用于荧光激发系统，研制成功双光子扫描显微成像仪，1997 年制造出商业化的多光子显微成像仪。

在通常的光与物质相互作用情况下，一个分子或者原子每次只吸收一个光子，从基态跃迁到激发态。当入射光的强度足够高时就会发生多光子跃迁，即原子、分子一次可以同时吸收多个光子。以双光子吸收为例，物质的分子同时吸收两个相同频率的光子，并被激发至高能态，然后通过弛豫过程到较低能态并发生自发辐射跃迁，辐射出频率略小于两倍激发光频率的荧光光子，并用于荧光成像。与单光子荧光成像技术相比较，双光子荧光显微成像技术具有下列特点：① 激发光的光波长可以比单光子激发的长，例如能够用红外或者近红外光代替紫外光作为激发光源；从而有效地减少生物组织对激发光的散射，并避免单光子自发荧光的干扰，能够获得更大的成像深度和更好的信噪比。② 由于激发效率与激发光强的平方成正比，因此，双光子荧光通常只发生在光焦点附近的极小区域内。从而又给双光子激发显微成像技术带来下列明显的优势：① 对生物样品的光学损伤小；减少了焦点外的光学干扰和背景光干扰，降低了紫外光对生物体正常生理活动的破坏和影响；有效观测时间因此可以延长，为活体观测和研究提供了有利条件。② 近红外光的光学散射效应小，在人体组织中的穿透深度大，相应的成像深度比较大。③ 不需要共焦小孔就可实现三维高分辨率成像，信号收集效率高，图像对比度也获得提高。④ 由于激发光与发射荧光的波长差值加大，以及自发的三维滤波效果，对探测光路的要求可以降低，光学系统相对简单。⑤ 双光子激发光谱的谱宽比单光子激发光谱宽，因而可以用单一波长的激发光同时激发多种物质成分，更适于复合化合物的分析测量。

2) 双光子光纤内窥成像

这是将光纤或光纤束从管腔伸入活体内部组织器官的一种双光子成像技术，图 3-18 是其成像系统示意图。通过光纤导入激光激发生物组织、器官产生

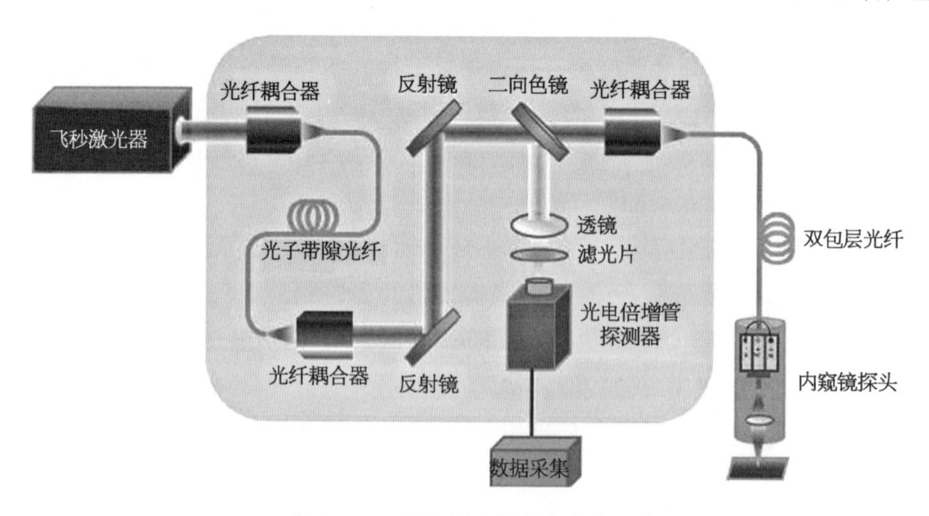

图 3-18　双光子光纤内窥成像系统

荧光，然后使用微型探头收集荧光，传递到体外的光电探测器并成像。这种成像技术集合了双光子荧光显微成像技术和光纤内窥成像技术两者的优势。与光纤内窥的结合能够获得更深组织的成像，而且图像对比度还能有所提高。由于光纤体积小、弯曲性好、对生物体的侵入性较小、使用也比较便捷，特别适合活体内部组织成像。

3）三光子荧光显微成像

图 3-19 是激光扫描三光子荧光显微成像系统示意图。较之双光子荧光显微成像技术，三光子荧光显微成像技术具有以下优势：① 使用的激发光波长可以更长，通常为 1 600～1 800 nm，处于生物组织的最佳透光窗口，在生物组织的穿透效果更好。② 它作为更高阶的非线性成像方法，不仅具备双光子荧光显微成像的光学切片能力，同时抑制背景信号能力比双光子荧光显微成像技术也有所提高。三光子荧光显微成像技术由于可实现更深组织的成像深度，因而在研究生物脑内深层组织的构造及生理功能方面发挥着更大的作用。目前三光子荧

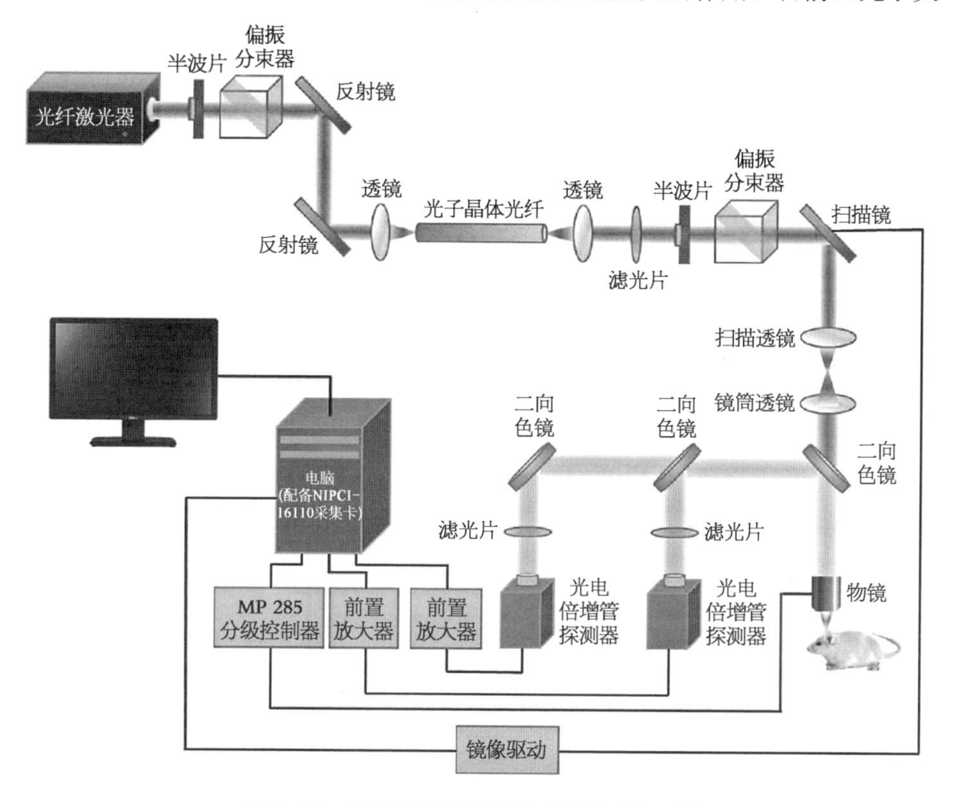

图 3-19　激光扫描三光子荧光显微成像系统

光显微成像技术的应用主要受限于光源能量及荧光探针的三光子吸收截面等因素。随着光纤技术和激光技术的发展、荧光探针技术的进步及弱光信号探测技术的发展，三光子荧光显微成像技术将在医学诊断和科学研究中发挥更大的作用。

4) 光学倍频显微成像

它是利用激光脉冲与物质相互作用产生的光学倍频相干光作为图像信号源的成像技术，具有高分辨率、高对比度的三维成像能力。激光与物质相互作用发生的光倍频现象(也称"二次谐波"现象)是，一个处于基态的原子同时吸收了两个频率相同的光子之后到达虚能态，再由该虚能态往基态跃迁过程中释放出两倍入射光频率的光子，并返回基态。在生物组织中的胶原、微丝、微管、细胞膜脂质双分子层等，它们都具有很好的二阶非线性极化率和结构非中心对称性，因此能够产生很强的光学倍频光信号。

光学倍频光的产生和双光子激发荧光一样同属于二阶非线性过程，因此，光学倍频显微成像技术除具有双光子荧光显微成像技术的优点外还具有如下的特点：① 倍频光的光谱宽度完全由激发光源决定，如脉冲宽度 150 fs 的激光，其谱峰宽度理论上只有 10 nm，利用窄波段带通滤波片就可以有效地排除荧光和各种背景光干扰，获得较高的信号对比度和图像分辨率。② 光学倍频一般为非共振过程，光子在生物组织中只发生非线性散射，不被吸收，因此不会产生伴随的光化学过程，可以减小对生物组织的损伤。③ 光学倍频成像的信号光波长与入射激发光波长相差比较大，彼此不易互相干扰，相应地提高了信噪比。④ 在许多情况下，人体组织的病变过程中其线性光学特性变化很小，传统的线性光学成像技术对其检测不灵敏；当生物组织发生病变时一般都会伴随着组织结构、细胞形态及分子结构的变化，而光学倍频效应对材料的结构对称性变化很敏感，例如可以发现更早期的肿瘤细胞内蛋白分子结构上的细微变化。因而能够对某些病变作早期检测和诊断。⑤ 光学倍频属于物质二阶非线性效应，产生的倍频光具有很好的相干性和方向性，因此属于相干光成像。此外，除需要不同滤光片之外，光学倍频成像与双光子荧光成像在测量装置上几乎完全相同，而两者所获得的信息互为印证并补充，因此这种成像技术备受重视。

一些生物组织对光学倍频成像的入射光与成像信号光而言是光学高散射介质，因此前向倍频光穿透组织深度有限，相应地前向倍频光成像探测厚组织就比较困难，而生物组织的后向光学倍频光成像便不出现这个问题，能够对厚的生物组织进行成像。不过，不是所有生物组织都适宜使用后向光学倍频光成像。有些组织，如皮肤、皮下结缔组织、神经、肌腱、血管壁和肌肉等组织，它们可以产生强光学后向光学倍频光信号，适合采用后向光学倍频光成像技术进行研究和诊断；而有些组织，如脂肪、视网膜、耳软骨和内脏等，它们几乎不产生后向光学倍频光信号，或者信号光强度很弱，就不适宜使用了。

5）生物医学应用举例

多光子显微成像已在生物医学领域得到了广泛的应用，下面介绍其中的几个应用。

（1）在分子水平上的应用

虽然现在对于单个分子水平上的研究还是以单光子激发者居多，但多光子激发所具有的高信噪比等特性，必将使其在单分子探测中发挥重要作用。比如，利用多光子技术探测研究溶液中的单分子团（如水中的若丹明 B 分子），观测到穿过多光子激发体积的单分子团的光子发射，信噪比达到 10。随后，在自由溶液、流动池以及低温下的固体中，利用双光子技术都观测到了单分子团的荧光发射。此外，有关研究结果表明，一些结构蛋白分子如胶原蛋白、微管蛋白、肌浆球蛋白等都能产生很强的二次谐波光信号，因此，多光子显微成像技术能实现对这些蛋白分子的成像。

（2）在细胞水平上的应用

多光子显微成像技术可以实现对活细胞的结构和生物化学过程变化的监控，从而揭示细胞的一些动力学过程，比如细胞通信、细胞内部的信息传输、细胞迁移等。利用多光子显微成像技术在完整的淋巴结中获得了淋巴细胞的动力学成像，结果表明 T 细胞的最大移动速率可达 25 μm/min，是 β 细胞的 5～6 倍。此外，使用合适的膜染料剂进行标记，这样会使细胞膜产生非中心对称结构，即细胞膜可以产生很强的二次谐波光信号，通过对该信号探测成像，能实现对活细胞的结构和功能研究，如对生物膜上的指定区域进行功能成像并研究膜电势。

（3）在组织水平上的应用

与其他光学成像方式相比，多光子显微成像技术在对高光学散射厚样品的成像中有独特的优势。从一开始人们就认识到多光子显微成像技术在组织生理学研究中的意义，并已经成功地实现了对许多生物组织的研究，如兔子眼角膜结构、离体人皮肤组织结构、组织黏膜结构等，最有前途的一个应用方向是临床诊断和治疗。光学活体检测是其在临床诊断的一个应用范例，传统的组织切片检测需要经过切除、固定、成像 3 个过程，这种过程是入侵式的，经过这几个步骤，组织的生化信息几乎完全被破坏了。而多光子的光学组织切片是一种非入侵式的过程,对组织的破坏性小得多,是新的光学活检技术。如科学家利用上皮组织基质层的内在二次谐波光学信号,成功地区分正常和癌变组织,能够辨认出细胞形貌的非典型改变和癌变细胞等生理病态。除了疾病诊断应用,这种成像技术也可以应用于临床治疗。光动力疗法的基本原理是先把光敏剂输入体内,经过一段时间后肿瘤内其含量相对较高,此时通过特定波长的光照射肿瘤部位,激发其中的光敏剂分子的光化学反应,从而直接或间接地杀死、破坏肿瘤组织和细胞。但不幸的是,一些含有光敏剂的正常组织也同时受到损伤破坏。由于双光子激发只发生在焦点附近极小区域,可以先利用多光子显微成像技术定位肿瘤组织,再通过多光子激发光敏剂,这样就可以减少甚至避免对正常组织的损伤破坏。

多光子显微成像技术在细胞、组织及活体上的成像已经表现出很大的优势。它能无损伤地监控活细胞和组织体的形态结构、生化成分等的变化,在生物医学的各个领域得到广泛的应用。随着多光子内窥成像技术、基于光纤技术的小型化显微成像技术等的发展,临床诊断和治疗的应用潜力越来越大。若它能与OCT成像、超声成像、MRI核磁共振成像等技术相结合,将为临床诊断和治疗提供更强大和有力的工具。

8. 内源信号光成像

所谓内源信号,是指非外来因素对组织施加的作用,包括染色、荧光标记以及光、声等,由组织本身因素(如生物功能结构变化)导致其光学特性(诸如生物组织的光学吸收系数、光学散射系数、光学反射系数等)变化的信号,此时当有光波通过组织时它将受这种内源信号调制,基于此种被调制光信号的光学成像技术,称为内源信号成像技术。前面介绍的各种光学成像技术,它们的成像光信号是光波直接被组织光学特性调制,或者组织受到外来因素作用,如超声波作用或者光辐射作用导致组织光学性能变化,引起探测光参数变化而形成的。

一些生物组织的功能活动会引起局部氧血红蛋白(HbO_2)、还原血红蛋白(Hb)等的浓度发生变化,相应组织的光学吸收系数等光学参数会发生变化,并形成内源信号;又如涉及神经元细胞膜的去极化、动作电位产生过程中的离子和水分子运动、细胞外空间的收缩和膨胀、毛细血管舒张或神经递质释放等活动,也会引起组织的光学散射系数等参数变化,形成内源信号。因此,基于内源信号的光学成像技术,也能够显示组织功能活动、神经元活动等。

这种光学成像技术应用范围涵盖了从细胞、神经元网络、脑片、局部脑皮层到整体脑功能的成像显示，是目前具有很高空间分辨率和较高时间分辨率的人体脑功能成像技术，为研究脑皮层大范围的功能构筑和信息处理机制提供了有力的工具，为我们提供不同时间和空间尺度上脑功能的信息，如有关脑组织的解剖结构信息、功能状态、血流动力学、代谢状况等变化信息；也有助于阐明脑功能成像信号和神经电活动之间的关系、神经血管耦合的精确过程。在神经外科手术时，医生可以在这种光学成像技术的帮助下，在患者暴露的皮层区域进行功能或功能边界定位以及精确地确定癫痫的发生区域。

1）内源性光信号来源

内源光信号来源比较复杂，它至少包含两个方面：① 局部血流量变化，这主要是兴奋神经元附近的毛细血管扩张引起的。局部血量的增加使局部区域在血红蛋白最大光学吸收波长的吸收能力增加。② 血红蛋白氧饱和水平变化。影响这一变化的因素也比较复杂，首先，神经元活动消耗了兴奋脑区局部的氧，造成血红蛋白氧含量减少；其次，后继的新鲜血液的补充又提高了局部血红蛋白的含氧水平。

基于内源性光信号来源，决定了它具有以下特点：

(A) 信号强度微弱。研究显示，内源性信号是十分微弱的，因此它对探测光产生的影响也是微弱的，如大脑皮层中由细胞活动的内源性信号引起探测光强度变化一般不会超过所采集到的背景反射光强度的 0.1%～2%，所以信号的有效采集必须采取灵敏度较高的探测手段。

(B) 噪声干扰大。内源性光信号存在不同类型的噪声干扰，包括生理因素干扰和非生理因素干扰。生理因素干扰主要有活体组织呼吸运动、皮层波动等带来的干扰，这类生物因素干扰可以通过药物控制来降低生物噪声。非生理因素是指探测系统本身引入的噪声，如探测光源强度波动、探测系统的内部噪声、实验仪器的机械振动等。此类噪声可以通过一些数据处理手段（叠加平均、滤波等）、系统结构优化等措施进行减弱，这对探测系统提出了比较高要求。

(C) 发生区域扩散。因为生物体血液循环系统中的血管是互相连通的，血管动脉的舒张受神经系统调节，因此，内源光信号会随着神经元的兴奋传递进行区域扩散，相应的内源光信号成像得到的组织性能变化范围会比实际发生区域大。

2) 成像系统

图 3－20 是成像系统示意图。采用一定波长的非相干探测光(带宽通常为 10～20 nm)直接照射裸露的组织,通过一定的光学系统(如光学显微镜)对组织的后向散射光收集,送进采集信号的 CCD 摄像机对其成像,并送至计算机进行处理、分析显示。

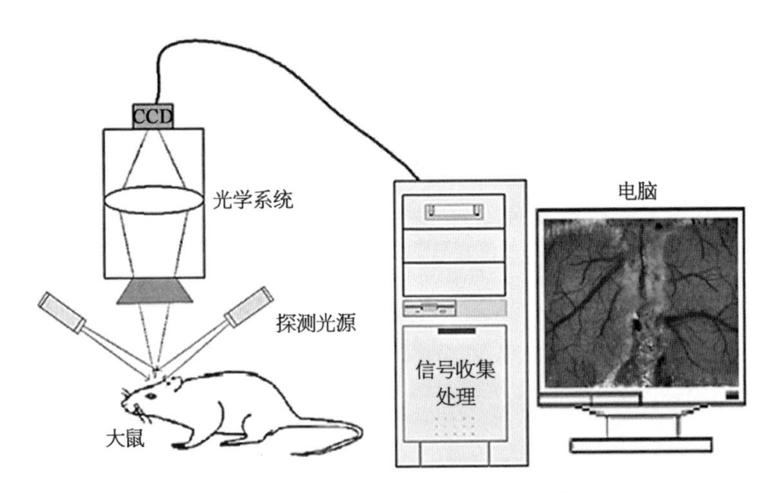

图 3－20　内源信号光成像系统示意

虽然这种成像技术的工作原理和系统组成都比较简单,但由于生物组织活动相关的内源信号通常很微弱,调制探测光的光强度因而也很微弱,而且在活体成像过程中还存在着诸多生物噪声,如呼吸、心跳以及 0.1 Hz 左右的低频血管调节等,引进的生物噪声幅度接近 1%,因而对成像系统的信号获取与处理、分析等都提出了很高的要求: ① 物理系统的噪声需要低于 0.1%,分辨率达到 0.1%。② CCD 摄像头的动态范围需要达到 60 dB 和 12 位的动态范围。③ 需要采用一些抑制脑波动的方法降低生物噪声。④ 需要采用实时差分和多次平均等方法提高信噪比。⑤ 使用的探测光源是输出光强十分稳定的单色光源,其输出光强度的波动幅度必须比组织活动引起的内源性信号变化幅度小一个数量级以上。高精度发光二极管是一种输出稳定的单色光源,单色性好、效能高、发光强度稳定、响应时间快。

在大多数采用内源信号光学成像技术考察特定组织功能的研究诊断中,一般只采用单波长的光照明,所选择的光波长对引起组织局域功能活动是敏感的,如总的血红蛋白浓度(血容量)对波长 550,570 nm 光波变化敏感,血氧在波长

600 nm 附近的变化敏感。为此，现在已开发出了多波长内源信号成像新方法，它采用滤光片转轮、多波长发光二极管以及单 CCD 成像芯片等多波长分光器，实现组织功能活动中血容量、血氧浓度相对变化的高分辨二维成像。

9. 激光散斑成像

当相干光从粗糙表面反射或从含有散射物质的介质内部后向散射或透射时，会形成不规则的强度分布，出现随机分布的斑点，这些斑点称为散斑。如果通过光学系统对散斑成像，图像中任意点的光强等于所有到达该点光波的波幅代数和。如果合成波幅为零，在该点形成一个暗的散斑图案；如果所有到达该点的光波都是同相的，就会观察到一个最大亮度的散斑图案，亦即散斑图像是由明暗相间的单个散斑组成，图 3－21 是激光照射在纸张粗糙表面形成的散斑图像。

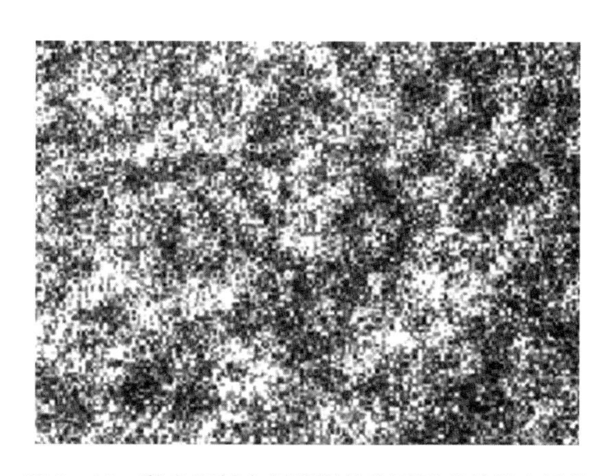

图 3－21　激光照射在纸张粗糙表面形成的散斑图像

1）成像系统

类似于内源信号光学成像系统，将非相干光源换成激光器，即可实现激光散斑成像。从广义角度看，激光散斑成像也可称为内源信号光学成像。激光散斑成像技术使用 CCD 相机成像，无需扫描即可对组织在 $x-y$ 平面内的粒子运动进行二维全场成像。

散射粒子的运动会造成像面散斑强度波动，而散斑强度变化引起的波动会导致散斑图像模糊，使得局部的散斑衬比度下降。因此，可以用散斑衬比度改变来表征散射粒子的速度变化。我们知道，通过分析像面散斑图样局部光强波动的一阶空间统计特性——散斑衬比，在一定的近似条件下进一步能够得到该区域中散射粒子的横向运动速率。散斑衬比是散斑强度的标准方差与平均强度的比值，它也表示为散斑强度波动的调制深度，描述的是散斑图像光强相对于其平均值的变化情况。用这种方法可以无需对照明光束或样品进行扫描，便可获得高空间和时间分辨率的二维流速分布图像，实现对大面积区域流速的全场实时监测，因此，散斑成像技术通常也称为激光散斑成像衬比分析技术。图3-22是典型的激光散斑衬比成像系统示意图，系统由激光器、显微镜、CCD相机、图像采集卡、计算机处理器等组成。激光器输出的激光照射在生物组织样品表面，CCD相机采集散射粒子（如血红细胞）的不同后向散射光形成的散斑信号，利用计算机对采集的散斑图像进行处理，最终获得二维流速（血流）分布图像。

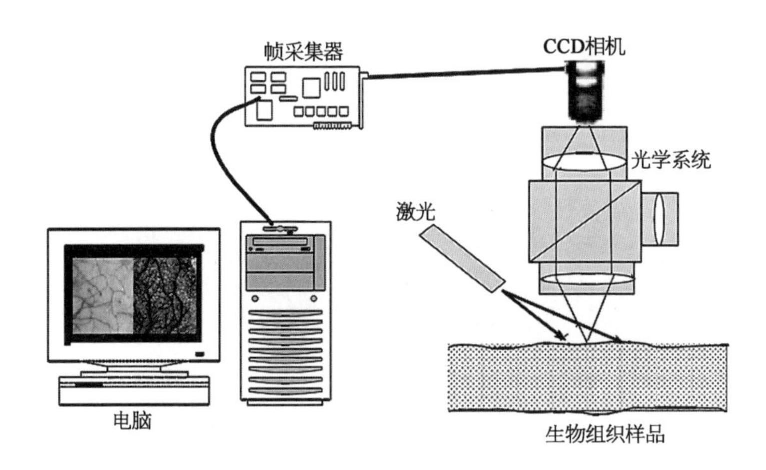

图3-22 典型的激光散斑衬比成像系统

（1）激光器

使用的激光器一般为低输出功率（1～50 mW）的，以保证相干散射光不使探测器饱和为宜。激光器输出的激光波长可以是处于可见光、近红外以及红外光波段，选择波长依据为对应的激光照射的组织应表现为高光学散射、低光学吸收的。常用的激光器有红光氦氖激光器（$\lambda=632.8$ nm）和近红外的激光二极管（$\lambda=780$ nm）。激光可以通过准直透镜直接照射生物组织，也可以通过光纤和准直透镜组合照射。使用光纤在一定程度上会引起激光传输损耗和色散现象，同时也会带来相干光的多次散射问题，影响成像质量。

（2）显微镜

一般使用体视显微镜，因为这种显微镜具有较大的视野范围和工作距离，适合小样品的在体实验，而连续变倍的体视显微镜可以满足不同放大倍率要求的成像。显微镜带有通用相机接口，方便CCD相机或其他成像设备的装接。但体视显微镜物镜的数值孔径并不是很高，不能分辨直径小于10 μm的毛细血管，因此可以用高数值孔径的物镜或使用高数值孔径摄影物镜的组合方式。显微镜并非激光散斑衬比成像系统的唯一选择，它适用于小样品或其他小尺寸的生物样品成像，对于人体皮肤微循环的测量，可以直接使用数字相机成像。

(3) 探测器

使用的探测器主要为CCD相机和图像采集卡(或者带USB接口的CCD相机)。CCD相机具有高分辨率的图像采集能力、宽光谱高灵敏度的动态范围、直接数字化的信号处理、可以实现快速低噪的信号成像和处理等功能。另一种可选择的探测器是互补金属氧化物半导体(CMOS)相机，与CCD相机相比，它虽然图像质量不高，但由于它将光信号直接转换为电信号，读取信号比较简单，有更快的成像速度，可以达到每秒几千帧甚至上万帧的成像帧率，可以提高系统的动态测量范围，特别适用于快变事件信号监测，并且CMOS器件集成度高，工作电压低。随着CMOS成像质量和分辨率的提高，它将更适合用于血流成像的应用。系统的空间分辨率由CCD相机和光学系统共同决定，而光学系统的分辨能力往往高于CCD相机的分辨能力，因此选择合适的CCD相机非常重要。

激光散斑成像技术采集的数据庞大，尤其是在有数千幅图像，每幅图像有数百万像素的情况下，分析的难度比较大，在某种程度上限制了这种成像技术的应用前景。2005年，中国科学家从聚类分析的基本数学思想出发，将已经成功应用于功能磁共振成像(fMRI)信号分析的时间聚类分析方法，首次用于激光散斑衬比成像技术分析大脑体感皮层血流速度时空改变的图像数据。在麻醉状态下，刺激大鼠坐骨神经，经磨薄的颅骨采用激光散斑成像监测体感皮层局部CBF时空动态变化，并采用时间聚类分析方法，分析上述实验获得的数据，发现经过这种分析方法处理后的实验结果与采用激光多普勒血流仪和fMRI监测获得的冠状血流量(CBF)变化结果相似，而且更为精确。

此外，传统的激光散斑成像过程被分割成获取原始散斑图像和离线计算衬比相关的血流信息，现在基于图形处理器(GPU)的并行算法，实现了实时将原始散斑图像转换成血流相关图像，帧速率可超过30 Hz。

2) 生物医学应用举例

在激光照射条件下观察生物样品时，经常可以观察到散斑现象。使用激光散斑成像技术可以测量血管管径、血管密度、血液流速和血流灌注量等微循环参数，结合血压、血气等生理监测仪器，可以用来研究或诊断血液、淋巴液及组织液的流变学特性。通过考察微循环血管的结构、微循环功能以及代谢活动，可以研究炎症、水肿、出血、过敏、休克、肿瘤、烧伤、冻伤、放射损伤等基本病理过程中微循环改变的规律及其病理机制。

此外，激光散斑血流成像无需扫描，时间、空间分辨率也高，被认为是继激光多普勒血流检测之后又一种研究神经活动过程中血流动力学变化的重要手段，已用于种子生物活性、动脉血管粥样化特性以及皮肤、视网膜、肠系膜和脑皮层等组织血流动力学变化的检测。尤其是在神经科学研究领域，最近更是受到高度重视。相比较而言，广泛使用的脑皮层血流测量技术，如激光多普勒血流仪测量，它的时间分辨率虽然高，但只能对单个小空间位置内(大约 1 mm^3)总体血流变化的时域过程进行评价；尽管它结合扫描装置后，扫描激光多普勒测速系统也能对脑皮层血流变化的二维空间分布成像，但成像的时间分辨率低(数秒)，在很多情况下不能满足研究神经元活动引起的局部脑皮层血流变化的需要。

还有，利用光学透明剂提高激光散斑成像对硬脑膜组织的穿透能力，将激光散斑成像技术用于研究药物作用下肠系膜上血流的变化和热作用时血液灌注率的改变，获得了不同浓度的药物作用和不同温度下血流的时空响应特性；在研究脑皮层功能活动方面，获得了坐骨神经刺激下体觉皮层的脑血流变化的高分辨时空动力学特征；也用于评价肿瘤光动力治疗过程中肿瘤周围血管的损伤效应。

10. 飞秒激光显微成像

这种成像技术使用飞秒激光，它是一种脉冲持续时间非常短，只有几个飞秒的激光。1 fs＝10^{-15} s，光在真空中 1 s 内传播的距离是 3.0×10^8 m，光在 1 fs 内传播的距离仅为 0.3 μm，比大多数细胞的直径还要短，相当于光的波长的距离，病毒的体长。飞秒激光在物理学、生物学、化学控制反应、光通信等领域中得到了广泛应用；在瞬态物理研究领域中，飞秒激光起到一种快速过程诊断的作用，它犹如一个极为精细的时钟和一架超高速的“相机”，可以将自然界中，特别是原子、分子水平上的一些快速过程进行分析并记录下来。由于飞秒激光具有时间高分辨率特性，在病变早期诊断、医学成像和生物活体检测、外科医疗上都有着独特的优点和不可替代的作用。

传统的光学成像技术受到扫描器件的机械惯性影响，无法显示观测到亚毫秒以上的生物网络动态活动，以致在神经回路功能、蛋白质网络功能等研究领域缺乏有效的观测手段。飞秒激光显微成像技术为观测亚毫秒以上的快速网络生命活动过程，研究包括疑难神经疾病的发病机理等生命科学前沿课题提供了有效的观测手段。

1）飞秒扫描双光子显微成像系统

基于超声光偏转器建立的飞秒激光随机扫描双光子荧光显微成像系统，为观测亚毫秒以上的快速网络生命活动提供了一种全新的观测仪器，图 3-23 是其组成方框图，主要包括预处理光路、色散补偿与 AOD 扫描光路、显微镜光路（包括导入、探测）等 6 个部分。

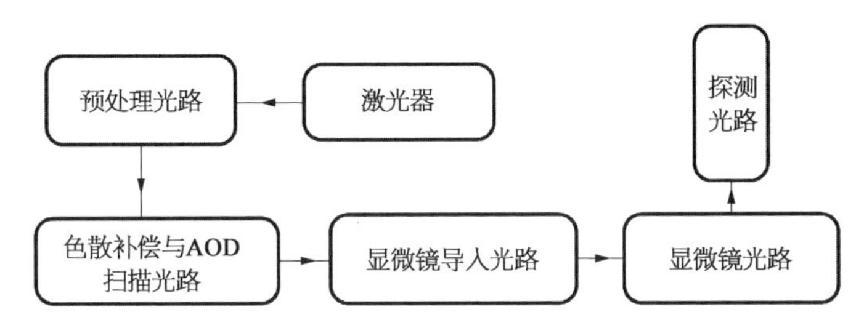

图 3-23　飞秒激光随机扫描双光子荧光显微成像系统框图

通常使用的是重复频率大约为 80 MHz、脉冲宽度大约为 100 fs 并有一定光谱宽度（～10 nm）的飞秒激光。飞秒激光经过声光扫描后，一方面，不同波长的光谱分量在空间上被展开，具有不同传输方向，这一现象称为空间色散。空间色散造成光斑形状畸变，进而造成聚焦的焦斑变形，面积增大，光子数密度降低，造成成像的图像畸变；另一方面，不同波长的光谱分量在时间上也发生分离，具有不同延时，这一现象称为时间色散。时间色散使得脉冲宽度增加，峰值功率降低，也会降低成像性能。因此，需要做色散补偿。在飞秒激光显微成像技术中，传统的色散补偿思路是将飞秒激光声光扫描的空间色散和时间色散独立处理，分别用独立的光学系统进行补偿。其中时间色散的补偿一般是采用飞秒光学中经典的光栅对或棱镜对，而空间色散的补偿则是采用单个棱镜或光栅。在前期的工作方法中，光束是穿越棱镜或光栅多次，补偿系统比较复杂，并有以下缺点：① 脉冲展宽，光束质量变差，焦点峰值能量密度低，信噪比低。② 无效能量产生额外的热效应，导致被测的细胞信号受到干扰，使信号失真。③ 能量传输效率很低，为产生可探测的信号，需要采用大功率的飞秒激光器。由于以上原因，导致飞秒激光声光扫描以及显微成像技术一直未能获得广泛应用。

2）飞秒激光声光扫描器

这种扫描器具有快速、高精度和高重复性的优点，但由于飞秒激光是宽带的,声光扫描器件又是一种波长相关性器件,因此,飞秒激光经过它扫描后将产生严重的色散效应。这种色散效应从效果上一般可分为空间色散和时间色散,空间色散使得光斑形状产生畸变而难于聚焦,时间色散使得脉冲被展宽,这两种色散效应都损害了成像光束质量。有关研究显示,飞秒激光声光扫描的空间色散与时间色散实质上是通过角色散耦合在一起的,因此可以用一个光学系统(如棱镜)同时补偿声光扫描的时间色散与空间色散,即采用单个棱镜同时补偿了二维声光偏转器扫描飞秒激光的空间和时间色散。如图 3-24 所示,其中单个棱镜同时补偿二维声光偏转器的空间和时间色散,将声光偏转器本身也作为色散补偿单元的一部分,使其兼具光束扫描和色散补偿的功能。

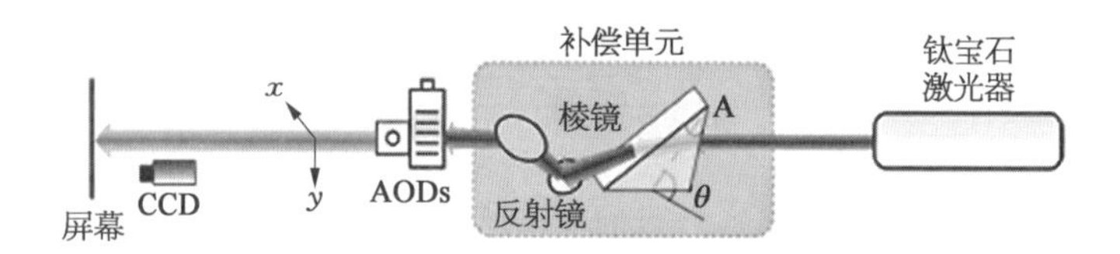

图 3-24　飞秒激光二维随机扫描系统

进行色散补偿的工作原理是:在空间色散补偿方面,由于棱镜与声光偏转器的角色散大小相等、方向相反,最终不同波长的分量平行输出,消除了由空间色散导致的光斑发散角;在时间色散补偿方面,由声光偏转器和色散棱镜恰好组成了一个类似于脉冲压缩器的结构,改变两者之间的距离即可对其引入的负群延时色散量进行调节,抵消由介质的材料色散引入的正群延时色散,从而压缩脉冲宽度。实际的随机扫描系统中采用二维声光偏转器,其合成的空间色散方向与 x,y 方向大致成 45°角,因此将棱镜按 45°角方向倾斜,即可同时补偿二维声光偏转器的空间和时间色散。

3) 生物医学应用举例

这种成像技术已经在神经科学研究中发挥了重要作用,图 3-25 是使用双光子成像技术探测大鼠皮层脑片神经元钙活动的图片,它记录到自发以及电刺激、药物刺激诱导的钙活动,同时记录到飞秒激光诱发神经钙活动。图 3-25(a)和(b)分别为神经元网络相差图和荧光图,(c)~(e)分别为不同刺激下各个神经元荧光曲线图。结果表明,神经元钙升高的幅度与其对应电活动强度呈线性关系;谷氨酸能够诱导神经元产生大幅度的钙升高,但当多次刺激时其钙响应的幅度降低。另一方面,利用飞秒激光作为神经元或是星形胶质细胞的刺激条件,通过同时记录多个神经元和星形胶质细胞的自发钙信号，可以分析判断这些细胞属于不同的微回路，实现了“无损光学显微解剖”。还有，在纯化培养的星形胶质细胞网络上，飞秒激光能够诱导星形胶质细胞的局部钙升高和整体钙升高，进而形成钙波并通过飞秒显微光学成像观测到。实验表明，飞秒激光神经活动测量和控制方法具有非接触、无损伤、可精确重复的优点，为进一步认识神经生物现象提供了行之有效的实验手段。

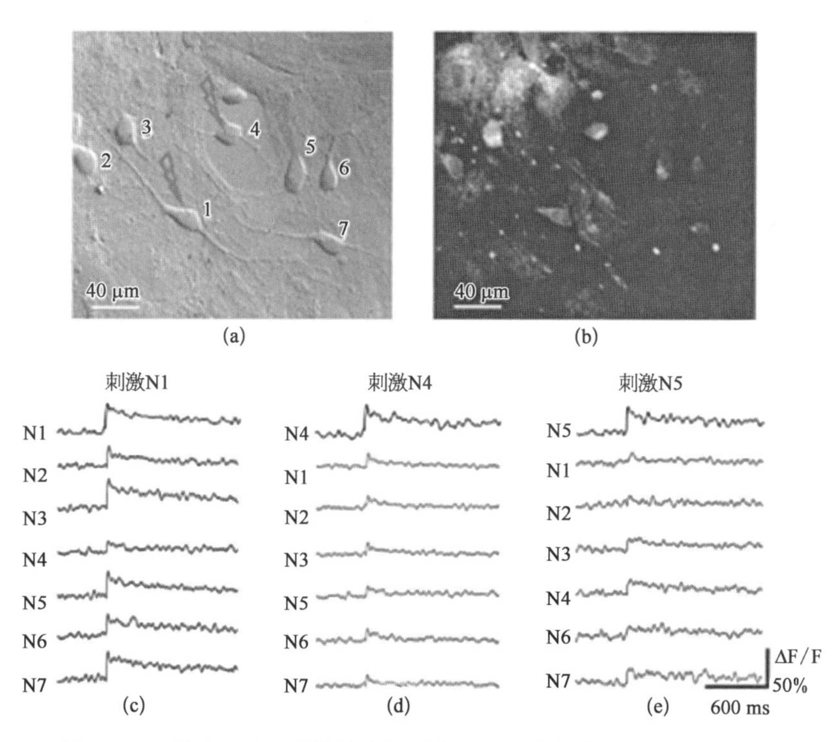

图 3-25　使用双光子成像技术探测大鼠皮层脑片神经元钙活动的图片

11. 光时间分辨成像

这是一种以超短（皮秒至飞秒）近红外脉冲激光为光源，根据光脉冲在组织中传播的时间分辨特性，对组织光学特性及其变化进行成像的技术。时间分辨成像可以通过以下两种方法实现。

1）时间门控方法

生物组织对于近红外光来说是高光学散射、低光学吸收的介质，光学散射效应延长了光子在组织中传输所经过的路程，因此也增加了光学吸收的可能性。如图 3-26 所示，当一束窄脉冲宽度的激光脉冲进入高光学散射介质时，透过介质的透射光由弹道分量、蛇行分量和弥散分量 3 部分组成，其中弹道光是没有经过散射沿入射光方向直线透过介质的光，蛇行光是散射次数较少的散射光，这两部分光合称为早期到达光，弥散光是经过多次严重散射的光。一般认为，早期到达光由于在组织中近似直线传播，携带了较好的空间分辨率和对比度信息，因此可以采用适当的滤波或门控技术，把早期到达光与散射光区分开来，并利用已经发展成熟的 X 射线 CT 技术中的算法对图像进行重建。目前常用的滤波或门控技术主要有准直探测、偏振识别、相干探测技术、超快速门等，这些门控技术的有效性都与人体组织体的厚度和光学散射系数有关，对于大多数人体软组织，这意味着在近红外波段最大可成像厚度不会大于几个毫米。尽管现有的设备几乎能探测到每个传输光子，但由于最短光程的光子数量太少，大大限制了门控技术的应用。提高分辨率依赖于能够探测全部传输光子，时间点扩散函数法便是能够利用全部可探测光子的方法。

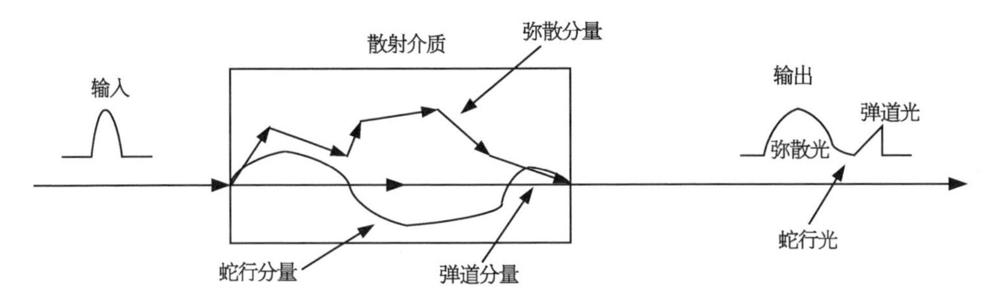

图 3-26 光脉冲在高散射介质中的传输

2) 时间点扩散函数法

这是利用透射光时间分布的特征参数，通过适当的光子传输模型进行图像重建，这种做法是通过后向散射模型和特定的迭代算法来实现的。迭代法基于如下假设：通过对在人体组织表面上一系列成对点间的透射光测量，能唯一确定人体组织内部散射体和吸收体的三维分布。记录时间点扩散函数的设备主要有皮秒时间分辨率的条纹照相机、时间相关单光子计数系统等。

12. 人体红外热成像技术

我们知道，凡是温度高于绝对零度（−273 ℃）的物体都产生红外辐射，人体的温度显然高于绝对零度，是一个天然生物红外辐射体，它不断地向周围空间散发红外辐射，其发射的红外辐射波段为 3～50 μm，表 3-4 列出了人体红外辐射特征，其中波长在 8～14 μm 的红外辐射大约占人体全部辐射能量的 46%，辐射峰值能量位置对应于波长 9.5 μm 左右。红外热成像就是利用探测器收集人体发射的红外辐射，并完成光-电转换，转换后的电信号经处理系统处理后转换为图像信号，并在显示器上形成直观的图像。人体的红外辐射能量大小及其空间分布与温度有一定的对应关系，人体某些部位患病或机能发生变化，其温度高低及分布状况与正常组织相比会发生显著的变化，获取人体热红外辐射的图像，通过定标并与正常生理状态下的图像相比较，便可获得有关病理状态信息，帮助我们进行疾病的诊断。

表 3－4　人体热红外辐射特征

波段范围/μm	<5	5～9	9～16	>16
在总辐射能量中的分量/%	1	20	38	41

红外热成像技术可分被动式与主动式两种，利用探测器直接接收人体热红外辐射并形成图像的称为被动式的，其图像反映人体表面温度分布状态；利用外来辐射源发射的红外辐射照射人体，此红外辐射光通过人体组织后，再由探测器接收并形成图像的称为主动式的，其图像反映红外辐射被人体不同组织吸收的程度。

从成像信号源来说，红外热成像技术也属于内源信号光学成像技术，但它与前面介绍的内源信号光学成像技术也有不同，前者用于成像的光信号是被内源信号调制的探测光，这里是人体组织直接发射的光信号。

1）成像系统

图 3－27 是被动式医用红外热图像系统组成方框图，主要由红外光学系统、非制冷红外焦平面阵列、信号处理系统和显示终端等构成。红外光学系统主要包括红外镜头，用来接收被测组织的红外辐射，并成像于探测器上，它的性能指标在很大程度上由红外光学材料所决定。

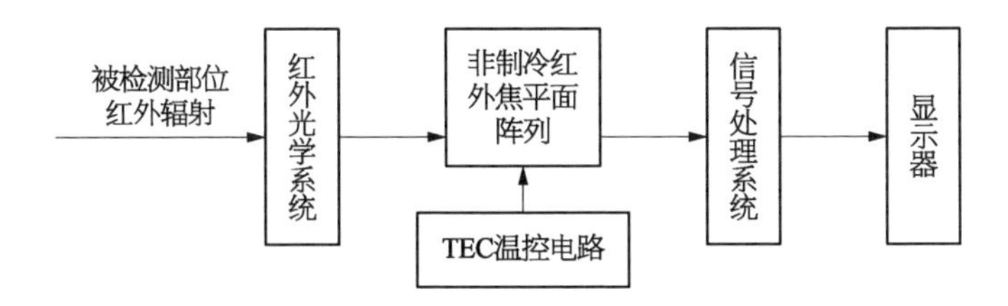

图 3－27　医用红外热图像系统组成框图

(1) 红外光学系统

它主要有3种结构：反射式、透射式和混合式。对红外光学系统主要要求有几点：① 尽可能小的尺寸(由整机尺寸决定)；② 视场要大；③ 聚光能力要强，应有大的相对孔径，并且中心无遮拦；④ 成像质量要高；⑤ 对杂光有很强的抑制能力。

(2) 非制冷红外焦平面阵列

非制冷焦平面阵列作为诊断系统的探测器件，能够将红外辐射转变为电信号，它由读取电路和测辐射热计阵列组成。测辐射热计阵列主要负责将人体红外辐射转变为可探测的电信号，读取电路主要负责给测辐射热计阵列提供驱动控制和电压偏置，并顺次输出电信号，测辐射热计阵列其实是一个二维热探测像素阵列，每个像素都有一个敏感区，并且连接到衬底上。当敏感区吸收照在探测器像素上的红外辐射时，敏感区的温度就会升高，同时，敏感区的热量也会流向周围环境。读取电路位于红外探测器阵列的下面，与每个探测器通过微桥相连。根据转化机理的不同，高性能非制冷红外焦平面阵列主要有两类：铁电-热电辐射计阵列和测辐射热计阵列。

(3) TEC温控电路

它主要是控制非制冷焦平面阵列的温度，使非制冷焦平面阵列工作在恒定的温度下；保证非制冷红外焦平面阵列正常工作。非制冷红外焦平面阵列需要稳定的工作温度，TEC是一个P－N结器件，采用赛贝克效应来加热或制冷。如果在TEC两端加直流电压，它的一端就会发热，而另一端会制冷。我们把发热端称为"热端"，另一端称为"冷端"。如某物体的温度需要稳定，把它放在冷端，散热部分放在热端。目前TEC一般采用单片集成电路。

(4) 信号处理系统

它的主要功能是完成图像信号采集、视频合成、数据通信等，系统主要由A/D、D/A、FPGA、DSP、FLASH、SRAM、通信接口和电源组成。A/D器件将读取电路输出的模拟信号转换成数字信号；DSP和FPGA芯片分别对输入的数字信号进行相关处理；视频合成芯片将处理后的信号转换成标准视频格式；D/A将数字视频信号转化成模拟视频信号，然后输出到显示装置；电源系统提供稳压电压，以保证各芯片的正常工作。

(5) 显示器

它将红外辐射以红外热图像的形式显示出来。

2）主要性能指标

临床应用中，现在已经有基于红外热成像技术制造的专门仪器，即红外热像仪。对热像仪的温度分辨率、空间分辨率、帧幅速度、视场角、景深以及显示系统的要求，随不同的疾病诊断有所不同。一般来说，温度分辨率不仅和探测器的等效噪声温度、前置放大器的噪声指标有关，而且还和显示系统有关。空间分辨率极限由探测器光敏面尺寸等决定，同时还受帧幅时间的限制，当然，实时显示必然要牺牲空间分辨率指标。医用红外热像仪可达到以下技术指标：① 温度分辨率小于 0.1 ℃。② 空间分辨率大于每厘米 5 线对，为 1.0～3.0 mrad。③ 帧幅速度不超过 1 s。④ 可变调焦距离为 0.3～3 m，视场角 15°～20°，景深 1～1.5 m。⑤ 显示系统用黑白或彩色显示器，能够实时观察。

3）诊断疾病原理

正常人体的温度分布具有一定的稳定性和对称性。由于解剖结构、组织代谢、血液循环及神经状态的不同，机体各部位温度不同，可形成不同的热场。当人体某部分存在疾患或功能发生改变时，该处血液流动和细胞代谢会发生变化，导致人体全身或者局部的热平衡受到破坏或影响，在临床上表现为组织温度的升高或降低。如果人体全身或局部的温度偏离正常状态，则意味着可能存在疾病或损伤。因此，温度是最常用于观察与衡量人体机能正常与否的指标之一；而组织温度发生变化，发射的红外辐射强度也相应发生变化，于是，通过接收人体不同部位红外辐射，利用红外探测器和信号处理系统将红外辐射信号转换为电信号，该信号的大小可以反映出红外辐射的强弱。电信号经过电子学处理，将形成被探测组织的红外热图像，应用专用的医学红外热图像处理软件，对获得的图像进行温度和形态的分析处理，图像用显示器显示。医生根据显示的图像便可以获得人体的健康状况、是否患有疾病、患病程度以及患病部位等信息，实现对疾病的诊断。临床试验研究证实，红外热成像技术具有独特优势，即便是对于未出现结构形态异常的病变，也能成功检测；能有效判断组织的功能状态和代谢水平，更加及时、敏感地判别人体的病理状态。而且整个诊断过程无创伤、无辐射、方便快捷、费用低，易被患者接受。除诊断鉴别疾病外，红外线成像技术在疾病疗法评价、医学研究方面均有应用价值。

皮肤是人体的主要散热器官，临床应用红外热像仪检测的主要目的是发现有无局部皮肤的温度异常。皮肤温度是由皮下组织流向皮肤表面的热量和由皮肤向周围环境辐射的热量之间达到动态平衡的结果。当人体皮肤表面温度不同时，红外热成像图像显示的颜色将有所差异，由低温至高温对应的颜色分别为黑色、深蓝色、浅蓝色、浅绿色、绿色、黄色、浅红色、红色、深红色、白色。健康人群体温正常且稳定，而且空间分布具有对称性，当人体部分组织器官出现功能改变或病变时，此区域的细胞新陈代谢情况和血液循环情况均会改变，打破热平衡，使人体体表温度发生变化，空间分布也失去对称性。因此，根据图像的颜色和分布对称性可诊断疾病。当然，皮肤温度除受到深部组织器官的影响外，也受到局部皮肤的血流供应、新陈代谢和神经调节作用的影响，在进行具体诊断工作时需要考虑这些因素的影响。

4）医学应用举例

（1）早期疾病探查

利用红外热成像技术能及时发现人体组织异常或者异常苗头，以利患者去做进一步深查和及早治疗，使许多疾病消灭于早期阶段。亚健康是一种临界状态，虽然没有明确的疾病症状，但却存在机体功能的下降，准确、便捷的判别亚健康状态并及时纠正，对预防疾病发生具有重要意义。有研究者利用红外热像技术分别对出现颈部不适及胸痹症状的亚健康人群进行研究，发现其颈部不适部位与热图异常区域符合，亚健康态胸痹组的症状表现程度亦与红外热图像异常符合。

（2）疾病诊断

红外热成像能提供病变部位的温度及其分布，而红外热成像技术探测温度变化灵敏度高，当温度变化超过 0.05 ℃时，就可以检测和记录到这种变化，并显示出异常高温的部位，以此推断组织的血液循环、代谢状态，判断病变性质、程度及累及的范围，以利作出正确诊治方案。典型的诊断有肿瘤的早期诊断。肿瘤有良性、恶性两大类。良性肿瘤由分化较成熟的细胞组成，生长缓慢，呈扩大性发展，与周围皮肤温差较小，通常在 1 ℃以内；而恶性肿瘤是由不成熟的细胞构成，血管丰富，生长迅速，恶性肿瘤细胞的温度一般高于正常细胞，有时可高 2～3 ℃，这在红外热成像图上可显示出清晰病灶部位。现在，医用红外热像技术在多种恶性肿瘤的诊断中得到了较广泛的应用。有关资料显示，乳腺癌红外热像显示效果最好，诊断检出率达 92%，并认为是乳腺癌普查的有效方法。此外还用于肺癌、肾上腺肿瘤、甲状腺癌、淋巴瘤、鼻咽癌等的辅助诊断。红外热成像技术也能将一些诊断仪器不容易发现的人体病变清楚地显示出来，对诊断增生性疾病、炎症和早期癌症有着重要价值。

（3）血管疾病诊断

人体温度主要由血液循环状态来决定，当有血管发生病变时，血液流动发生障碍，皮肤温度相应降低，此时在红外热成像的图像上可清晰地显示出病变部位及范围。

早期诊断冠心病是红外热成像技术中一项典型应用例子。冠心病是心血管疾病中的常见病，它是冠状动脉粥样硬化改变导致血管管腔狭窄、阻塞和（或）因冠状动脉功能性改变（痉挛）导致心肌缺血、缺氧或坏死而引起的心脏疾病，包括慢性心肌缺血综合征（隐匿型冠心病、稳定型心绞痛、缺血性心肌病）和急性冠状动脉综合征（ST 段抬高型心肌梗死、不稳定型心绞痛、非 ST 段抬高型心肌梗死）。有关资料显示，冠心病的患病率呈逐年上升趋势，且发病趋于年轻化。该疾病病情复杂，病变持久广泛，是导致心脏性猝死的最主要原因，严重威胁健康，给社会及个人造成严重经济负担。

冠心病早期症状不明显，目前临床可用于早期诊断的方法受到多种因素影响，存在一定的局限性。医用红外热成像技术可将机体细胞代谢所产生的热辐射在体表以可视化、数字化的形式呈现，具有简单、安全、高效、敏感等特点。在冠心病早期诊断方面，红外热成像技术可较为敏感地发现早期冠心病的异常热图表现，可应用于早期冠心病心肌缺血的辅助诊断和疗效评估。

此外，红外热成像技术还可以用于其他疾病诊断，如炎症、疼痛、血液循环障碍、神经病以及烧伤程度等的诊断，也为头痛的分型诊断提供了一种快速、简便、实用、无创伤的新检查方法。在颈腰椎病的诊断上，红外热成像的像图可客观地显示出病变及疼痛部位、区域范围，以补充和完善 CT，MRT 的局限性。在急慢性颈肩痛、腰痛、腿痛等疾病的辅助治疗中也发挥重要作用，且整个检查过程无创伤、无辐射、方便快捷、费用低，易被患者接受。与结构影像学相比，红外热成像技术能更清楚地显示疼痛累及的软组织范围，便于医师动态、直观地观察受检者主诉疼痛部位的变化，利于疼痛疾病的早期筛查、诊断及病变部位转归。

（4）健康评估

人体体表温度与局部皮肤血流量、组织代谢水平、深部组织器官功能状态及神经调节密切相关，当人体发生病理改变或某种生理状态发生变化时，局部温度的变化往往要早于主观症状的发生，这就使红外热像技术成为健康评估领域的一项新技术。

(5) 追踪观察病情

红外热成像技术的成像信号取自人体自身发出的红外热辐射，对人体无任何损伤，可反复进行；图像由计算机保存，可以反复调读；也能对病情行局部和全身的动态监视，及时发现新的变化，对诊断及治疗方案进行修正。图 3-28 显示了鼻咽癌患者放疗前后的红外热成像图，通过比较两张图可以看出：病灶在缩小，温差在降低，显示治疗明显有效。

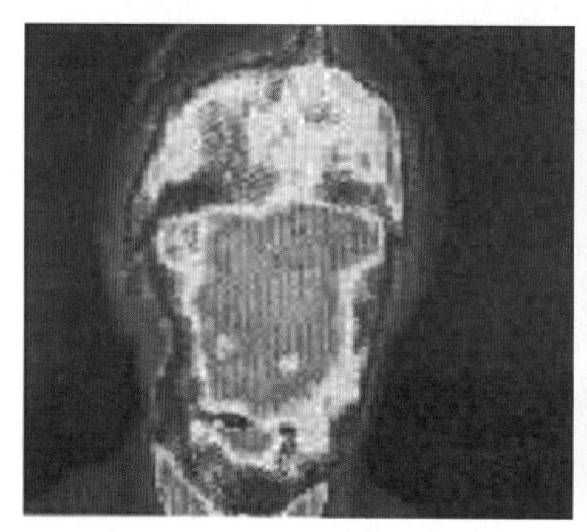
(a) 放疗前

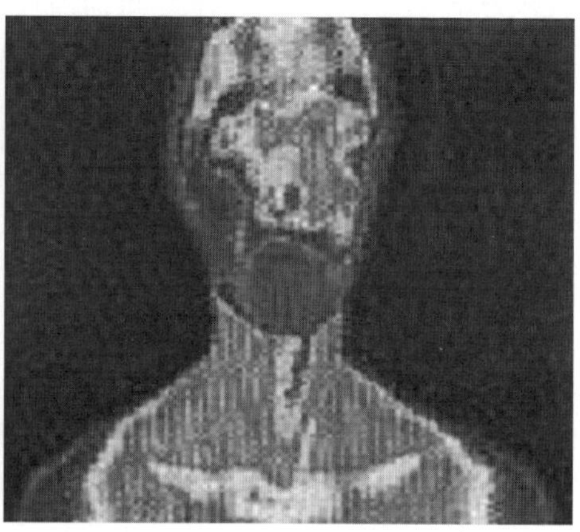
(b) 放疗后

图 3-28 鼻咽癌患者放疗前后的红外热成像图

二、光场疾病诊断技术

光场诊断技术已应用于眼科、肿瘤科、外科、内科、皮肤科、妇产科、耳鼻喉科等各科，并且获得了很好的诊断效果，协助医生制订合理、精准的治疗方案，助力千百万患者早日康复。

(一) 光谱诊断技术

生物组织和细胞的基本组成是生物大分子，构成生物分子的每一种分子基团都有其专属的特征光谱峰。在人体组织发生异变的过程中，组织细胞内的大分子组分含量及结构都会发生改变，在早期，组织在形态上并无明显区别，无法直接用肉眼识别出来，但生物组织内的分子构型、生物活性和构象的变化信息都能从它们的光谱图中获取。光谱分析技术有很高的时间分辨率、灵敏度、精确度，而且是无损伤、安全、快速的。疾病总是会导致人体组织或体液（如血液、尿液、汗水、唾液等）的成分、生物分子结构等发生某种变化，光谱技术是探测生物组织发生这些变化最灵敏的技术。由疾病引起人体各种器官组织及体液的变化在其光谱图上会有所反映，不同的疾病在光谱图上将出现对应不同的特征光谱，它们是疾病的印记；反过来，通过获得患者的组织或体液的光谱图，根据其光谱特征也就可以判断患者是否出现病变，患了什么病，亦即医生能够及早、精确地作出诊断。同时，不同人群的人体组织或者体液的光谱也有不同特征，这意味着光谱诊断有个体化性，即人们说的精准诊断。激光器发明后，利用激光技术又把光谱诊断技术往前推进了一步，开发了诊断新技术——激光光谱诊断技术，它给医生设计治疗方案、评价治疗效果提供了更多和更有价值的信息。

激光光谱诊断是利用激光器做激发光源获得人体组织的光谱，实施诊断疾病的技术。激光技术能够大幅度地提高光谱技术的探测灵敏度和准确度，利用激光光谱技术能观察和研究构成物质的单个原子或分子，用在医学上能够明显地提高诊断疾病的技术水平，并开辟了非侵入性、微量化、自动化和实时快速诊断疾病新途径，如激光通过光纤与内窥镜结合，利用激光荧光光谱法实时诊断体腔内肿瘤；利用激光多普勒探测技术，测量人体组织微血管的血流速度和血流量；激光反射光谱分析法可非侵入性地测量人体血流成分；激光微区光谱分析法可获取 10^{-6} g 微量组织样品成分含量信息。

激光光谱技术包括线性激光光谱和非线性激光光谱，前者采用激光器做光源获得物质光谱，其光谱分辨率和分析灵敏度较之传统光谱技术获得大幅度提高，进行物质成分分析只需微量样品（微克量级），比传统光谱分析需要的样品量（最低几毫克）少得多。利用超短激光脉冲做光源建立的激光皮秒光谱技术（包括皮秒衍射光谱、皮秒荧光光谱、皮秒吸收光谱、皮秒拉曼光谱、串级跃迁皮秒光谱等）能够了解物质变化的瞬态过程，可揭示有关生物变化微观过程的动态规律。

非线性光谱学是基于激光与物质相互作用的光学非线性现象建立的新型光谱技术，如激光饱和吸收光谱技术和双光子吸收光谱等，前者利用激光与物质相互作用发生的光学饱和吸收效应，后者利用激光与物质相互作用发生的双光子吸收效应，消除了多普勒效应光谱线展宽给分析性能带来的不利影响，从而提高了光谱分辨率，原则上可达到 10^{15}，比先前获得的光谱分辨率更高，可高 100 万倍到亿倍，利用它有可能观察和研究构成组织的单个原子或分子的结构。

用于医疗诊断的激光光谱技术主要有激光荧光光谱、激光拉曼光谱、激光皮秒光谱等。

1. 激光荧光光谱诊断技术

物质的原子、分子吸收外来的光辐射能量，跃迁到激发态，然后弛豫到较低能态，并从这些能态往较低能态或者基态做光辐射跃迁，同时发射光辐射，其发射的光波长较激发的光波长长，发射出的这种光就叫荧光。荧光的能量-波长关系图就是荧光光谱，它有如下几种类型：

1) 激光原子荧光光谱

这是物质的原子吸收激光能量跃迁产生的荧光光谱，它又可以分三种类型。

(1) 激光共振荧光光谱

这是由原子吸收特定激光波长跃迁到高能态，然后跃迁回基态时产生的荧光光谱，产生的荧光波长与激发光波长相同。

(2) 激光非共振荧光光谱

它又分两类：斯托克斯(Stokes)荧光光谱和反斯托克斯(AntiStokes)荧光光谱，前者是原子被激光激发到高能态后，跃迁回基态的过程中，或者由高能态弛豫到低能态后再跃迁到基态过程中产生的荧光发射，此荧光波长比激发的激光波长长；后者是处于激发态的原子吸收了激光能量之后跃迁到更高的能态，随后跃迁回基态过程中产生的荧光光谱，此荧光波长比激发的激光波长短。

(3) 多光子荧光光谱

这是原子一次同时吸收两个以上激光光子跃迁至高能态，随后跃迁回基态或低能态时产生的荧光光谱，它所用的激发光波长是单光子吸收的 2 倍或者多倍。因此，用红外光或者可见光激发物质，就可以获得其紫外波段荧光光谱，能够避免因缺少优质紫外光学元件给在这个波段的光谱分析带来的困难。

2) 激光分子荧光光谱

这是物质的分子吸收激光能量跃迁产生的荧光光谱。分子荧光光谱与激发光波长基本上无关，只与物质的能级结构有关。

3) 诊断疾病原理

研究显示，人体正常组织与发生病变组织或其体液，在相同波长激光的激发下发出的荧光波长和强度不相同，将激发出的荧光通过光导纤维送入单色仪自动分光，由扫描记录仪绘出光谱曲线，通过分析光谱图的波形和强度分布，可以区分出正常组织或者病变组织。正常组织的荧光谱波形的对称性高，而病变组织的对称性差；正常组织和病变组织的荧光谱峰值波长位置以及其谱线或者谱带的半宽度等也不相同，病变组织的荧光谱峰值波长较短，半宽度也较大；正常组织和病变组织的荧光光谱精细结构也有明显的差异，病变组织的荧光谱有几处明显的小峰，即精细结构峰，而在正常组织的光谱图上没有这些精细结构峰。

利用激光荧光光谱技术还能够探测人体细胞新陈代谢的变化，从而推知人体身体健康状况以及将会患什么疾病等。人类的细胞属于他营类细胞，它必须从周围环境中获得营养（如葡萄糖）才能生存，细胞中的辅酶 NADH 和 NAD 与细胞中营养物的分解过程和 ATD 形成过程有密切关系，NAD 的还原态（即 NADH）在光波长 340 nm 附近有比较宽的吸收带，并且在波长 480 nm 附近发射荧光，因此，波长 480 nm 这个荧光谱峰的强弱也就反映 NADH 的分子浓度，而 NAD 不吸收波长 340 nm 的光辐射，也不产生波长 480 nm 的荧光。所以，根据组织细胞被激光激发后波长 480 nm 的荧光的强度变化，便可以知道 NADH 的含量变化，也就可以推知细胞新陈代谢的变化情况。

根据被检测人体组织的荧光物质来源，又可将荧光光谱诊断技术分为两类，一类是利用外加荧光物质实现检测的方式，称为外源荧光光谱诊断或者敏化荧光光谱诊断法；另一类是自体荧光光谱诊断。

（1）激光外源荧光谱诊断

某些荧光物质（如光敏剂）与病变组织有较强亲和力，比在正常组织中滞留能力大。当把荧光物质注入人体后，在病变组织内将聚集较高浓度的荧光物质，而正常组织则吸收量很少并迅速排走，因此，正常组织与发生病变组织内的荧光物质浓度很快会出现较大差别；同时，这种荧光物质在适当光波长辐射的激发下能发出具有特征光谱的荧光。有些外源荧光物质本身不具备发光特性，进入人体后通过体内代谢生成荧光发光物质并聚集在病变组织内，产生强度较高荧光。因此，当用适当波长的激光（一般是红光或者近红外激光）照射人体组织时，在有病变组织的地方便发射出较强的荧光，通过对其荧光光谱进行分析便可以判断人体是否出现了病变的组织，即患了疾病；同时，根据产生的荧光光谱特征，可以判断是患了什么类型疾病以及患病组织部位。

激光敏化荧光光谱方法常于诊断癌症，诊断的灵敏度也较高。因为用于诊断癌症使用的荧光物质其荧光光谱是已知的，而且其光谱特征明显，容易识别；且有较高的荧光效率，探测灵敏度比较高。不过，由于被诊断检测者必须先注射荧光光敏药物，而目前大多数荧光光敏药物都有一定的副作用，需要研制性能更好、对正常组织无毒副作用的荧光光敏剂。

(2) 激光自体荧光光谱诊断

自体荧光是指不需要借助外源性荧光物质,生物组织在光激发下便能产生荧光。人体的组织和体液都广泛存在荧光团或生荧团,如胶原蛋白、弹性蛋白、还原型辅酶Ⅰ、黄素腺嘌呤二核苷酸等,在一定波长的光激发下,它们会发射出不同波长的荧光信号,借助于光谱仪和光学多道分析仪可将这些荧光信号记录形成光谱图,并称为自体荧光光谱。其中胶原蛋白发射的荧光光谱峰值波长位置在 390 nm,弹性蛋白发射的荧光光谱峰值波长位置在 400 nm,还原型辅酶Ⅰ发射荧光光谱峰值波长位置在 460 nm,黄素腺嘌呤二核苷酸发射荧光光谱峰值波长位置在 520 nm 等。

癌的抗原表达具有异质性和易变性,尤其是早期胃癌,产生的抗原量是极少量的,用一般的检测技术很难检测出来,这给早期诊断增加了难度。由于癌细胞对正常细胞的浸润和破坏,癌细胞本身的坏死使细胞内呼吸链上的黄素酶和细胞色素类释放于血液中,核酸的水解产生嘌呤和嘧啶核苷酸,这些物质都能产生较强荧光;而在正常组织中这些荧光物质的含量比较少。于是,人体不同部位的正常组织和发生病变组织在相同波长的光激发下,它们彼此的自体荧光光谱出现差别,比如光谱强度和波形上均会有区别,而且这种差别还比较明显,如正常组织的自体荧光光谱强度明显高于发生病变组织的,以大肠癌来说,大肠癌组织与相应正常组织的光谱强度之比为 1∶1.5～5。除了谱线强度不同之外,大多数人体部位病变组织的光谱主峰出现红移,图 3-29 是人体离体正常结肠组织和癌变结肠组织在 405 nm 波长光激发下的归一化自体荧光发射光谱,由图可见,人体正常和癌变结肠组织均在波长 520 nm 和 620 nm 处存在荧光峰,与正常组织不同的是,癌变组织在波长 620 nm 处的峰位置发生约 15 nm 的红移,并且在波长 690 nm 处还存在一个特征峰。表 3-5 列出了人体正常组织和病变组织的自体荧光光谱的一些差别,基于这些差别,也就可以识别正常组织和发生病变组织,达到诊断疾病的目的,而且用这种光谱技术诊断不需要给人体注入任何其他荧光光敏药物。

正常组织与病变组织的自体荧光光谱出现差别,在前面第二章已经介绍过,主要是两种组织内的组织结构和荧光物质成分以及形态分布的不同。因此,正常组织和病变组织在受到同样条件的光激发时,它们所产生的自体荧光光谱形状和强度不一样。

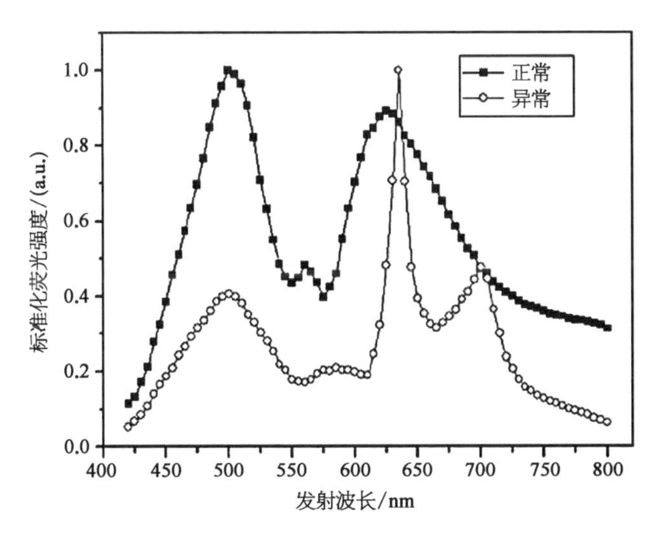

图 3－29　人体正常和癌变结肠组织的归一化荧光发射光谱

此外，有关资料显示，激发光波长对生物组织荧光光谱特征也有影响。当激发光波长小于 350 nm 时，正常组织和病变组织的荧光光谱形状相似，强度不同；当激发波长大于 350 nm 时，正常组织和癌变组织的荧光光谱除光谱强度不同外，谱线形状也出现较大差异。图 3－30 是神经系统肿瘤的自体荧光光谱图，图上显示出不同的激发光波长，产生的荧光颜色不同，光波长和光谱强度也不同。

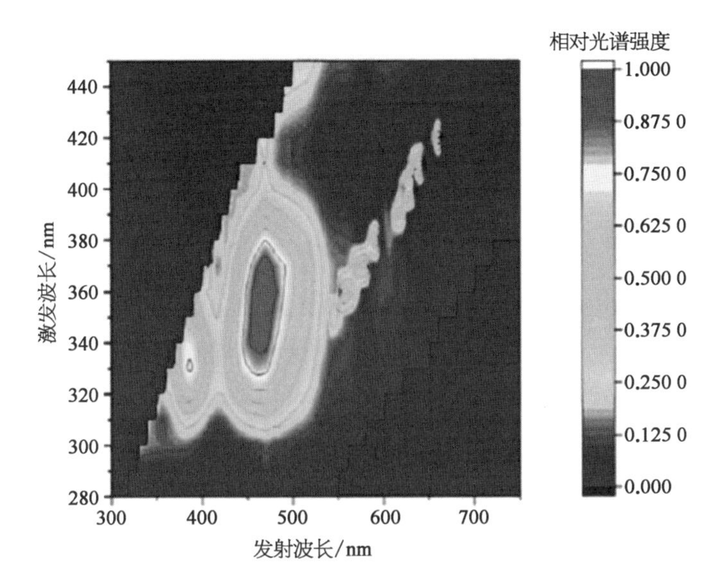

图 3－30　神经系统肿瘤的自体荧光光谱

表 3 - 5　正常组织和病变组织自体荧光光谱的比较

研究对象与目的	光源及光波波长	检测方法	光谱特征比较					判别标准
			主峰波长/nm	主峰相对强度	次峰波长/nm	次峰相对强度	其他特征	
区分肺 N 与 C	三倍频 Nd:YAG，355 nm	自体荧光，光谱分析，离体	N：471.6±5.2 C：461.9±4.3	N：14 854±4 621 C：24 227±4 349	—	—	N：主峰 540～560 nm 及 580～600 nm 处有两次峰 C：平滑下降	$I_{580\ nm}/I_{600\ nm}$值(C>N)
肺 N 与 C 不同组织层的荧光分布和特性	He-Cd，442 nm	自体荧光，显微荧光摄像及光谱分析，离体	N：508—514 C：515		—	—	C：685 nm 处有一小峰	荧光强度比
区分结肠 N 与 C	N_2，337 nm	自体荧光，光谱分析，离体	N：459±3 C：476±8	N：12 028±3 163 C：1 711±1 433	N：400±3 C：390±3	—	1. N，C 均呈明显双峰； 2. 近红光侧，主峰下降幅度 N>C；	1. I_{400}/I_{530}(值 N>C) 2. 主峰强度(N>C) 3. 主峰波 RC 比 N 红移
区分结肠 N 与 C	337 nm	自体荧光，光谱分析，离体，在体，内镜	N：461.46±4.35 C：465.15±4.16	N：0.74±3.32 C：0.27±0.17	N：395.97±0.35 C：398.08±5.64	N>C	1. N，C 均呈明显双峰； 2. 近红光侧，主峰下降幅度 N>C； 3. 体内，体外线性无明显差异，荧光强度体外>体内	1. I_{400}/I_{500}值(N>C) 2. 主峰强度(N>C) 3. 集成荧光强度(N>C)
区分大肠 N 与 C	370 nm	自体荧光，光谱分析，在体，内镜	N：460±20 C：470±15	N 为 C 的 2 倍以上	—	—	C：400±20 nm，670±20 nm 处有小峰	1. 峰值比例； 2. C 在特定波段的特征峰

续　表

研究对象与目的	光源及光波波长	检测方法	光谱特征比较					判别标准
			主峰波长/nm	主峰相对强度	次峰波长/nm	次峰相对强度	其他特征	
区分大肠N与C	微光采用滤色片分成红绿光	自体荧光，光谱分析，在体，内镜	—	—	—	—	红绿光所激发的荧光色相N为单色绿色，C为粉红	红绿光谱比例
区分大肠N与C	N_2,337 nm	自体荧光，光谱分析，在体，内镜	N：456. 74±3.2 C：463. 61±2.26	N>C	N和C均在395左右	N>C	1. N和C均呈双峰； 2. 主次峰荧光强度化； N：5.88±3.56 C：1.36±0.70	1. 荧光积分强度(N>C)； 2. 主次峰荧光强度化(C≥2，N<2)
区分胃N与C	N_2,337 nm	自体荧光，光谱分析，离体	N：464.6±2.5 C：466.5±3.8	N：12 259±3 547 C：4 695±3 063	N：3 922±7.6 C：390.0±7.4	N：4 385±1 967 C：1 453±1 537	N和C均呈双峰	主峰、次峰、峰谷荧光强度化(C≥2，N<2)
区分胃N与C	N_2,337 nm	自体荧光，光谱分析，在体，内镜	N：463±8 C：466±9	N：9 649±2 074 C：3 446±1 693	395±5	N>C	1. N和C均呈双峰； 2. N次峰下降较C快	$I_{400\ nm}/I_{530\ nm}$值(N>C)
区分胃N与C	N_2,337 nm	自体荧光，光谱归一化，高斯拟合法	460左右	N>C	—	—	C：420 nm处下陷为一波谷	1. 归一化后420 nm处，C为波谷，N平滑上升；2. 高斯拟合后，C缺少418.9 nm的荧光
区分乳腺N与C	Ar,488 nm	自体荧光，光谱分析，离体	N：520 C：535.6	—	—	—	N呈三峰，C为单峰	峰值数目

N：正常组织；C：癌变组织

(3) 激发光波长的选择

激发光波长的选择是自体荧光光谱诊断系统的关键参数之一。优化选取激发波长需要综合考虑荧光物质激发效率、穿透组织深度等因素，使之能够有效地激发组织的荧光物质，最大限度地反映不同类型组织荧光光谱之间的差异。与蓝绿光相比，紫外光波长在组织中穿透深度较小，如波长 337 nm 的光其穿透组织深度约为 200 μm；而波长 442 nm 的光其穿透组织深度约为 600 μm；但紫外光可激发的荧光物质成分较多，激发光波长在 325～370 nm 波段时，主要的荧光峰波长出现在 390 nm 和 460 nm 附近，同时还可能出现 630 nm 和 690 nm 的卟啉荧光峰。也有研究显示，采用波长 337 nm 的光激发可较好地区别肠道正常和癌变组织，而采用波长 405 nm 和 436 nm 的光激发时，正常和癌变组织的自体荧光光谱均没有显著差异，区分组织的效果不理想。采用近红外光也可以激发肠道腺瘤性息肉和增生组织的荧光，与紫外和可见光相比，近红外光更安全而且在组织中的穿透深度更深。自体荧光激发-发射矩阵(EEM)是寻找最佳自体荧光激发波长的主要途径，采用波长在 260～540 nm 范围、间隔 20 nm 的激发光检测结肠组织的荧光光谱，得到结肠组织 EEM 矩阵，通过对比不同组织在不同激发光波长下的自体荧光光谱，得出最佳结肠癌诊断的发光波长为 340，380，460，540 nm。表 3-6 是采用不同激发光波长的自体荧光光谱肠癌诊断的结果。

表 3-6　不同激发光波长的自体荧光光谱肠癌诊断结果

激发波长/nm	荧光波长/nm	算　法	活体	组织类型	灵敏度/(%)	特异性/(%)	主要结论
325	350～600	多元线性回归	否	腺瘤/正常，增生	100	99	光谱形状改变，谱峰蓝移
	350～650	双峰比值法 $I_{386\sim475}/I_{575\sim650}$	否				390 nm 荧光峰来源于胶原纤维
337	300～800	多元线性同归	是	腺瘤，腺癌/正常，增生	80	92	胶原减少，烟酰胺腺嘌呤二核苷酸(NADH)，黄素腺嘌呤二核苷酸(FAD)和血红蛋白增加
	400～700	多元线性同归	是	腺瘤/正常	100	96	突光峰位正常：390 nm，癌变：460 nm

续　表

激发波长/nm	荧光波长/nm	算　法	活体	组织类型	灵敏度/(%)	特异性/(%)	主要结论
	350～650	双峰比值法 $I_{386\sim475}/I_{575\sim650}$	否				390 nm 荧光峰来源于胶原纤维
	350～600	基于主成分分析的 Fisher's 线性判决	否	腺瘤/正常	92.3	90.5	胶原和 NADH 减少
			否	肿瘤/非肿瘤	85	91	肿瘤与非肿瘤的荧光寿命分别为 9.3±0.4 ns 和 10.5±0.7 ns，肿瘤自体荧光衰减较快，可能源于其非辐射衰减过程增强
370	400～700	I_{460}，I_{680} vs. I_{460}	是	腺瘤/正常，增生	90	95	光谱的差异源于组织结构和形态的变化
410	450～800	逐步回归分析	否	肿瘤/非肿瘤 腺瘤/非肿瘤 腺癌/非肿瘤 腺癌/腺瘤	80.6 88.2 57.9 57.9	90.5 95.2 92.9 76.5	NADH 和吡哆醛-5 磷酸减少，腺癌组织存在 635 nm 荧光峰
310/350	300～600	对比峰值半高宽	否				光谱的差异源于荧光团相对浓度的变化
375 478	480～700	双峰比值法 $I_{500\sim549}/I_{657\sim700}$	是	腺瘤/正常，增生 腺瘤/正常，增生	96 98	93 89	算法简单，低相干光源可作为激发光源
450	400～800		否				价格低廉的光源
EEM	250～500	激发发射矩阵比值和差值	否				最佳激发光波长为 330，370，430 nm
	260～540		否				最佳激发光波长为 340，380，460，540 nm
	280～300 310～340 350～400	双峰比值法分析 330 nm 波长激发的光谱	否	腺癌/正常	85	90	最佳激发光波长为 300，320，330，340 nm

续 表

激发波长/nm	荧光波长/nm	算 法	活体	组织类型	灵敏度/(%)	特异性/(%)	主要结论
337 375 405 460	360～650 400～650 420～650 480～650	基于主成分分析的Fisher's线性判决分析单波长激发光谱	否	腺癌/正常	88.9 81.5 59.3 74.1	80.0 77.1 68.6 88.5	胶原和NADH减少
		模式识别多波长激发光谱	否	腺癌/正常	88.9	91.4	

(4) 光谱数据处理

如何正确提取光谱的有效信息也是提高自体荧光光谱诊断准确率的关键。目前,应用于组织自体荧光光谱处理的方法主要有逐步回归分析法、主成分分析法、双峰比值法和模式识别法等。① 逐步回归分析法是一种从众多变量筛选重要变量的多元线性回归法,它按照变量对因变量影响的显著程度从大到小地将变量逐个引入回归方程并剔除影响不显著的变量,因此该方法的计算量比较大。② 主成分分析法是一种降低维数的多元统计分析方法,可从全谱数据中提取少数几个波长或波段作为综合指标,实现对组织类型的区分,常被作为数据压缩的手段,与其他分类算法相结合进行组织类型的区分。③ 双峰比值法则根据光谱的形状选取某两个特定波段,通过计算比值获得鉴别不同组织的阈值,是一种简单的分析方法。④ 模式识别法是基于特征提取分析多波长激发的荧光光谱的方法。前面几种光谱处理算法主要针对单波长激发的荧光光谱进行分析,采用多波长激发的荧光光谱的信息丰富,又能缩短检测的时间,较于单波长光激发,其特异性和准确率均有所提高。

4) 激光荧光光谱诊断仪

图 3-31 是激光荧光光谱诊断仪结构方框图,它包括激光器、传输光纤、采样光纤及荧光检测记录系统 4 部分。

传输光纤是连接激光器、病灶测量点及荧光分析系统的纽带;光纤末端装有定位罩,以固定荧光采集的立体角,利于对组织不同位置做测量并进行对比。在

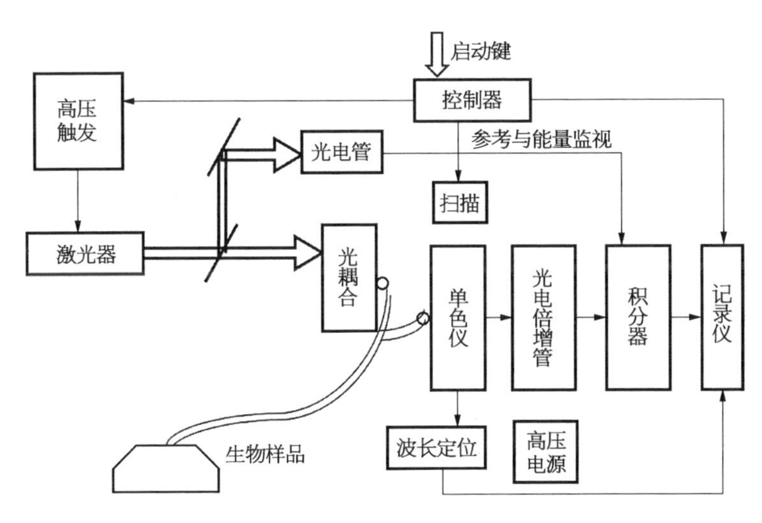

图 3-31 激光荧光光谱诊断仪结构框图

其出口端将光纤排成长条状,使之与单色仪入射缝相匹配,提高荧光接收效率。用透镜将激光聚焦进入传输光纤(耦合角小于 40°),并用五维调节架把光纤定位在透镜的焦点上。由光纤采集的荧光送至单色仪,其分光信号由光电倍增管接收,信号经积分平均后送入记录仪,显示荧光光谱。扫描及记录由控制系统自动完成,它以一路输入、多路输出去控制激光脉冲的重复频率、单色仪的扫描、记录仪的走纸和停机复位等。

5) 疾病诊断举例

激光荧光光谱在医疗诊断上已经获得了比较广泛的应用,下面介绍几种典型的诊断病例。

(1) 诊断癌症

癌症的研究已有几百年的历史了,但至今仍是对人类危害最大的顽疾之一。随着现代医学的发展,在癌症的诊断和治疗上已取得了很大的进步,癌症的治愈率也在逐步提高。如果癌症在早期就得到治疗,其疗效会特别明显。因此找到一种方便、快捷、有效的早期癌症诊断方法的意义是十分重大的。我们知道,癌的抗原表达有异质性,尤其早期癌,产生的抗原量是非常少的,用一般探测方法很难从血清中检测出来,这给早期癌症诊断带来困难。由于癌细胞对正常细胞的浸润和破坏,癌细胞本身的坏死使细胞内呼吸链上的黄霉素和细胞色素类释放于血液中,核酸的水解产生嘌呤和嘧啶核苷酸,这些分子在光辐射作用下都能产生较强荧光。由于正常人血清中这些成分比较少，这就使得含癌细胞血清的荧光光谱与正常人血清荧光光谱出现明显差别，或者说，在癌病变组织的荧光光谱中将出现正常组织所没有的、与癌细胞生长过程的物质代谢特性有关的特征光谱。图 3－32 是癌组织和正常组织的激光荧光光谱，从光谱图上可见，癌组织的激光荧光光谱在波长 630，690 nm 位置出现荧光谱峰，而在正常组织的光谱中不出现。据此，当我们根据对患者做的激光荧光光谱就可判定他是否患有癌症，有关医院对近百例口腔肿瘤患者进行临床诊断，其符合率达 89％；对 11 例皮肤肿瘤患者进行检测诊断，有 10 例与病理切片报告结果相符。对于一些特征不很明显的肿瘤也可利用这种光谱技术进行指示活检，以提高诊断的准确性，发现微小的隐性癌。与石英光纤相结合，可用于对手术切缘进行检测，看是否有癌症组织残余存在，在外科手术中这也十分有用的，它可以让外科医生知道肿瘤组织是否已被完全切除。

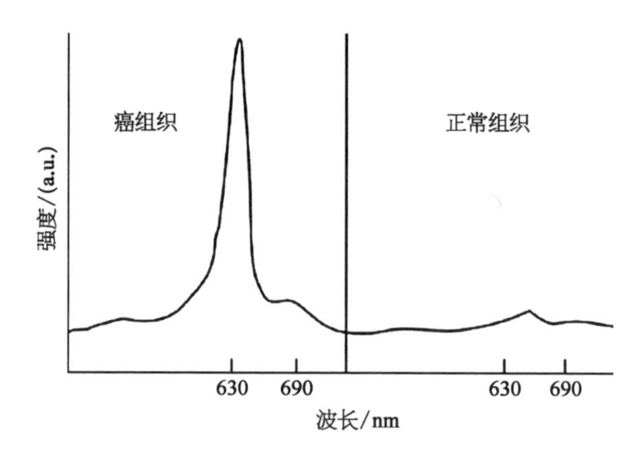

图 3－32　癌组织和正常组织的荧光光谱

利用激光自体荧光光谱也能够诊断乳腺癌、宫颈癌、卵巢癌和子宫癌等妇科肿瘤，有关研究显示，用波长为 300 nm 的紫外激光照射可疑组织并获得其荧光光谱，在波长为 340，440 nm 处的荧光强度的比值，恶性肿瘤组织与良性肿瘤组织（或正常组织）有明显差别。

（2）诊断血管疾病

利用血管的荧光光谱可以鉴别、诊断血管疾病。正常血管内膜荧光光谱的两个峰值波长分别为 396 nm 和 450 nm，归一化峰值强度为 0.69±0.03 和 1±0.03；而出现异常的血管，比如血管内有纤维斑块，其荧光光谱的两个峰值波长则分别为 393 nm 和 439 nm，归一化峰值强度为 1±0.2 和 0.97±0.02，根据两者荧光光谱的差别便可以判断血管是否出现异常。临床资料显示，血管的激光荧光光谱有峰值波长 396 nm、荧光强度在 0.69±0.03 范围内，即为正常血管的概率约为 0.95。采用荧光光谱技术进行这种疾病的诊断优点在于，可以通过光纤传输激光能量，通过对血管内膜或粥样斑块荧光光谱的分析，进行鉴别。诊断后，即可进行激光治疗，使检测和治疗一次完成，诊治简便、易行，患者承受的痛苦也少。

6）中药质量鉴定

中药是中国的传统产业，长期以来，中药以其丰富的资源、独特的疗效、毒副作用小而受世人瞩目。用于药品生产的原料有原料药品、天然产物和医药辅料等；由于地理位置、气候条件、生长环境等因素的差异，不同产地的同一类药材在其活性成分含量和种类上往往相差较大，中药材的道地性特别强调产地和最佳的采收期，以确保其药用成分的组分和含量达到最佳。在药材市场上往往会有大量假冒伪劣产品，特别是一些药材受环境污染的影响，会含有污染物质。因此，为了确保最终产品的质量，中药产品生产过程需要对其从原料到产品出库的整个物料流通过程进行全程监测，光谱分析技术可以在这一流程中发挥重要作用。利用该技术能够进行同属药材鉴别、产地鉴别、药材部位鉴别、真伪甄别以及污染物质测定等工作。

常用的中药防风具有镇痛、镇静、解热、抗过敏、抗炎、抗惊厥、抑菌和增强机体非特异性免疫功能等作用。防风主产地在东北、华北地区，包括东北三省以及内蒙古等省，其中产量最大的是黑龙江省，山西、河北、宁夏、陕西等省也有产出。不同产地防风的重要成分如挥发油以及 4 种色原酮(升麻苷、5-O-甲基维斯阿米醇苷、升麻素、亥茅酚苷)等的含量存在较大差异，这可能与各产地的气候、土壤、种植等环境条件有关，因此不同产地的防风其疗效便有差别。采用荧光光谱分析法可以比较准确、快捷地判断真假防风和其产地。不同产地的防风其荧光光谱不一样，如大庆、四川、内蒙古、吉林等地产的防风，在用波长为 250 nm 和 310 nm 的光辐射激发时，在它们的荧光光谱图上将产生波长分别为 428，438，436 nm 的荧光谱峰，但它们的强度不一样，从高到低依次分别是大庆、四川、内蒙古、吉林的，其中吉林的荧光谱峰强度很弱。

由于受环境污染的影响，一些中药材中可能会含某些有害重金属，如铅(Pb)、镉(Cd)、砷(As)、汞(Hg)、铜(Cu)等。为确保用药的安全性，对中药的重金属含量是有限定的，如2005年中华人民共和国药典一部对黄芪、甘草、白芍、丹参、金银花、西洋参中重金属含量规定：铅(Pb)≤5.0 mg/kg，镉(Cd)≤0.3 mg/kg，汞(Hg)≤0.2 mg/kg，铜(Cu)≤20.0 mg/kg，砷(As)≤2.0 mg/kg。因此必须对中药的重金属含量进行检测。光谱技术是其中重要检测手段，如用原子吸收法测量灵芝中的砷含量，中药口服液中的铬、铅、镉的含量；冷蒸气原子吸收光谱法测定中成药中微量汞含量等。

2. 激光拉曼光谱诊断技术

拉曼(Raman)光谱技术是基于印度物理学家拉曼名字命名的光学散射现象建立的光谱技术，这种光谱有如下特点：

(A) 光谱中每条原入射激发光频率ω_0谱线两侧对称地出现频率为$\omega_0 \pm \omega_n$ ($n=1, 2, 3, \cdots$)的光谱线，在频率比ω_0低的一侧的光谱线称红伴线或斯托克斯线；在频率比ω_0高的一侧的光谱线称紫伴线或反斯托克斯线；频率ω_n也称拉曼频移，它的数值大小与入射光频率ω_0无关，是由散射物质的性质决定，每种散射物质都有自己特定的拉曼频移；其中有些频移与介质的红外光吸收频率相一致。每一种物质都有自己的特征拉曼光谱，因此可以作为物质的"标记"。

(B) 拉曼光谱出现是瞬时的，即入射激发光消失时，拉曼光谱也同时消失；而荧光光谱则在入射光消失后还存在片刻，这段时间称为荧光寿命。

(C) 拉曼光谱线频率一般是分子内部的分子振动频率，有时与红外吸收光谱所得的频率部分重合，光谱范围也相同；谱线波数一般在3 800 cm^{-1}以内；谱线宽度一般较窄。

(D) 拉曼光谱线的强度和偏振性质，各条光谱线是不同的。

拉曼光谱与红外光谱一样，同属于分子的振动和转动光谱，也都广泛用于分子结构的鉴定和成分分析，但产生光谱的原理和实验技术则不相同。红外光谱是吸收光谱，工作在红外波段；拉曼光谱是散射光谱，工作在可见波段。同一分子的各条振动光谱带在两种光谱中出现的概率也不同，因此，红外光谱和拉曼光谱是互为补充的光谱分析方法。

1) 激光拉曼光谱

激光拉曼光谱实际上就是以激光器作为激发光源所获得的拉曼光谱。根据拉曼散射理论，拉曼散射光强度正比于激发光强度，因此，要提高拉曼散射光强度，直观的理解是使用高输出光功率单色光源做激发光源。1960年激光器的问世，为人类提供了光强度高、单色性和相干性好的光束，利用激光器代替通常使用的汞弧灯，大大提高了拉曼散射光强度。使用普通光源产生的拉曼散射光强度很弱，大约只有入射光强度的万分之一，因而获得拉曼光谱需要花比较长的曝光时间，即使用发光强度很高的汞灯做激发光源，一般也需要连续曝光几小时，在照相干板上才能显示出可进行分析的拉曼散射光谱。使用激光器做激发光源，产生的拉曼散射强度大大增强，可在比较短的时间内，甚至是瞬间就可以获得拉曼光谱；而且激光技术的引入，拉曼光谱技术水平也获得了大幅度提高，还诞生了多种拉曼光谱技术，在应用的广泛性和特异性等方面都得到了快速发展。

（1）共振激光拉曼光谱

根据拉曼散射的量子理论，拉曼散射跃迁要经过中间态，这个中间态通常不是分子中的固有能态，所以散射光强度很弱。如果是以分子中实际存在的能态作为中间态，即激发光频率和分子内某一结构或基团的电子能级吸收频率相同，那么对应这一结构或基团振动能级跃迁的拉曼散射强度可提高 100～1 000 万倍，相应地会获得强度很高的拉曼散射光，随着激发光频率逐渐接近于电子最大吸收频率，散射光强度逐渐增强。这种使用属于光学吸收线的光波作为激发光的拉曼散射称为“共振拉曼散射”。

基于共振拉曼散射的共振拉曼光谱技术，其分析灵敏度比常规拉曼散射光谱提高了 2～3 个数量级，灵敏度的极大提高使得利用共振拉曼光谱能够获得比常规拉曼光谱更丰富的光谱分析信息，并且能够观察到在常规拉曼光谱中难以出现的、其强度可与基频相比拟的倍频和组合频的振动光谱信号，也就使得它可以用于低浓度和微量试样的分析检测。气体样品的分子密度一般很低，其拉曼光谱强度很弱，因此进行气体样品拉曼光谱分析通常很困难，但使用共振拉曼光谱技术便比较容易进行。

共振拉曼光谱技术，在原则上它和普通激光拉曼光谱技术相同，光谱技术设备也基本一致，但对激光器有新要求，其输出的激光波长是可调谐的，至少在化合物分子的电子吸收光谱波段内能够部分可调谐，以方便选择合适的激发光频率。随着可调谐激光器技术的发展，共振激光拉曼光谱的应用范围也在不断扩大。

共振激光拉曼光谱对生物化学的研究有广泛应用前景，常用于直接测定物质微量成分；当将激光束聚焦在一极小的微区，还可以进行成分分布测定。由于共振拉曼光谱强度高，不仅能够显示低次振动能态跃迁的光谱，也能够显示高次振动能态跃迁的拉曼光谱，即在电子基态中的各振动能级的分布，从而可以得到分子振动非谐振常数等一系列分子常数。然而，共振拉曼散射并不是对所有的振动频率同样加强，而是有选择性的，对某些振动跃迁的强度显著加强，而对另一些则加强甚少，因此，利用可调频率激光激发物质的共振拉曼效应就非常理想。此外，由于共振拉曼有非常高的分析灵敏度，所以它也可以应用于吸附态分子的研究。

(2) 相干反斯托克斯拉曼光谱

通常将相干反斯托克斯拉曼光谱简写成 CARS 光谱，它是基于介质的相干反斯托克斯拉曼散射效应建立的光谱技术。用两束频率分别为 ω_1 和 ω_2 的激光同时入射到样品上，其中一束光的频率（比如 ω_1）是可调谐的，当这两束激光的频率差 $\omega_1-\omega_2$ 刚好等于分子的某个特征振动频率时，样品便发射出一束强度很强的相干反斯托克斯拉曼散射光。连续调谐频率 ω_1 就获得了样品的 CARS 光谱。这种光谱技术也不需要光谱仪，因而可以消除由光谱仪带来的对光谱分辨率的限制，获得比普通的拉曼光谱更高的光谱分辨率(约高一个数量级)。此外，相干反斯托克斯拉曼散射光具有激光的特性，光强度高、单色性好，因此分析灵敏度也就很高。

普通拉曼光谱技术都是基于探测斯托克斯散射光辐射的，而对于有强荧光辐射的生物体，斯托克斯散射光辐射往往被淹没在强荧光背景中；而 CARS 是探测反斯托克斯散射光辐射，它的光频率向紫移，离开了荧光辐射的频谱区。因此，对于强荧光物质，采用 CARS 光谱技术进行分析有明显的优势。

相干反斯托克斯拉曼散射和相干斯托克斯拉曼散射是基于物质三阶非线性极化率的四光子混合过程，在这个过程中除存在非共振项外，往往还有双光子吸收共振项，它们会与拉曼共振项之间产生干涉，从而引起光谱线型变化。当拉曼光谱峰的振幅与双光子吸收产生的信号振幅接近时，会使拉曼光谱峰由洛伦兹线型变为色散线型。在相干拉曼散射信号强度远大于双光子吸收产生的信号强度时，拉曼光谱峰依然呈洛伦兹线型，但在高频一侧会由于干涉效应而产生凹陷，也就是说，当拉曼共振与双光子吸收共振信号强度接近时，干涉效应最为明显，最容易观察到。

(3) 表面增强拉曼光谱

常规拉曼光谱具有快速、简便、痕量、无损等特点，但由于每个分子固有的拉曼散射截面很小，导致常规拉曼散射效率极低，信号很弱，而且生物样品在检测中常常产生荧光背景，从而使拉曼信号受到干扰，难以获得理想的光谱信号。这些不足极大地限制了常规拉曼光谱技术在生物医学领域的进一步发展与应用。

在 20 世纪 70 年代，科学家通过实验和计算发现，吸附在粗糙银表面上的每个吡啶分子的拉曼散射光信号强度与液相中的吡啶的拉曼散射光信号强度相比，光信号增强约 6 个数量级，显示一种与粗糙表面相关的表面增强效应，被称为表面增强拉曼散射(SERS)。表面增强拉曼散射光谱具备常规拉曼光谱的所有特点，还有效地弥补了常规拉曼光谱强度弱、灵敏度低的缺点，利用它可以获得更为丰富的物质结构和成分信息。此外，这种表面增强拉曼散射，也能够有效地避免散射介质中相似信号的干扰，由此可获得高质量的拉曼散射光信号，因而容易获得高质量的表面分子信号。利用表面增强拉曼散射的极高灵敏度和表面选择性的特点，科学家可以系统地研究溶液阴阳离子、电极基底和电位对表面水分子的结构和取向的影响，对界面水分子的结构和性质有更深刻的认识。一个具有说服力的例子便是用表面增强拉曼散射研究电极/电解质水溶液界面的水分子。表面增强拉曼光谱技术现在已成为一种高灵敏度的生物组织分子结构探测技术，也是高灵敏的疾病诊断技术。

研究显示，能够产生增强拉曼散射作用与材料以及其表面状态有密切关系，在目前仅发现金、银、铜这 3 种金属和少数碱金属(如锂、钠、钾)以及过渡金属(铁、钴、镍等)对拉曼散射有增强作用，其他金属材料还没有取得具有实际意义的研究进展。此外，金、银、铜金属表面需要进行粗糙化处理之后才具有增强作用，而且对不同的金属，对应于最大增强因子的表面粗糙度要求也是不同的，如银表面平均粗糙度达到 1 000 nm 时在可见光范围内具有最大的增强因子，铜在粗糙度为 50 nm 左右时在红光范围内具有最好的增强效果。对表面进行适当的粗糙化处理后不仅使散射表面积增加，而且使吸附在粗糙的银、金或铜表面的分子散射截面比在通常状态的分子增大 $10^4 \sim 10^7$ 倍，相应地就将使拉曼散射光信号增强 1～3 个数量级。

由于各种金属的物理和化学性质皆不同，针对不同的金属，需要采用不同的粗糙化处理方法，对较活泼的 Fe，Co，Ni 等金属可以采用化学刻蚀、电化学阶跃电位和循环伏安等方法，而对 Pt，Pd，Rh 等金属可以采用高频方波电位或电流方法。对同一种金属电极，采用不同的粗糙化方法可得到活化性质很不同的表面，以镍金属来说，在光亮金属表面上吡啶吸附分子的拉曼最强振动峰的强度仅为 0.5 cps，当电极在 HNO_3 溶液中进行化学刻蚀后，最强振动峰的强度可达 21 cps，对刻蚀后的金属进行非现场电化学处理，谱峰强度可达 40 cps，进一步在吡啶存在下对金属进行现场电化学处理后，谱峰强度可达 80 cps。对于金属铂和铑，粗糙后表现出极好的可逆性和稳定性，而且经过实验使用后，只需电化学清洗又可重复使用。

2) 激光拉曼光谱仪

这是获得物质拉曼光谱的仪器,图 3-33 是典型激光拉曼光谱仪光路示意图,它的主要组成部分有激光器、90°偏振转向器与偏振滤光器、样品室和拉曼散射光收集光学系统、双单色器、光电检测器和记录系统。双单色器要求光电分辨率小于 2 cm^{-1},尽可能减少杂散光的干扰。光电检测器包括光电倍增管、直流放大器及光子计数器。

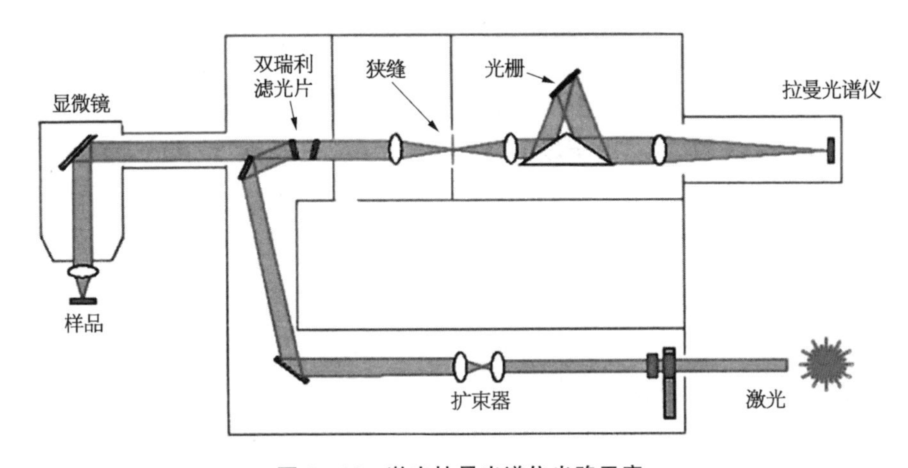

图 3-33 激光拉曼光谱仪光路示意

仪器的工作过程如下:激光束照射到样品上产生拉曼散射光,由复合反光镜和大孔径聚光透镜收集微弱的散射光,再投至双单色仪入口狭缝处;经分光后再投射到光电倍增管光电阴极,由直流放大器和光子接收器将微弱的电信号放大、处理后输入到记录仪,最后记录仪描出散射光强随频率变化的拉曼光谱图。

3) 诊断疾病原理

拉曼光谱对于生物样品的检测具有实时快速、无损、灵敏度高、特异性强、样品无需特殊处理、可以在样品的自然状态下进行检测、不受水分影响、可有效抑制荧光背景等独特优势,被称作生物样品的"分子指纹"。人体血液经过离心处理后获得的血清中包含了 DNA、RNA、蛋白质、脂类、碳水化合物蛋等生物大分子,疾病的发生和演进,实际上是生物分子结构或数量的变化,这些变化远远早于临床症状或体征的发生。拉曼光谱是被公认获取生物中的生物大分子结构和数量变化的有效技术,尤其是水的拉曼散射光谱很弱、光谱图又很简单,故拉曼光谱可以在接近自然状态、活性状态来研究生物大分子的结构及其变化。人如果患病了，或者是存在患病的危险性，他们的生物大分子出现的变化在其拉曼光谱中都能够表现出来，相应地他们的生物组织或者体液的拉曼光谱和发生病变时的存在差别，图 3－34 是正常人和胃癌患者血清，以波长 488.0 nm 和 514.5 nm激光激发的拉曼光谱，其中图3－34(a)，(b)是正常人的，图3－34(c)，(d)是癌患者的。正常人血清，以波长 488.0 nm 和 514.5 nm 激光激发的拉曼光谱有 3 个谱峰，其频移波数分别为 1 009，1 163，1 525 cm^{-1}，通常情况下频移为 1 525 cm^{-1}的拉曼谱峰为最强；胃癌患者的血清拉曼光谱也能观察到 3 个拉曼谱峰，它们的拉曼谱峰频移波数与正常人相同，但 3 个拉曼谱峰的强度较正常人的弱，其中的两个谱峰还算明显，另外一个谱峰很弱，近乎消失。

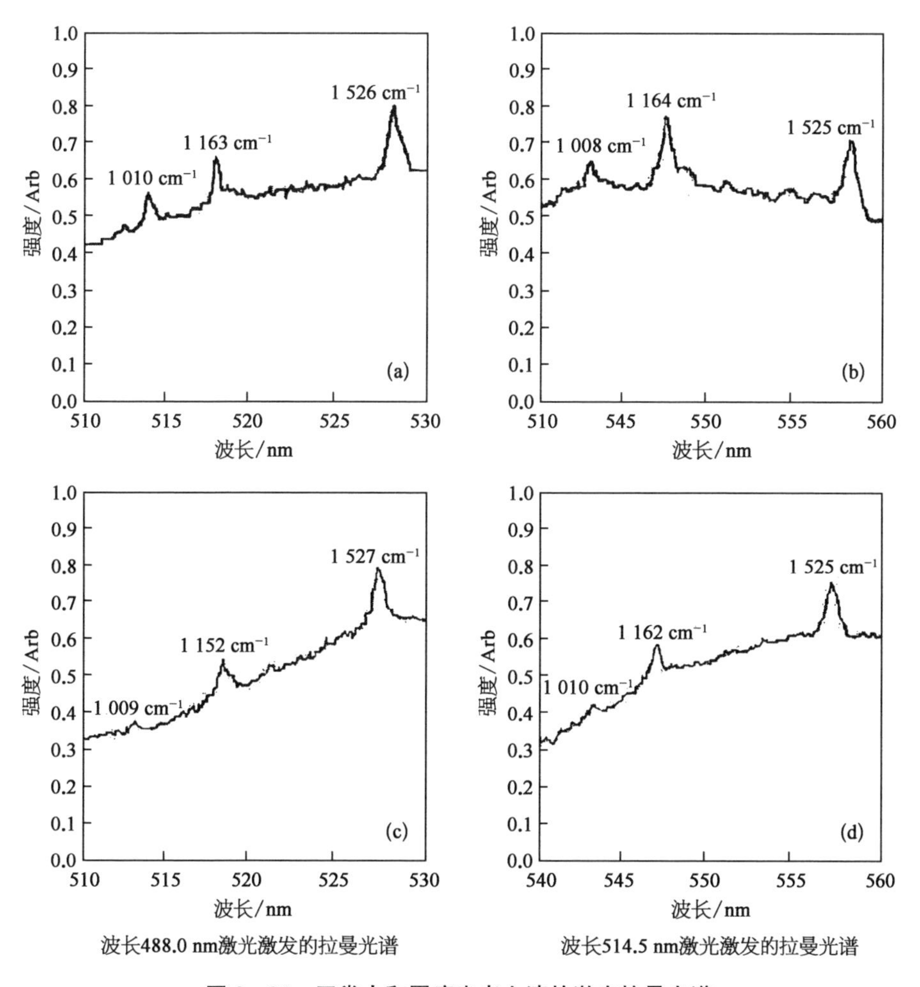

图 3－34　正常人和胃癌患者血清的激光拉曼光谱

因此,通过对一定数量器官病变组织和正常组织的拉曼光谱的对比研究,能找出反映病变组织的特征标志光谱,获得诊断人体病变的信息并将其数据存贮在大数据库中,在临床中根据获得的组织激光拉曼光谱便可以诊断人体是否出现病变。较之于红外光谱,激光拉曼光谱在生物医学和生物学的应用上具有更多长处。首先,水是生物样品中的一种主要成分,它在红外区有强烈的吸收,而水的激光拉曼光谱信号在一般感兴趣的光波长范围内则非常微弱。其次,许多生物样品包含有能产生激光共振拉曼光谱的色素,激光共振拉曼光谱不仅大大加强了微弱的拉曼信号(通常是非共振信号的万倍以上),而且选择性地加强分子结构中具吸收光的部分的振动模式,这些具吸收光的部分通常就是分子中具有显著生物学特征的部分,比如化学反应中心。再次,作为医学应用,激光拉曼光谱还有一个优点,就是易适应用于激发和信号收集的各种光导纤维。

4) 诊断疾病举例

(1) 诊断癌症

在医学上,拉曼光谱可反映疾病引起组织、体液和细胞分子组成的变化,可在分子和细胞水平上用来诊断疾病。拉曼光谱诊断方法具有快速客观、灵敏度高、准确性好、无痛无损、使用简单等特点。

利用拉曼光谱可以进行早期癌症诊断。大量的临床实践表明,癌症的治愈率与其早期诊断和早期治疗密切相关,如果早期发现,并且及时进行适当的治疗,大多数的癌症患者还是可以治愈的。癌症的发生和发展,是一个多因素、多机制、多步骤、漫长而复杂的过程。在癌症发生之前,绝大多数经历了癌前病变阶段,癌前病变是一个正常组织中的细胞发生异型性改变的过程,当异型细胞出现分化和增殖异常、生长失去控制、侵袭或转移等生物学行为时,则演变为癌。研究显示,恶性肿瘤细胞与正常组织细胞的化学结构和物理性质存在着明显的差别。正常组织细胞转变为恶性肿瘤细胞这一过程是一个持续多年的癌变过程,在此期间改变的主要是细胞的代谢状态和化学结构,进而引起组织微观环境的改变。癌细胞可通过血液循环转移,血液循环是癌细胞代谢物的载体,癌变过程中血液的微环境也必定改变,最终会导致肿瘤患者血清与正常人血清中所含的物质成分和含量有所不同,光谱技术能够以很高灵敏度显示其差别,这无疑将提供一种通过常规体检来诊断癌症尤其是早期癌症的新方法。

(ⅰ) 诊断乳腺癌

乳腺癌是女性常见的恶性肿瘤之一,近年来我国乳腺癌的发病率呈明显上升趋势，在女性恶性肿瘤中位居首位。目前临床医生虽可结合多种方法对肿瘤进行诊断，但最终确定肿瘤性质，良、恶性程度等还是要依靠病理学诊断。然而，非量化的病理学诊断操作过程极其烦琐，且常受人为因素影响，激光拉曼光谱技术诊断乳腺癌是一种发展前景很好的新技术。

图 3－35 是乳房正常组织和病变组织的激光拉曼光谱。图 3－35(a)乳房正常组织的拉曼光谱是由脂类谱带组成，而乳房病变组织的拉曼光谱主要是由蛋白质的谱带组成。在图 3－35(b)曲线中，在频率 1 660，1 451，1 262 cm^{-1}的谱带分别是蛋白质中的酰胺Ⅰ、CH_2弯曲振动模和酰胺Ⅲ振动模的，在 1 004 cm^{-1}的谱带是苯丙氨酸振动模的，在 951，870 cm^{-1}的谱峰是脯氨酸和羟脯氨酸振动模的。强脯氨酸与羟脯氨酸的存在提示，乳房病变组织中蛋白质的主要成分是胶原。图 3－35 显示，乳房正常组织和病变组织的拉曼光谱存在着明显差别：乳房正常组织在波数 1 657 cm^{-1}的脂类的 C=C 谱带形状，比乳房病变组织中波数 1 660 cm^{-1}蛋白质的酰胺Ⅰ谱带更尖锐，与 CH_2弯曲模的强度相比要小得多。在乳房病变组织的拉曼光谱中，观察到波数在 1 004 cm^{-1}的苯丙氨酸振动模谱带和波数在 951 cm^{-1}的脯氨酸谱带，而在乳房正常组织中几乎不出现它们。

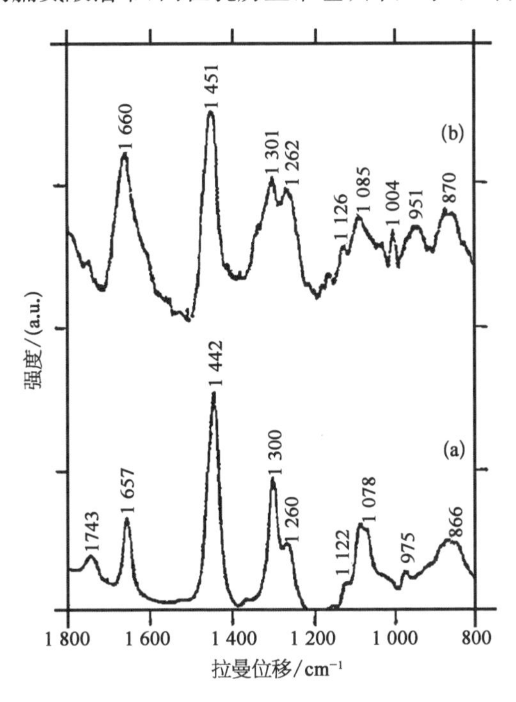

图 3－35 乳房正常组织(a)和病变组织(b)的激光拉曼光谱

从获得的激光拉曼光谱可知，正常人的拉曼光谱强度峰位移波数分别为854，848，838，840，841，845，860，865，851，849，855，858 cm^{-1}，而癌患者的光谱峰位移波数则分别是865，862，869，864，866，863，859 cm^{-1}，即癌患者的激光拉曼光谱谱峰有明显的蓝移现象，平均蓝移十几个波数。科学家认为，根据这些数据差别可诊断乳腺癌，准确度几乎达到100%。

（ⅱ）诊断肺癌

早期诊断和治疗是提高肺癌患者生存率的关键。然而，肺癌早期症状不明显，很难被及时发现，而且现行的常规组织病理学诊断方法也很难检测病变组织、细胞早期所发生的异常变化。因此寻找准确、方便、快捷的癌症早期诊断方法意义重大。

图3-36是正常肺组织与病变肺组织的激光拉曼光谱，图中谱(a)为肺正常组织的激光拉曼光谱，谱(b)为肺病变组织的激光拉曼光谱，两者的光谱图相似，但光谱强度彼此有差别，正常组织的光谱强度比病变组织的强。

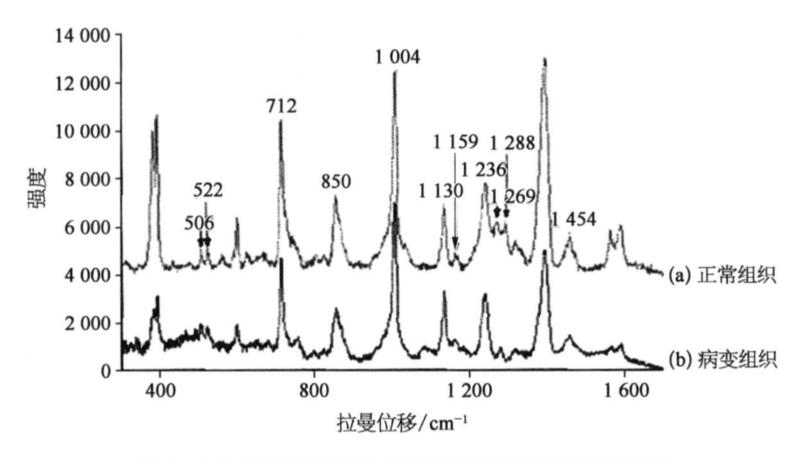

图3-36　肺正常组织与肺病变组织的激光拉曼光谱

唾液检测与血液检测相比具有无创、无疼痛及操作简便等优点；与尿液检测相比具有样本容易得到、取样方便的优点。研究显示，唾液中约1/3的蛋白质与血液中所含蛋白质相同，其中许多蛋白质可用于临床疾病诊断。吴宝平、陈安宇等与首都医科大学的两家附属医院合作，选取已确诊、尚未接受任何治疗的肺癌患者唾液样本19例，其中全身无明显症状Ⅰ期的2例，Ⅱ期的6例，Ⅲ期的11例，采用它们的表面增强激光拉曼光谱数据与45名正常人的唾液光谱数据进行对比分析发现，肺癌患者唾液和正常人唾液的激光拉曼光谱有显著的差异性，

图 3 - 37 是正常人唾液与肺癌唾液的激光拉曼光谱对比，正常人的激光拉曼光谱谱峰波数平均为 758 cm^{-1}，肺癌患者的为 751 cm^{-1}，癌症患者的拉曼谱的谱峰相比于正常人的向低频方向移动了 7 cm^{-1}。

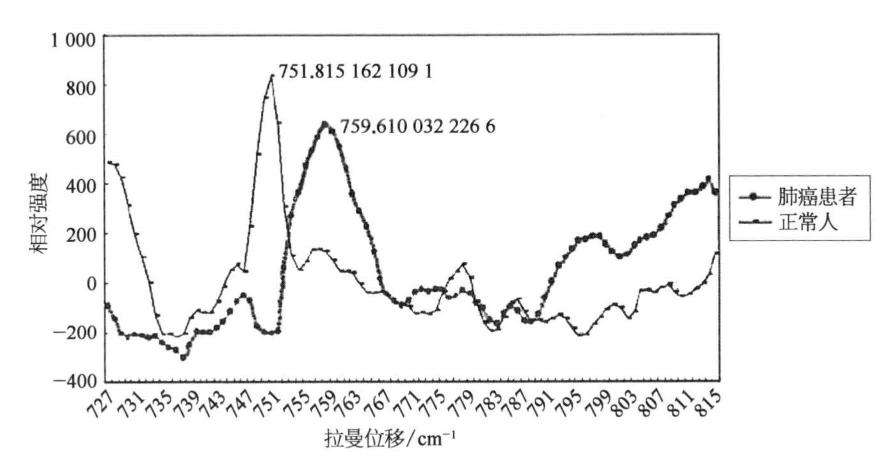

图 3 - 37　正常人唾液与肺癌唾液的激光拉曼光谱对比

（ⅲ）诊断肝癌

肝癌是一种恶性度很高的肿瘤。利用激光拉曼光谱可以获得包括肝癌组织细胞、肝癌癌旁组织细胞、远离肝癌组织的肝脏正常组织细胞的信息以及肝癌病变部位变化的信息等，并诊断患者是否患癌症，以及区分肝癌的不同病变部位。

图 3 - 38 是肝癌、癌旁和肝正常组织的细胞激光拉曼光谱图，图中显示它们的激光拉曼光谱存在明显的差别，正常肝组织细胞在拉曼位移波数 1 070 cm^{-1}

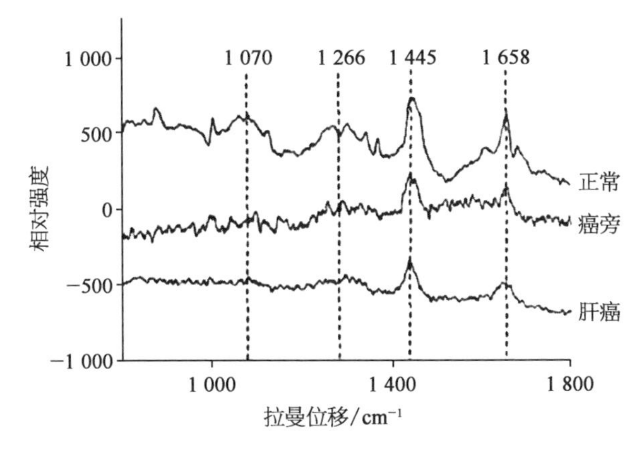

图 3 - 38　肝癌、癌旁和肝正常组织细胞的拉曼光谱

和 1 266 cm^{-1}处的谱峰很明显，而肝癌和肝癌癌旁组织细胞它们这两个谱峰则不明显；肝正常组织细胞在拉曼位移波数 1 445 cm^{-1}的谱峰强度明显高于肝癌和肝癌癌旁组织细胞的。已知拉曼位移波数 1 070 cm^{-1}的谱峰是属于核酸的，1 266 cm^{-1}和 1 445 cm^{-1}谱峰是属于脂类和蛋白的，引起这些谱峰变化的生化物质很可能是致肝癌物。

（ⅳ）诊断口腔癌

激光拉曼光谱也是口腔癌诊治的新技术。头颈部恶性肿瘤在全身癌症发病率中占第 6 位，其中约 1/3 患者为口腔癌，其中又以鳞状上皮细胞癌最常见。口腔癌患者 5 年生存率常不足 50%，属于生存率较低的恶性肿瘤。

将口腔鳞癌血清光谱与正常对照组血清光谱进行比较，获得差异光谱，图 3－39 是口腔鳞癌血清与正常血清间的激光拉曼光谱。从光谱图上可见，波数在 294，446，490，548，726，745，1 136，1 263，1 371，1 445，1 491 cm^{-1}等处，口腔鳞癌的谱峰强度均较正常血清的增强，而在 1 542，1 602 cm^{-1}处谱峰减弱。

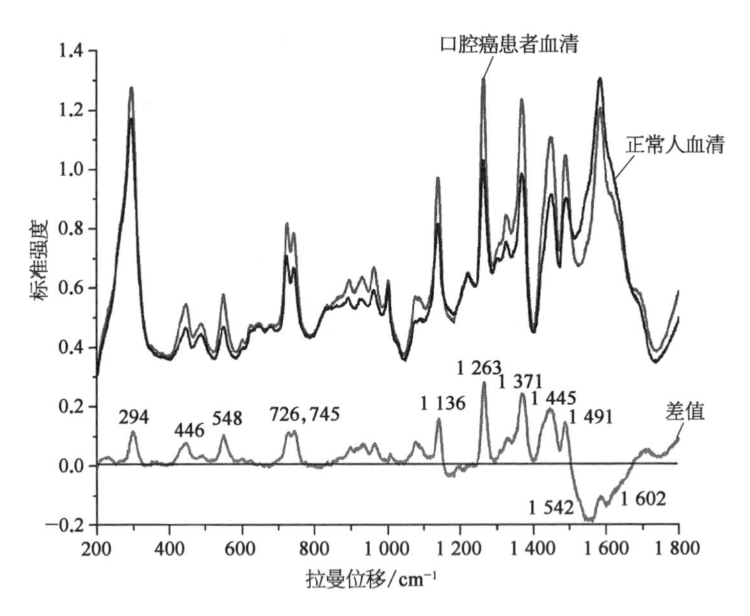

图 3－39 口腔鳞癌血清与正常血清间的激光拉曼光谱

（ⅴ）诊断结直肠癌

结直肠癌是消化道第二大恶性肿瘤，仅次于胃癌，其发病率和死亡率分别位于世界范围内的第 3 位和第 4 位，全球每年有 120 万新确诊的结直肠癌病例，并有超过60万病例死于结直肠癌。

结直肠癌是一种可以通过预防、早期诊治而获得治愈的恶性肿瘤;同时,手术是结直肠癌最主要的治疗措施,能否获得根治,早期诊断也起着关键性作用。因此,早期发现结直肠癌,结合及时的治疗,对于提高患者的生存率至关重要。激光拉曼光谱技术也是能够诊断早期结肠癌的主要技术之一。

图3-40是正常人、结直肠癌前病变患者和结直肠癌患者血清面积归一化后的激光拉曼光谱。在波数600~1 800 cm^{-1}范围内,结直肠癌、癌前病变、正常人血清的激光拉曼光谱呈现多个谱峰,形状也大致相似,主要的谱峰位于波数629,725,815,889,961,1 099,1 142,1 218,1 273,1 331,1 450,1 497,1 589,1 657 cm^{-1}等处,这些谱峰各自代表了不同的生物大分子。癌症患者与正常人的激光拉曼谱图不同的地方是,癌前病变者的谱图上在波数629,961,1 099,1 142,1 218,1 450,1 497,1 589 cm^{-1}等处的谱峰强度较低,而波数在1 331,1 657 cm^{-1}处的谱峰则显示较高的强度;对于结直肠癌患者的谱图,在波数629,725,889,961,1 142,1 331 cm^{-1}等处的谱峰强度较高;同时,结直肠癌患者在波数815,1 273,1 497 cm^{-1}等处出现特征谱峰,这些谱峰分别是属于胶原蛋白、蛋白质酰胺带Ⅲ和核酸的。

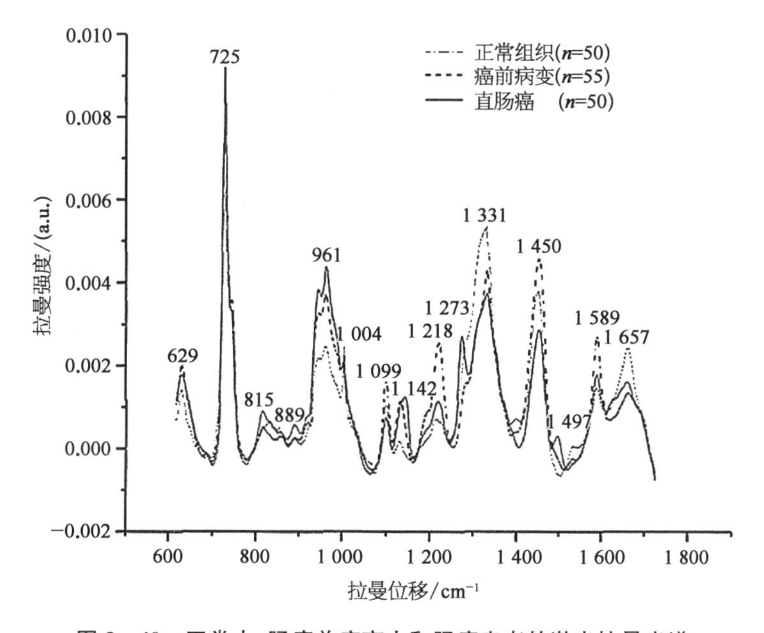

图3-40 正常人、肠癌前病变人和肠癌患者的激光拉曼光谱

(2) 诊断高级别脑胶质瘤

利用激光拉曼光谱可以较好地辅助病理诊断，特别是取材小、细胞混合的病理组织，通过对其激光拉曼谱带的测量和拉曼特征谱峰位移的差异分析，可对脑胶质瘤进行初步诊断，并能区分高级别脑胶质瘤。李燕雏、毛庆等收集 14 例初治或复发的脑胶质瘤患者手术新鲜组织标本，全部病理诊断为Ⅲ，Ⅵ级脑胶质瘤，离体后 48 小时内制作冰冻切片，制作后 2 小时内拍摄它们的激光拉曼光谱，同时拍摄了 1 例正常脑组织的激光拉曼光谱。采用人工寻谱峰和自动寻谱峰相结合的方法找出典型的拉曼光谱特征谱峰，联合应用绝对峰位移比较、相对峰值比较，找出正常脑组织、Ⅲ级和Ⅵ级胶质瘤之间的特征峰及其差异，分析谱峰位代表的分子键的变化。

研究显示，正常脑组织的激光拉曼光谱的谱峰与高级别脑胶质瘤病变组织的相比，在波数 1 664，2 852，2 882，2 930 cm^{-1}等的谱峰存在明显的拉曼位移差异。由于Ⅲ级和Ⅵ级脑胶质瘤细胞内核酸、脂类、蛋白质、糖类等组分的差异，会导致细胞拉曼特征位移的差异。波数 1 064，1 297，1 437，1 664，2 552，2 853，2 932 cm^{-1}等谱峰是属于胆固醇键和脂键的，谱峰 1 005 cm^{-1}是属于苯基丙氨酸的。利用激光拉曼光谱判别脑胶质瘤Ⅲ级和Ⅵ级分期准确率可达 86%，修正分级后达 100%。

(3) 诊断慢性阻塞性肺疾病

慢性阻塞性肺疾病，简称慢阻肺，是一种破坏性的肺部疾病，患病人数多，病死率高。王虹，张少鸿用激光共聚焦拉曼光谱仪获取 13 例慢性阻塞性肺疾病患者和 17 例健康人的外周静脉血血清激光拉曼光谱，13 名患者按慢性阻塞性肺疾病全球创意(GOLD)分级标准，其中 C 级 5 例、D 级 8 例，每个血清样品测 5 个点，将同一样品的 5 条光谱平均，以此代表该样品的血清拉曼光谱信号。试验结果显示，慢性阻塞性肺疾病患者血清激光拉曼谱中多数拉曼谱峰强度均弱于健康对照组，频率(以波数 cm^{-1} 为单位)为 825，848，1 202，1 266 cm^{-1}等谱峰强度最弱；但频率为 1 083，1 103 cm^{-1}的谱峰的强度则高于健康对照组，差异有统计学意义($p<0.05$)。慢性阻塞性肺疾病患者血清激光拉曼谱峰强度与健康者的拉曼谱这种差别，患者血清多种氨基酸、蛋白质、多糖及脂类均较健康人减少，符合临床上患者呈现出的消耗性状态及营养不良状态。

激光拉曼光谱的数据量巨大，通过主成分分析(PCA)处理数据，可以实现减少变量或冗余信息以简化原始数据。通过 PCA 处理数据，并进行线性判别分析

(LDA)、交叉验证及计算 ROC 曲线下面积，结果证明采用血清激光拉曼光谱能够有效地诊断慢性阻塞性肺疾病患者，灵敏度、特异度及准确性均较高。

(4) 诊断丙型肝炎病毒(HCV)感染

自 1989 年以来，丙型肝炎病毒感染已成为全世界关注的问题，据世界卫生组织(WHO)报道，全球有 1.7 亿丙型肝炎病毒感染者，流行率约为 3%。人体被丙型肝炎病毒感染后病情隐匿，病毒感染者在早期症状并不明显，并有 50%～80%的感染患者会转变成慢性肝炎，同时在由急性期转入慢性期的过程中约有 50%～80%的患者仍然未能发现自己已被 HCV 感染，这将加大继续感染他人的风险；而如果能够被诊断确认，并采用抗病毒药物进行治疗，将会有大于 90%的疗效。但是，如果未能及时作出诊断，或者因为技术原因而没有被检测出来，以致没有能够及时得到合理治疗，那么 10～20 年后将有 10%～30%的 HCV 感染者发展成为肝硬化，1%～5%的患者甚至会发展为肝癌。所以早期诊断 HCV 感染，不仅能及时预防丙型肝炎病毒感染疾病传播，还能够增加 HCV 感染患者被治愈的概率，让更多的病毒感染者恢复健康。有关研究显示，利用激光拉曼光谱技术可以对丙型肝炎病毒感染者体内多种肝炎作早期诊断，图 3-41 是健康人和丙型肝炎病毒感染者血清的激光拉曼光谱。图上显示健康人和丙型肝炎病毒感染者血清的激光拉曼光谱较类似，但光谱谱峰强度有差异，特别是拉曼位移在 1 002，1 155，1 515 cm^{-1}这 3 个位置的谱峰强度差异更明显，丙型肝炎病毒感染者的激光拉曼光谱带强度明显比非感染者的光谱波带强度弱。临床试验显示，利用这个方法得到的诊断正确率可达 96%。

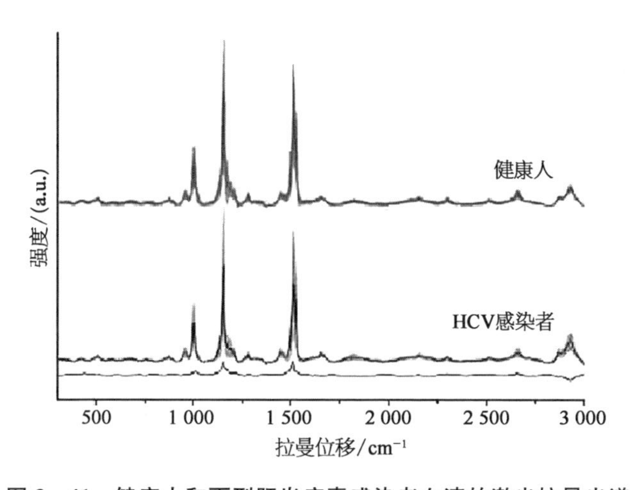

图 3-41　健康人和丙型肝炎病毒感染者血清的激光拉曼光谱

(5) 诊断乙型肝炎病毒(HBV)感染

乙型肝炎是由乙型肝炎病毒感染引起的、以肝脏炎性病变为主并可引起多器官损害的一种传染病,这种病广泛流行于世界各国,成为严重威胁人类健康的世界性疾病,全球约有 20 亿人受感染,它也是我国当前流行最为广泛、危害最为严重的一种传染病,某些地区感染率超过 35%。我国大约有 7 亿人曾经感染过乙肝病毒,1.2 亿人呈长期携带病毒状态,利用荧光光谱法也能较准确地对感染者作出诊断,并且诊断也是快速可完成的。

为了降低这两种肝炎恶化的概率必须尽早对其进行治疗,但是针对这两种病毒的治疗方案差异很大,要想选择针对性的治疗方案必须提前对这两种肝炎病毒进行区分,而两者在临床上的症状非常相似,仅凭患者的临床症状难以将乙肝患者和丙肝患者区分开来。同样的,使用血清激光拉曼光谱也能够直接区分乙肝和丙肝患者。不过,乙肝患者与丙肝患者的激光拉曼光谱差异较小,难以通过视觉观察实现高准确度的区分,需要对其做些相应的处理工作。

图 3 - 42 是感染乙型肝炎病毒患者血清和感染丙型肝炎病毒患者血清样品的平均激光拉曼光谱以及两者之间的差异比较,它们的拉曼谱峰分布在波数为 877,957,1 002,1 155,1 283,1 447,1 515,1 654 cm^{-1}等处,两者的血清拉曼光谱的峰值仍较类似,只是存在峰强度差异。其中,最强谱峰位于波数 1 002,1 155,1 515 cm^{-1}处,从在底部的差异比较图中可以看出,在这几个拉曼谱峰,感染

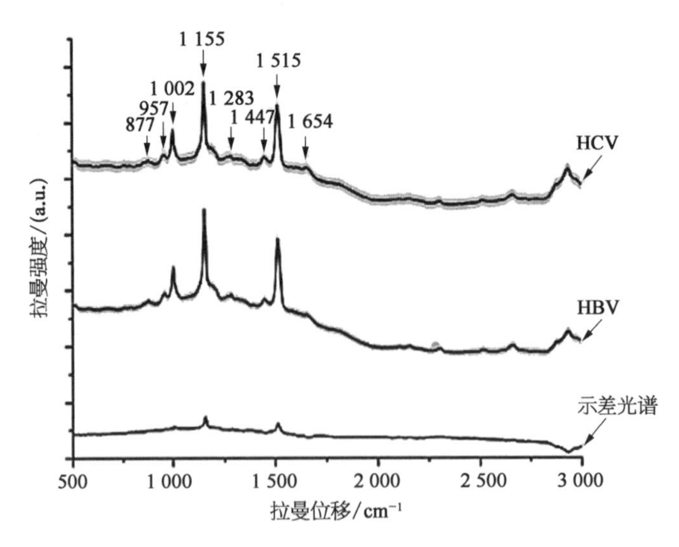

图 3 - 42　感染 HBV 患者和感染 HCV 患者血清激光拉曼光谱

HBV 患者血清的拉曼谱峰的归一化强度明显高于感染 HCV 患者的。因此，利用血清拉曼光谱结合模式识别算法可用于区分乙肝患者和丙肝患者。

3. 激光皮秒光谱诊断技术

这是能够检测在皮秒(10^{-12} s)时间内发生的事件的激光光谱技术。这种诊断技术在生命科学研究以及临床诊断中都获得了广泛应用。

1）皮秒激光光谱技术

采用皮秒超短激光脉冲作用到物质时，物质的原子、分子体系将被激发到指定的能态，或将它们有选择地引发某种运动状态变化，随后用另一束超短脉冲激光在不同延迟时间之后通过该物质，探测被物质吸收、散射的光谱信号或者发射的荧光光谱信号，“跟踪”监测在某一瞬间所产生的光谱信号，便可得知该物质的原子、分子体系在此瞬间所呈现的状态；综合不同瞬间的光谱资料，便可揭示物质在各个有关微观变化过程的动态规律。

利用超短脉冲激光进皮秒时间分辨探测的方法，在原则上可以分为三大类：双光束交叉技术、光学取样技术和条纹照相技术。双光束交叉技术是用两个超短脉冲激光分别在不同瞬间与被探测的原子分子体系相互作用，其中后一激光脉冲用于探测原子、分子受前一激光脉冲激发后所处的激发状态，比如用光谱法或光电法检测原子、分子体系对后一激光脉冲所产生的吸收光谱或散射光谱。显然，这种检测方法的时间分辨率和所用检测元件的时间响应特性无关，仅取决于探测激光脉冲的宽度。

光学取样技术是用探测脉冲激光驱动某种光学取样元件，例如超快速光开关，在由前一脉冲激光激发原子、分子体系发射荧光辐射过程中，抽取某一瞬间的荧光信号，并利用光电法或光谱法记录下来。由于所用取样技术的取样持续时间主要由探测脉冲激光的持续时间所决定，因而，它和双光束交叉技术类似，检测的时间分辨率也取决于探测脉冲激光的脉冲宽度，不受检测元件的时间分辨率限制。

在皮秒激光光谱中最常用超快速光学开关现在已经制成多种，比如利用一些电光晶体材料受到电路作用时折射率会发生变化，可制成电光效应光开关；利用在半导体量子阱或超晶格上加电场、带隙附近的折射率随电场变化可制成量子阱限制斯塔克光开关；在半导体能带内注入的自由载流子密度变化时，材料的折射率也发生变化，基于这个效应可制成半导体色散光开关；在绝缘衬底上生长一层半导体材料薄膜，然后在其表面上光刻微带传输线和光开关隙构成微带光电导开关;利用晶体两侧稀薄气体放电形成的高电导率透明等离子体做电极的普克尔盒,可制成等离子体电极普克尔光开关。这些光开关的开关速度都很快,在皮秒量级。

第三种皮秒时间分辨检测技术是条纹照相技术。应当指出,不论采用哪一种信号检测技术,一个共同的问题是怎样使激发和探测的激光脉冲之间精确地实现时间延迟。一般来说,它可用通过电子学系统分别触发两个超短脉冲激光的发射实现,但更方便和精确的是光学延时法,即将同一超短脉冲激光器产生的一个超短脉冲激光分为两个部分,调节各自光路中的反射镜系统,改变它们达到指定空间微区的光程,或在光路中插入某种折射率不同的透明介质,通过局部地改变光速而使这一对脉冲激光之间造成一定的时间延迟,分别用于对原子、分子的激发和探测。

用于医疗诊断的皮秒激光光谱技术已经有多种,主要有下面一些:

(1) 皮秒激光衍射光谱技术

这是基于皮秒激光在介质内产生的瞬时光栅,对探测光束产生衍射的状况,研究介质中发生瞬态过程的光谱技术。在皮秒相干光作用下,由于介质的折射率发生变化,在介质中形成大约以光波波长为周期的相位光栅,在其中传播的另一束皮秒探测光将受到该相位光栅的衍射。改变探测光束入射到介质的延迟时间,便能测量出该相位光栅的弛豫时间。用这个方法已测量了液体若丹明 6G 分子的取向弛豫时间。利用这种光谱技术也可以测量由于受到激励的介质空间发生的扩散,或者受激粒子本身的扩散引起的周期不均匀性消失时间。

(2) 皮秒激光荧光光谱技术

皮秒激光荧光光谱技术的基本原理主要也是基于所谓泵浦-探测技术,即用一束激光泵浦激发样品发射荧光,用另一束激光监测样品的荧光衰变过程。具体的泵浦和探测方式是多种多样的,它们的最主要区别是探测技术和数据处理方法不同。通常采用工作方式有 3 种:一种是以另一超短脉冲激光作为选取皮秒荧光信号的手段。例如利用这一脉冲激光“开启”超快速光学克尔开关,用拍摄光谱法记录此瞬间透过克尔开关的荧光信号。光学克尔开关有好的时间分辨率,可达 1 ps,但它的灵敏度比较低,精确度也低,动态范围大约为 10。第 2 种方法是用条纹照相机直接记录荧光信号(使用另一束超短脉冲激光触发记录)。条纹相机的最高时间分辨率已达 0.5 ps,动态范围可达 2 000,采用同步条纹相机与连续锁模染料激光器配合,动态范围可达 10^6,可以探测 5 600 光子/s。第 3

种是时间相关单光子计数技术，它与同步泵浦染料激光器配合，并采用具有微通道板的光电倍增管，时间分辨率可达 10 ps，动态范围超过 10^4，可以探测 10^9 ～ 10^{11} 光子/脉冲。

皮秒激光荧光光谱技术主要应用于研究激发能在分子中、分子间的能量传递过程。此外，也可用于研究影响这类能量传递过程的各种因素及其作用本质。一个典型的例子是利用这一皮秒激光光谱技术揭示某些有机分子(如二甲胺对睛基苯 DMAB 出现"双重荧光现象"的机理)，所谓双重荧光现象，是指某些分子在特定的溶剂中可以产生附加的荧光谱带。例如在波数为大约 3 000 cm^{-1} 的光辐射作用下，DDNAB 溶于非极性溶液中时可产生其谱带峰处于 29 000 cm^{-1} 附近的荧光(b 带荧光)。但当在极性溶剂中时，则除 b 带荧光外，还可出现另一波长的荧光(a 带荧光)，后者的峰值波长位置在 19 000～26 000 cm^{-1} 范围内，且随溶剂极性增大而向长波方向移动，但 a 带荧光的位移更为显著。关于这种双重荧光，特别是 a 带荧光的产生机理，曾引起人们的普遍兴趣。并提出了种种相互矛盾的揣测。利用皮秒激光荧光光谱技术测量这些荧光谱带的出现及其衰变时间的结果，令人信服地证明 b 带荧光是 DMAB 被激发到 S_2 态(第二电子激发态)后、弛豫到 S_1 态(第一电极激发态)所产生的，而 a 带荧光则是偶极矩更大的 S_2 态 DMAB 和溶剂相互作用而生成的 S_2' 态所产生的，后者的激发态能甚至比 S_1 态还要低，因而其波长大于 b 带的荧光辐射。现在皮秒荧光光谱已成为揭示光合作用原初过程的能量传递机理的重要技术。

(3) 皮秒激光吸收光谱

通常有两种做法，即瞬态透过法和差值光谱法。在瞬态透过法中将超短脉冲激光分成两束，一束用于泵浦激发样品，另一束经过透镜聚焦于水或重水中，以产生谱线宽度超加宽的白光超短光脉冲，然后用这个光脉冲通过已激发的样品，测量其光学透过率。通过调整两束激光的延迟，探测不同时刻激发样品的光学透过率。

差值光谱学方法是采用两个样品盒，一个用于激光激发，另一个用作参考盒。从激光器输出来的脉冲激光束被分成两部分，一部分用作泵浦光束，激发样品，另一束变为光谱线超加宽的白光脉冲，用它做探测光束，这束探测激光又分成近似等强度的两个光脉冲，一个让它通过被先前的激光束激发的样品，其透射光束强度与先前激发激光脉冲的变化有关；另外一个光脉冲做参考光束，它通过参考盒。通过改变泵浦脉冲激光束与探测脉冲激光束之间的相对延迟，便可以确定不同时刻的差值光谱。探测脉冲通过样品的透过率可用光谱仪与光电倍增管、电视系统、光学多道分析器及照相底片CCD等相配合进行记录、分析。

皮秒吸收光谱可以研究原子、分子各种弛豫过程，并测量其过程的概率，如电子激发态分子的弛豫过程研究、激发态分子向基态弛豫的总速率、振动激发态的弛豫时间、分子混合物中激发能的传递速率、电子“给体”与电子“受体”分子间的电子转移速率、分子构型变化的速率。

(4) 皮秒激光拉曼光谱

这是利用皮秒激光脉冲使分子因发生受激拉曼散射而产生振动激励，观察另外一束探测激光脉冲在这些振动能态产生的反斯托克斯拉曼散射辐射光的光谱技术。利用这种光谱技术能够探测受激振动能态的弛豫过程，也可以直接测量固体中各单元(激子、极化声子等)的弛豫过程。

由于超短脉冲激光本身的相干性，它对分子振动态激发的结果，可使激发态分子的振动位相保持相互关联(相干激发)，这种振动相干性在时间 T_2 内可消失，时间 T_2 通常称为位相相干衰变时间。一般来说，这个时间远小于振动激发态分子弛豫到热力学平衡分布的时间 T_1，即 $T_2 \ll T_1$，这也就意味着，在分子振动相干性消失以后，分子的振动激发能仍可维持非平衡分布，这种状况可通过此振动态对另一激光脉冲在反斯托克斯频率 ω_{as} 处的自发拉曼散射探测出来。此时，具有特定振动位相的分子引起的散射是相干的，而且具有一定的传播方向性，而无规则运动分子的散射光并不具有相干性，传播也没有方向性(一般可在垂直于相干反斯托克斯散射的方向检测)。这样，检测经过不同时间延迟的探测激光脉冲在频率 ω_{as} 处的相干和非相干拉曼散射强度，便可分别求出振动激发态分子的激发能和振动相干性弛豫的速率。此外，利用这种光谱技术还有可能研究振动激发态分子在分子中和分子间的能量弛豫途径。

(5) 串级跃迁激光皮秒光谱

这是采用皮秒激光脉冲把在激发态的粒子快速地通过受激吸收(发射)，转移到另一个荧光产额比较高，或者可以用其他光谱方法进行探测的激发态，然后用皮秒发射光谱技术或其他皮秒光谱技术进行观察研究的光谱技术。对于平均寿命较短的激发态，如果其荧光量子产额和受激粒子数都很小，利用吸收光谱或发射光谱方法都比较难进行观察研究，这种情况就需要使用这种光谱技术。

2) 皮秒脉冲激光光谱测试系统

图3-43是脉冲激光光谱测试系统的方框图。脉冲激光器输出的激光经分光系统(由脉冲激光器、聚光镜、分束镜和光栅光谱仪组成)后，一部分进入光脉

冲同步信号发生器，所产生的同步信号送入 CCD 驱动电路中作为同步采样信号；另一部分入射到线阵 CCD 上，由 CCD 将光信号转换为电信号输出，再经放大器放大后送入数据采集卡的 A/D 转换器进行模/数转换。转换后的数字信号存入数据采集卡的帧存储器中，由计算机控制读入数据，进行光谱数据的分析、处理和显示。

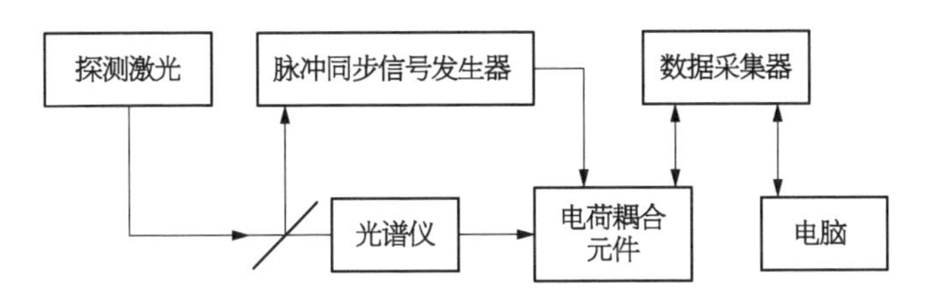

图 3－43　脉冲激光光谱测试系统框图

3）诊断举例

从时间尺度来看，生命活动从秒到年，而肌肉和神经中的过程则是以毫秒进行，小分子和初级生物活动是以皮秒进行的，组织细胞和大分子的生命过程则是以微秒进行的，了解其中每一个过程中产生的生物组织物质成分、生物分子结构变化等，对于疾病的起因以及制订治疗方案又是很重要的信息和依据。研究显示，疾病发生的原因以及疾病的发展，与人体生物分子结构状态变化有密切关系，要了解其具体变化过程细节，需要观测和记录这些瞬变过程；此外，了解细胞对药物吸收状态也是疾病诊断工作的重要内容之一，而要获得这些时间变化尺度很短的信息，利用一般的探测手段通常是很困难的，短激光脉冲光谱技术被认为是目前最合适的探测诊断手段。

（1）确定光敏剂与癌细胞亲和性

在光动力癌症诊断与治疗中，癌细胞与正常细胞对使用的光敏剂亲和性是选择光敏剂十分重要的依据。光敏剂在癌细胞与正常细胞中的平均滞留时间及滞留的稳定性等，是光动力诊断与治疗癌症可行性、采取的操作方式以及针对不同人群的光敏剂选择等的重要依据，皮秒激光光谱是完成这项工作的重要检测技术。科学家采用皮秒激光光谱技术测量经注入光敏剂的活体癌细胞和正常细胞的皮秒时间分辨荧光光谱、其荧光峰值强度的时间衰变曲线以及不同浓度光敏剂的时间分辨荧光光谱，测量结果显示，癌细胞与正常细胞荧光寿命特性曲线的快成分与慢成分有明显差别，癌细胞的快成分寿命大约为 150 ps，慢成分大约为 1 200 ps;正常细胞快成分寿命大约为 300 ps,慢成分大约为 2 500 ps;此外,根据两种活体细胞的荧光光谱峰强度随时间的变化关系,显示人体正常细胞内的光敏剂浓度衰减很快,经 12 小时后其浓度衰减约 55%,而癌细胞内的光敏剂浓度却变化非常缓慢,经 12 小时后其浓度衰减只有约 10%,上面的结果视不同人群和不同类型光敏剂略有差异。这些检测结果显示出癌细胞对光敏剂有很强的亲和性,证实了光动力治疗癌症的可行性。而且,基于不同人群的检测结果差异性,也表明了这种治疗技术的个性化。

(2) 分析治疗癌症机理

现在治疗癌症的方法有多种,而了解其中的治疗机理,将有助于更好地制定治疗方案,以期获得最佳的疗效。诊断测量癌细胞变化是了解癌症治疗机理的重要手段之一,细胞死亡的形式分成两大类:一是凋亡,即细胞在外来作用下,如药物、光辐射的作用,招致损伤而导致体积胀大、破裂,这是在液体环境下迅速变化完成的;二是细胞的自然老化死亡。这两种死亡形式的不同之处在于细胞保持水分程度的差异,当然其差异是很微小的,但利用短脉冲激光拉曼光谱技术或者荧光光谱技术是可以被探测出来的,基于探测细胞的含水程度的差别,科学家、医生能够判断癌细胞的死亡原因,从而了解癌症治疗机理,并能够界定癌组织与正常皮肤组织之间的边界;同时,可通过在不同时刻获得的光谱资料,了解癌细胞内含水量的时间变化,制订最佳癌症治疗方案。

(3) 追踪生物细胞的动态

在生命科学的研究领域中,对生命活动分析和生物细胞的动态追踪一直都是研究生命现象的重要方法,短脉冲激光光谱技术分析细胞动态变化具有优势,能够提供其具体时间变化资料。

(4) 诊断皮肤病

利用皮秒激光光谱技术可以监测诊断皮肤癌、湿疹、银屑病等引起的皮肤炎症、干燥、脱屑等功能紊乱性改变。皮肤厚度的改变是自然老化的一个重要指标,某些皮肤病同样会引起皮肤厚度变化,如银屑病可引起表皮增厚,而湿疹则可引起角质层变薄。皮肤的这些变化可引起皮肤光学特性发生变化,获得这些变化信息,对无损诊断和皮肤病的治疗有着重要意义。

(二) 激光流式细胞诊断技术

这是集计算机技术、激光技术、流体力学、细胞化学、细胞免疫学于一体,对快速运动中的细胞或体液中的大生物分子进行多参数、定量分析和分选的技术，它是诊断各种血液病、肿瘤和遗传疾病以及了解、评估人体细胞免疫功能的重要技术。

1. 诊断原理

细胞是生命有机结构以及生命活动的基本单位，测定激光照射细胞产生的荧光和散射光特性，快速定量分析细胞的化学成分和物理性质，能够实施医学诊断。组织细胞在病变的早期，在形态学表现异常以前，细胞内 DNA，RNA 含量以及细胞周期时相分布等已发生改变，用激光流式细胞技术可精确测量细胞的这些物理量的变化，从得到的结果中如果符合下面这两项，便可判定其为病变组织：① 出现明显的非整倍体细胞峰(干细胞系)；② 有 4c 峰(4 倍体 DND 峰)，而且大于 2c(2 倍体 DNA)的细胞数占 15%以下。如果得到的结果是下面这种情况，便可判定为怀疑病变组织：没有非整倍体细胞峰，但大于 2c 的细胞数占 10%以上；或有 4c 峰，而大于 2C 的细胞占 10%～15%。

在人体组织发生病变早期，不但组织细胞内 DNA 含量发生变化，而且 RNA 含量也发生变化，有些病变组织还出现 RNA 变异在先。所以，测定组织细胞内 RNA 含量及细胞周期时相分布改变，也能判定病变细胞，达到诊断病变。正常细胞内 RNA 表现为单一峰、呈高斯型分布，如果测量结果是下面情况之一，也可以判定为病变组织：① RNA 峰不对称或有额外峰出现；② RNA 含量值高于正常细胞 RNA 含量值上限的细胞超过 10%。

当组织病变是属于低度的，细胞增殖不活跃；或者病变早期 DNA 含量接近正常，这种情况下单独测定细胞内 DNA 含量往往出现假阴性率过高，如果加用 RNA 作为第二参数是很有意义的。对 48 例膀胱乳头状瘤患者做诊断的结果显示，在 20 例结构规整的患者中，DNA 参数检测诊断阳性者 6 例，检出率 30%，加用 RNA 做第二参数检测诊断阳性者 16 例，检出率 80%。在组织结构不规整的 28 例患者中，DNA 单参数检测诊断阳性者 16 例，检出率为 57%，加用 RNA 作第二参数，检测诊断阳性者 24 例，检出率为 86%，而且，DNA 检测为阳性者，RNA 参数亦全部为阳性。

另外，人体免疫功能状态是其是否罹患疾病的重要指标，其中最重要的指标之一是 T，B 和 NK 淋巴细胞的水平，采用激光流式细胞诊断技术可以监测这些细胞的水平，即可以诊断人体的免疫状态，评价人体健康水平。

2. 激光流式细胞计

这是实施流式细胞诊断的主要工具,图 3-44 是激光流式细胞计结构原理示意图,它基本上由 5 部分构成:① 流动室及液流驱动系统。在氮气压力作用下,由鞘液包裹的单细胞悬液经喷嘴喷出,成为细胞液柱,与激光束会合,产生散射光和荧光。② 激光光源及光束形成系统。分单激光束、双激光束。单激光束常用氩离子激光器,双激光束再增加氦-氖激光器。③ 光学系统。④ 信号检测与存储、显示、分析系统。⑤ 细胞分选系统。其主要技术指标有分析速度、荧光检测灵敏度、前向角散射(FSC)光检测灵敏度、分辨率、分选速度等。

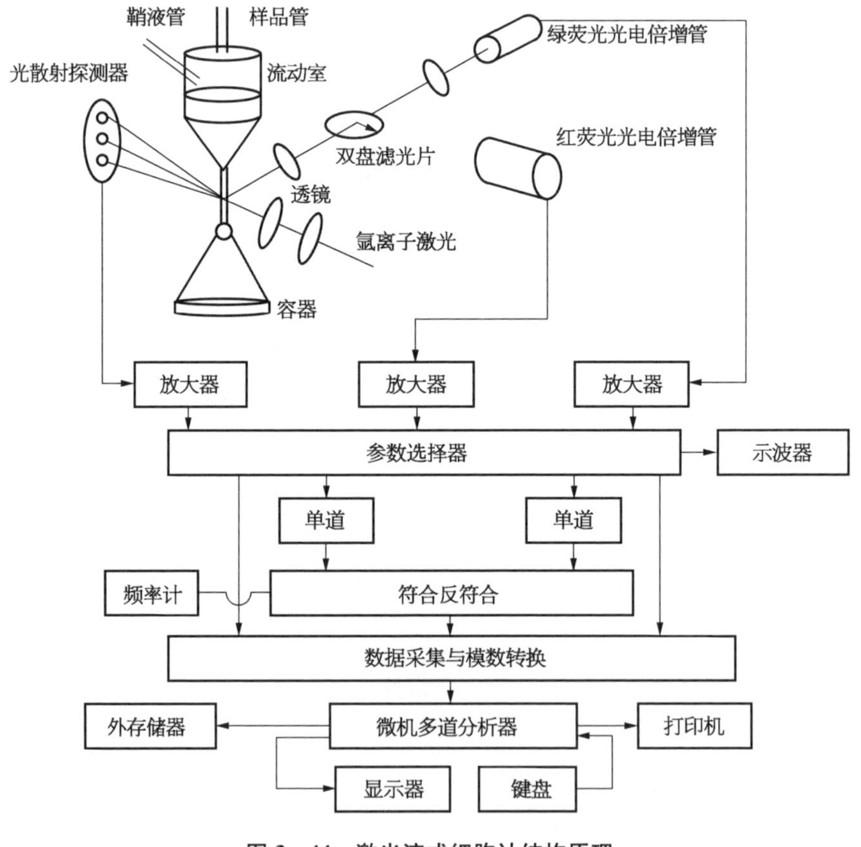

图 3-44 激光流式细胞计结构原理

测量时将待测样品制成单细胞悬液,经特异性荧光染料染色后放入样品管中,在氮气体的压力驱动下进入充满流动的鞘液;当鞘液压力和样品压力的差达到一定程度时,在鞘液的约束下细胞排列成单列,由流动室的喷嘴喷出,形成的细胞柱经过激光聚焦区，与入射的激光束垂直相交，经特异性荧光染料染色的细胞被激光激发产生特定波长的荧光。因为细胞内某种被测物质和其染色后的荧光强度成正比，通过计算机计算分析后，就可以得到检测成分的积分含量，如细胞的 DNA、RAN、总蛋白、膜结合钙离子含量以及染色体的结构等。光探测器探测到的小角度(0.5°～20°)光散射信号与细胞大小相关，90°光散射信号反映细胞结构方面的信息，如体积、形状等定量参数。

3. 诊断举例

1）诊断癌症

研究表明，肿瘤的发生经历由正常细胞到癌前期病变过程，而使细胞由正常表型转化成癌性表现，包括 DNA 含量增多、异常分化和过度自主异常增生等。这些特异性变化反映在激光流式细胞术检测的 DNA 含量参数上的，则是特异性的 DI 值增大或减小、DNA 倍体类型改变、DNA 克隆数量增加和非特异性的细胞凋亡及 S 期细胞比率检出率的变化。周振英、沈宗丽等对在 1996 年 7 月至 2001 年 8 月，从外科住院治疗患者中选择 2 504 例初诊癌症患者进行检测，这些患者均未做过放射治疗、化学治疗或免疫治疗，临床、病理学和医学影像学也均未发现肿瘤转移。在对他们进行外科手术的同时，从肿瘤组织生长旺盛处取材，并在手术切缘外 10 cm 左右处取同源组织、对侧器官组织或异体良性疾病患者的同源组织，以及取 340 例作为正常对照组织。取材后立即采用筛网法制成单细胞悬液，使用激光流式细胞计对样品细胞进行 DNA 含量检测分析，包括：DNA 指数(DI)、DNA 倍体分类、二倍体(D)、近二倍体(ND)、四倍体(T)、非整倍体(AN)、多异倍体(M)，样品细胞中出现后 4 种倍体类型之一者均为 DNA 异倍体(H)。检查结果显示，恶性肿瘤患者肿瘤组织细胞 DI 值、DNA 异倍体检出率和 S 期细胞比率均显著高于正常组织($p<0.01$)；而细胞凋亡显著低于正常组织($p<0.01$)；肿瘤患者 DNA 异倍体检出率为 81.11%(2 031/2 504)；DNA 倍体异质体检出率为 45.99%(235/511)，实验检测结果进一步证实细胞 DNA 含量可以作为癌症前期诊断依据，也显示恶性肿瘤组织细胞凋亡表达水平越低、S 期细胞比率检出率越高，该肿瘤的恶性度就越高，预后就越差；反之则肿瘤恶性度较低，预后也较好。

2）诊断肺血栓栓塞症

肺血栓栓塞疾病在我国发病率很高，也是致死的重要原因。血栓的形成是一种常见而复杂的病理现象，涉及血管、血流和血液成分等多个方面。血小板的活化在血栓形成,特别是动脉血栓形成中具有关键作用。正常情况下,血小板以静止状态存在血管,当血管损伤时,血小板被激活后才参与血栓形成,检测血小板的活化状态可辅助诊断和监控血栓性疾病。

学者杨冀萍、刘怀军等以凝血因子Ⅰ受体(FIB-R),P-选择素(CD62P)作为分子标志物,利用激光流式细胞计检测了36例急性肺血栓栓塞症(PTE)患者和20例健康对照者的FIB-R,CD62P血小板表面阳性表达的百分率,并比较患者治疗前后FIB-R,CD62P在血小板表面阳性表达的变化。所有受试者均排除脑梗死、缺血性心脏病、糖尿病、恶性肿瘤、羊水或脂肪栓塞,且在检测前2周均未服用过阿司匹林、肝素等可能影响血小板功能的药物。检测前12 h内禁服安眠药,禁饮酒、茶及咖啡。激光流式细胞计使用的激光光源为氩离子激光器,输出激光波长488 nm。荧光检测经对数放大,检测10 000个血小板,血小板2种膜糖蛋白含量均以阳性血小板(被单抗标记阳性的血小板)百分率表示。测量结果显示,患者血小板表面活性标志蛋白FIB-R,CD62P阳性率分别为(18.30± 12.23)%和(12.07±6.54)%,均显著高于对照组[(1.81±0.88)%,(2.18± 1.50)%,($p<0.01$)]。经过治疗后临床症状明显好转,血小板膜表面FIB-R,CD62P阳性表达率呈下降趋势,尤以溶栓治疗后1个月时下降明显(均$p<0.01$)。

3) 诊断贫血症

通过利用激光流式细胞计检测网织红细胞,可以进行临床贫血的诊断和鉴别诊断贫血疾病。网织红细胞是介于幼红细胞与成熟红细胞之间尚未完全成熟的红细胞,因为胞浆内含有数量不等的嗜碱物质RNA,经煌焦油蓝等染色而成网状结构。根据网织红细胞百分比(RET%)、网织红细胞计数绝对值(RET#)、网织红细胞平均体积(MRV)、未成熟网织红细胞组分(IRF)、高散射光强度网织红细胞百分比(HLR%)等参数,能够诊断贫血疾病类型以及监测化疗和放疗、骨髓移植效果。

激光束可进入细胞内,因而可进行红细胞内容物的分析。网织红细胞浆内含有一定量的RNA,经染色后可显示网织结构且其形式与RNA含量有关。科学家基于这个原理利用激光流式细胞计测量了42例贫血患者和31名健康人网织红细胞内RNA含量并根据荧光强度差异,测定了5项网织红细胞参数。测量结结果显示:溶血性贫血(HA)组RET%,RET#,HLR%,IRF和MRV均比健康人的显著增高。再生障碍性贫血(AA)组除IRF外,RET%,RET#和

HLR%三项参数则均显著高于健康人；慢性肾功能不全(CRF)组的 RET%，MRV 和 HLR%显著高于健康人的(但 RET#与健康人的无显著差异)。

测量工作也显示，采用激光流式细胞计检测，测量结果不受主观因素影响，可敏感、准确地反映红细胞的生成状况，而且在细胞计数过程中可随时、有选择地分析网织红细胞，具有快速、准确、线性好、稳定性好、重复性较好等优点。

4) 诊断人体染色体畸变

将染色体悬液用与染色体中某个结构具有特异亲和力的染料进行染色，在一定波长的激光照射下可发出特定波长的荧光，例如，染料 DIPI 与染色体中的 A-T 结构具有特异亲和力，当用它染色后在一定波长的激光照射下发射蓝色荧光，染料色霉素与染色体中的 G-C 结构具有特异亲和力，在一定波长的激光照射下发射黄色荧光。当将这两类染料同时对未知染色体染色后在激光流式细胞计上进行观察，如果图像中出现新的光谱峰，便意味着染色体发生了畸变，用已知细胞的染色体图像为对照，便可迅速测出异常染色体的畸变部位；当出现染色体的光谱峰值位置发生移动时，意味着染色体发生缺失或易位；而当蓝色荧光与黄色荧光之间的距离及方位出现变化时，便预示着染色体的大小及显带有变化。用这种技术检测染色体畸变的特点是快速、准确，大约 20 分钟便可以检测 2×10^5 条染色体。

(三) 光动力诊断技术

这是 20 世纪 70 年代迅速发展起来的一种主要用于肿瘤早期诊断的技术。

1. 诊断原理

这种诊断技术的原理与前面介绍的激光敏化荧光光谱诊断技术基本相同，即利用某些荧光物质(通常称光敏剂)与病变组织有较强亲和力的特性，给诊病患者注入这种光敏剂后，在病变组织中光敏剂的含量比在正常组织中的高，因此，当用适当波长的激光(一般是红光或者近红外激光)照射人体组织时，在有病变组织的地方便发射出较强的荧光，通过分析这种特征荧光光谱便可以判断人体是否出现了病变组织，即患了疾病，而根据产生的荧光光谱特征，可以判断是患了什么类型疾病以及患病组织部位。与前面介绍的激光敏化荧光光谱诊断不同的是，前者没有考虑光动力学效应，这里则考虑了这个效应对细胞产生的影响，能够获得有关病变细胞更多的信息，比如病变细胞受损伤乃至死亡的信息，这对于了解光动力治疗机理以及提高治疗效率是重要的信息。同时，激光动力学效应也是治疗癌症的重要技术，因此，可以说激光动力诊断技术是诊治合一的医疗技术。激光动力诊断还有一种诊断做法，它是利用光动力学效应中产生单态氧分子($^1O_2$)的产率和其空间分布进行癌症诊断，这个诊断方法使用的激发光波长是长波长的红光，而探测的光信号则是光敏剂与单态氧分子反应产生的生物化学发光，其光谱峰值波长在可见光，避免了激发人体组织产生自体荧光的干扰，而且红光在人体组织的穿透能力相对较强，能实现相对较深组织的光激发，因此可以提高诊断效率，这种激光动力诊断技术又称辅助光动力诊断技术。

2. 诊断举例

1) 诊断早期膀胱癌

膀胱癌是目前最常见的恶性肿瘤之一，是泌尿系统最常见的肿瘤。膀胱癌患者的生存率与发现时的癌分级、分期密切相关，而且膀胱癌具有多中心性和切除后易复发的特点，第一次手术后复发率可高达 75%，其主要原因之一是膀胱镜检查时常难发现扁平微小病变。表浅尿路上皮肿瘤分 2 种：乳头状瘤及原位癌。平坦的病变如没有增强的有丝分裂相及明显细胞层次改变则描述为发育不良，严格地说，发育不良有着与原位癌相似的生物学行为，也应列入肿瘤性病变的范畴。发育不良及原位癌常可不经形成乳头样肿瘤而迅速直接向膀胱肌层浸润，发生率分别为 36%和 83%，表现为肿瘤进展。在此背景下，提高膀胱癌早期诊断率以及早期诊断复发的微小癌病灶，对于膀胱癌的预后意义重大。虽然膀胱镜检、细胞学检查等仍被认为是诊断膀胱癌的“金标准”，但对一些微小的、早期扁平型病变的检测和定位非常困难。采用光动力诊断技术可以诊断早期膀胱癌，而且相比于普通膀胱镜能迅速、灵敏地观测到尿路上皮肿瘤，发现微小病变，能够发现普通膀胱镜下无法辨认的原位癌等扁平及微小病变；同时具有高敏感性，有助于对可疑病例的明确诊断。

肿瘤组织能选择性地吸收并滞留光敏剂。在特定波长的激光照射下，光敏剂发生一系列光化学反应和光生物学反应，发射出特定波长的荧光，在荧光膀胱镜下能够辨别肿瘤组织和正常组织。有关资料显示，采用光动力诊断技术对原位癌的检出率可达 100%，而普通膀胱镜仅有 42%。

2) 诊断肺癌

肺癌是发病率和死亡率增长最快，对人群健康和生命威胁最大的恶性肿瘤之一。近 50 年来许多国家都报道肺癌的发病率和死亡率均明显增高，男性肺癌发病率和死亡率均占所有恶性肿瘤的第一位；女性发病率和死亡率均占第二位。诊断肺癌的办法有多种，激光光动力诊断是一种新技术，有比较高的诊断效率。梁永茂、葛新等利用这种新技术对10位疑为肺癌或经纤维支气管镜活检、病理诊断为慢性炎症而肉眼观察又考虑有癌变可能者进行了诊断。使用的光敏剂是叶绿素衍生物(CPD)，诊断用氩离子激光，波长489 nm及514.5 nm，激光功率100 mW。诊断在荧光部位活检，送病理切片，结果显示符合率100%。

3）诊断食管癌和胃癌

胃癌在我国各种恶性肿瘤中居首位，胃癌发病有明显的地域性差别，在我国的西北与东部沿海地区胃癌发病率比南方地区明显为高。好发年龄在50岁以上，早期胃癌多数患者无明显症状，少数人有恶心、呕吐或是类似溃疡病的上消化道症状。食管癌是常见的消化道肿瘤，我国是世界上食管癌高发地区之一。早期症状常不明显，但在吞咽粗硬食物时可能有不同程度的不适感觉。利用激光光动力诊断技术可以诊断食管癌和胃癌，而且能够获得比较高的诊断效率。有关资料显示了利用激光光动力诊断技术对35位患者进行诊断食管癌和胃癌的结果，采用的光敏剂是卟啉衍生物，使用的剂量为(5 mg/kg)，静注或静滴，注药后48 h进行氩离子激光照射，激光是通过石英光导纤维从胃镜的活检钳孔导入食管或胃内病变部位，诊断结果显示有效率达90%，且无其他全身性副作用。

(四) 激光散斑诊断技术

这是一种可以同时测量血管管径、血管密度、血液流速和血流灌注量等微循环参数的诊断技术，可以展现皮肤、视网膜、视神经以及肠系膜等组织器官的表层血流特征以及中风、动脉粥样硬化、脑瘤等病理状况下脑血流的变化特征，利用诊断测量得到的结果，协助医生采取有效治疗手段。

1. 诊断原理

当一束激光均匀照射在粗糙物体表面上时，其后向散射激光之间由于存在光程差，形成随机分布的干涉图案，即散斑。当散射粒子运动时该干涉图案会随时间发生变化，由成像系统在一定时间内采集到的散斑图像会由于时间积分效应而发生模糊，其模糊程度由散斑衬比反映出来。散斑衬比是散斑强度的标准方差与平均强度的比值，它也表示为散斑强度波动的调制深度，描述散斑图像光强相对于其平均值的变化情况，散斑衬比值在0～1之间，当散射粒子静止时，不存在散斑模糊效应，散斑衬比为1；散斑衬比度接近于0时，表明散射粒子处在快速运动状态，其表现是散斑图样模糊。因此，散斑衬比包含了散射粒子的运动信息。利用计算机散斑图像得到散斑衬比，并经一些数字处理便得到散射粒子的相对运动速度；而通过对散斑图像空间和时间变化的统计分析就可以得到二维组织血流分布图，通过分析记录到的散斑图像空间统计特性，将获得成像区域组织血流参数信息。在血流速度分布图像的分析中，与一般的白光灰度图相比，激光散斑流速图的血管与背景有很强的对比，可以快速地获得血管管径的变化信息。

2. 激光散斑诊断系统

这是利用激光散斑技术进行疾病诊断的仪器，图 3－45 是其典型结构示意图，主要由激光器、CCD 相机、图像采集卡、计算机处理系统等组成。选择的激光器其输出激光的波长对应的激光照射组织应表现为高光学散射、低光学吸收特性，通常选择输出可见光波长的氦氖激光器（输出激光波长 632.8 nm）和输出近红外光的激光二极管（输出激光波长 780 nm），输出激光功率为 1～50 mW，以保证激光散射光不使探测器饱和为宜。激光束可以通过准直透镜直接照射到人体组织，也可以通过光纤和准直透镜组合照射。CCD 相机具有高分辨率图像采集能力，宽光谱高灵敏的动态范围，直接数字化的信号处理，可以实现快速低噪的信号成像和处理。CCD 相机收集从人体组织的散斑图像信号传输到计算机进行处理，最终获得二维流速（血流）分布图像；也可以选择使用探测器为互补金属氧化物半导体（CMOS）相机。诊断时医生根据仪器屏幕上显示的组织图像信息，可以判断其健康状况，是否发生了病变。

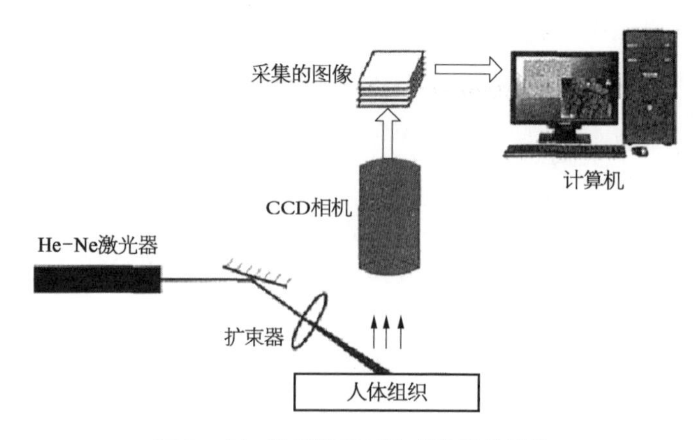

图 3－45　激光散斑衬比成像系统结构

3. 诊断举例

1) 评估中医理疗功效

针灸、火罐、艾灸、推拿等中医理疗法已经被越来越多的国家认可和接受。为了适应现代科学医疗技术的要求，需要一种量化评估中医理疗效果的手段；另一方面，中医理疗法也开始进入寻常百姓的生活，但未受过专业训练的普通人很可能寻错穴位，因此也需要一种理疗功效评估方法，以帮助普通人群了解理疗效果。

中医经络理论是中医理疗方法的理论基础，临床和实验发现皮肤微循环和中医经络的气血理疗密切相关，因此，利用激光散斑成像技术，通过检测人体经络的微循环特性，能够对理疗效果进行有效的评估。近年来艾灸理疗方法以其操作简单、使用方便和独特的物理、药物双重效果等优点逐渐流行起来，并在美容、保健、理疗等领域得到了广泛的应用，激光散斑诊断技术在艾灸效果评估方面也显示出其应用价值。

2) 诊断瘢痕

瘢痕是伤口愈合过程中真皮肌成纤维细胞过度活化和胶原过度沉积所致，它给患者带来瘙痒、刺痛等不适并影响身体功能，严重时会导致功能障碍，影响患者生活质量并增加其心理压力。病理性瘢痕主要分为增生性瘢痕和瘢痕疙瘩，两者均伴随有大量血管增生，引发病变部位增厚、变色，通常可采用脉冲激光照射引发血管热凝固作用以抑制其增生。虽然这两种疾病存在一些差异，但总体来说外观较为相似，但瘢痕疙瘩易复发。因此，治疗前鉴别这两种疾病非常重要，而目前临床上往往通过主观判断定性瘢痕，缺乏客观依据，不利于病理性瘢痕的及早发现和制订针对不同病理阶段瘢痕的治疗方案，激光散斑诊断技术为区分这两种瘢痕提供了新办法。有关利用激光散斑诊断仪的检测结果显示，瘢痕疙瘩的邻近皮肤有不规则血流灌注，边界不清晰、模糊；而增生性瘢痕边缘清晰，只有散在血流呈星点分布。这显示激光散斑诊断技术对及早发现病变瘢痕及客观评价瘢痕病理阶段及治疗效果具有重要指导作用，可为患者提供个性化治疗，完善瘢痕疙瘩诊疗体系。此外，利用激光散斑技术进行瘢痕血流监测诊断，能有效判断仍处于血管增生期的病变瘢痕病灶，相比于仅通过颜色、外形的主观判断更具直观性与客观性，对减小瘢痕引发的危害及提高瘢痕治愈率提供重要指导作用。图 3-46 是一个典型瘢痕病例流监测结果，图 3-46(a)显示病患唇部右侧皮损愈合区域颜色深于正常皮肤，结合图 3-46(b)所示的血流图像则可断定此处颜色加重并非仅来源于皮损愈合时的色素沉着，其皮下血流高于正常皮肤组织，说明瘢痕仍处于增生阶段，需持续监测并治疗以预防该处瘢痕的进一步病变、增厚；相比而言，图 3-46(c)所示该患者左侧皮损愈合区域虽然同样表现有颜色加深，但由其血流图 3-46(d)显示此处血流已基本恢复到正常皮肤血供状态，瘢痕治疗效果良好。

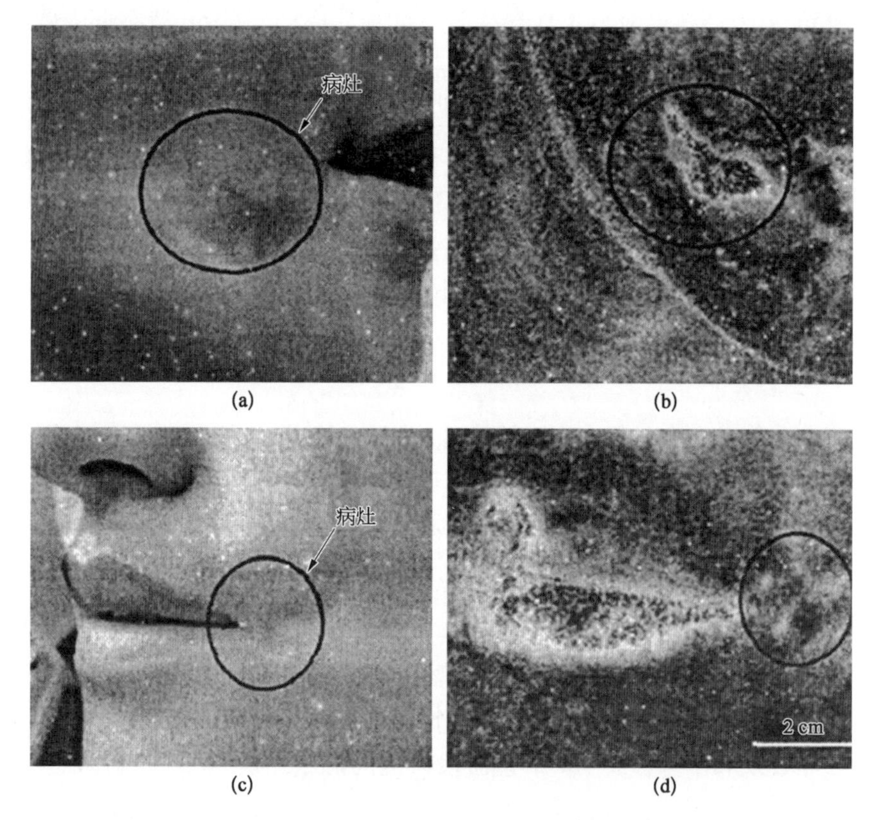

图 3-46　瘢痕病灶形态(a),(c)及其血流激光散斑图像(b),(d)

3) 诊断脑栓塞

缺血性中风是脑血管内有血栓形成，也可以是血液的内有栓子，在流动过程中把相应管径的血管阻塞，阻滞了血供，致使脑的局部缺血，造成缺血性脑梗死。当缺血性中风发生时，脑部血梗死的核心区病变不可逆，其周围边缘地带即所谓缺血半暗区及其周围水肿带部分的病变可逆，恢复血管氧供血供，可恢复部分生理功能，减少梗死区域。因此如果能够实时监测脑缺血区域血流的空间和时间变化，可以为医生进行溶栓治疗提供合适的治疗窗。利用激光散斑诊断技术可以确定脑缺血及再灌注过程中不同区域血管血流和管径的变化，获得脑血流的时间和空间信息。正常脑皮层血流表现为连续的非均匀分布的血流灌注，半侧局灶性脑缺血会引起栓塞一侧脑皮层血流灌注量的降低。

4）诊断鲜红斑痣

鲜红斑痣为一种真皮层浅层毛细血管网畸形扩张疾病，发于面部和颈部皮肤。由于皮肤浅层内的红细胞数量增多，其病症表现为红色或者紫红色的斑块，表层覆盖有正常的皮肤组织。发病者在出生时或出生后不久即表现病症，最初多见粉红色斑块，随着年龄增长，病灶区域颜色加重并增厚。虽然鲜红斑痣对患者无生命威胁，但会对患者心理和生活质量造成严重影响，而且如果不进行治疗将会导致其过分增厚，还会严重影响到面部形态。对鲜红斑痣进行治疗时，通常是通过目测病灶的颜色和厚度将其分为粉红型、紫红型和增厚型，针对不同类型的病灶采取不同的治疗方法。由于鲜红斑痣的个体差异性大，且病灶处扩张血管的直径和深度都有所不同，根据目测和经验进行主观判断，缺乏客观有效依据，会导致该疾病治愈率低、复发率高。利用激光散斑诊断技术诊断鲜红斑痣，对制订因个体、深度、部位、年龄而异的治疗方案及根据手术后反应及时调整治疗方案，都能更好地提高疗效。图 3－47 是鲜红斑痣病灶形态及其血流激光散斑图像。

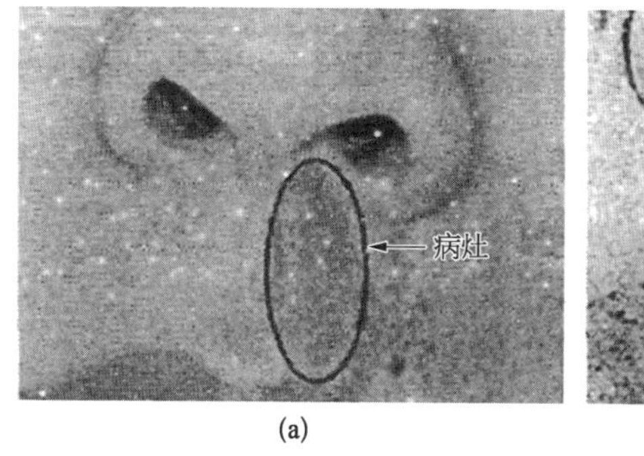

(a)

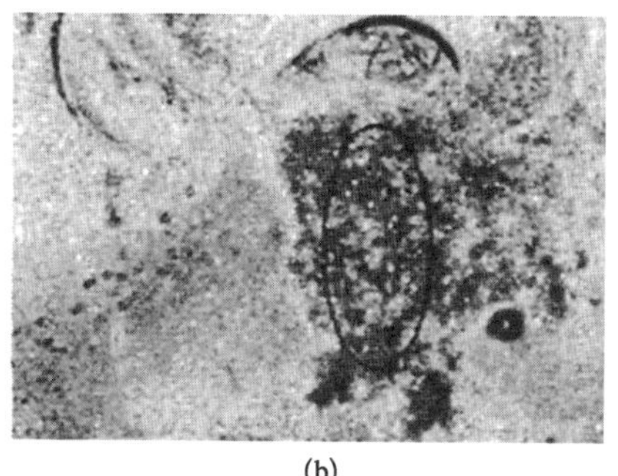
(b)

图 3－47 鲜红斑痣病灶(a)及其相应的血流激光散斑图像(b)

图上显示病例病灶处血流量高于周围正常皮肤，究其原因是，鲜红斑痣多发病于真皮浅层毛细血管网的后微静脉处，由于红细胞数量增多引发布朗运动增强(此处血流本身定向流速很低)，所以病灶处血流量应高于正常组织。

参考文献

[1] 朱捷.高分辨率谱域光学相干层析成像系统的研究.苏州：苏州大学,2020.
[2] 元崇杰.扫频OCT系统仿真研究及成像分析.成都：电子科技大学,2020.
[3] 陆冬筱,房文汇,等.光学相干层析成像技术原理及研究进展.中国光学,2020,13(5)：919-935.
[4] 林洁清.超声调制光学成像信号与组织光学特性关系.福建：福建师范大学,2012.
[5] 孟婕.多普勒光学相干层析成像方法与应用研究.杭州：浙江大学,2010.
[6] 朱莉莉,林洁清,李晖.生物组织的超声调制光学成像技术.激光生物学报,2012,21(3)：193-197.
[7] 杨金戈.快速声光成像系统及其应用研究.成都：电子科技大学,2019.
[8] 王兴伟.拉曼光谱用于胃癌诊断技术研究.沈阳：沈阳理工大学,2009.
[9] 刘燕玲.表面增强拉曼光谱在胃肠道肿瘤血清检测中的应用研究.广州：南方医科大学,2018.
[10] 陶超,刘晓峻.生物医学光声成像的研究进展.应用声学,2012,31(6)：401-409.
[11] 蒋文萍,吴其鑫,等.光声成像技术.光散射学报,2020,32(3)：195-201.
[12] 李少强,耿俊娴,等.多光子成像技术的生物医学应用新进展.物理学报,2020,69(22)：228702-1-18.
[13] 刘谦.激光散斑衬比成像技术及其应用研究.武汉：华中科技大学,2005.
[14] 李红霞.红外热成像仪在人体病灶诊断技术中的应用研究.太原：中北大学,2010.
[15] 李伟军,郭萍,等.激光诱发自体荧光光谱在肿瘤诊断中的比较研究.衡阳：衡阳师范学院学报,2005,26(3)：60-62.
[16] 王雁军,姚辉璐,等.人肝癌组织细胞的激光光镊拉曼光谱研究.光谱学与光谱分析,2009,29(7)：1881-1883.
[17] 司如梦,陈程,等.基于拉曼光谱的乙肝与丙肝鉴别技术的研究.光电子-激光,2020,31(12)：1328-1322.
[18] 张红艳.面向临床应用的激光散斑血流成像系统研究.武汉：华中科技大学,2012.
[19] 刘丽娜,李步洪,谢树森.自体荧光技术在早期肠癌诊断中的应用.激光生物学报,2013,22(1)：1-12.
[20] 刘秉扬,聂英斌.时间分辨自体荧光光谱区分人体正常和癌变结肠组织.三明：三明学院学报,2013,30(2)：49-52.
[21] 朱明宇,常玮,等.荧光诊断技术在临床中的应用与展望.医疗卫生装备,2018,39(2)：13-17.
[22] 叶章群.膀胱癌光动力学诊断与治疗.临床外科杂志,2005(8)：482-484.
[23] 陈刚,雷仕湛.激光医疗技术,上海：复旦大学出版社,2018.

第四章

光辐射场治疗疾病

实现精准治疗的技术有多种，如基因治疗技术、靶向治疗技术、精准化疗技术、精准药物治疗技术等，本章介绍的是光辐射场精准治疗技术。我们知道，外来光辐射场作用于人体，其与人体生物场相互作用，将激发并调整人体组织的生物大分子结构，让受疾病影响而发生变化的分子结构恢复原先的正常状态，或者让结构已经发生变异的分子消亡，人体组织因此得以恢复正常状态，疾病也便获得治愈。此外，在光辐射场作用下，人体组织内的光辐射接收介质(如细胞发色团、血红蛋白等)吸收了光辐射场的能量后，将引起细胞内部发生一些生物效应，相应地也将产生一些效能作用：如促进 ATP 酶的生成，加快细胞新陈代谢速度；提高红细胞运输氧气能力，利于人体组织对氧气更充分地利用；促进细胞增殖蛋白合成以及加快三磷酸腺苷分解，从而加快身体复康；提高人体组织内白血球的吞噬能力，从而提高机体免疫能力等，这些效能也都起到治疗疾病的作用。

不同人群的人体特征不同，其生物组织的光学特性也不同，因而在光辐射场作用下发生的光学效应也将不相同，相应地进行治疗时使用的光场参数是不同的，即光辐射场治疗疾病是个体化的，或者说进行的将是精准治疗。光辐射场治疗技术有多种，这里主要介绍光 3D 打印技术治疗和光动力治疗。

一、光 3D 打印技术治疗

光 3D 打印技术已成为精准治疗的重要手段之一，首先，它能够为临床提供个性化人体解剖模型。从医学角度来看，患者的人体解剖结构不同，其临床治疗的具体手段也不尽相同；此外，由企业批量生产的人体内植入物，它们通常都有相同的形状和尺寸，显然这不适合每位患者的个性化使用。现在利用光 3D 打印技术，就能够为每位患者进行量体裁衣制造个性化的人体植入物，具备良好的解剖学适配性。此外，利用光 3D 打印技术也能够制造个性化手术导板，制作个性化药物，制造个性化人造器官，以及制作个性化人体假肢、支具、助听器等康复医疗器件。

(一) 光 3D 打印技术

又称光 3D 快速成型技术或光增材制造技术，它是基于计算机辅助设计的数字模型，通过逐层增加材料成型的制造技术，在无需任何硬质模具的条件下，直接从计算机三维设计制造出器件来的。这样做不仅节省材料，制造快捷，能够降低制造成本，更重要的是随着光 3D 打印技术软、硬设备的升级，整体设计制造流程将可以从工厂搬到实验室、办公室进行，这样将使制造各种特殊器件更方便，包括制作个性化手术器械等，能更高效地治疗疾病。

1. 基本工作原理

光 3D 打印技术实质上是通过计算机辅助设计软件，使用特定数字切片处理，生成一个数字化模型文件(STL)，然后运用 3D 打印机将粉末态、液态或者丝状的材料逐层地叠加，最后“打印”出立体器件。这种制造技术不需要像传统制造技术那样对材料进行切削、打孔、焊接等加工过程，其制造过程如图 4-1 所示。

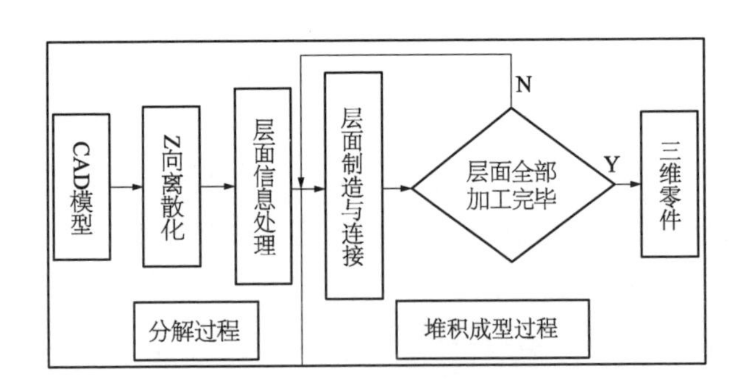

图 4-1 光 3D 打印技术制造过程

制造过程主要包括 4 个环节，即三维建模、模型分层、逐层打印和后期处理。先由 CAD 软件设计出待制造物件所需要的计算机三维曲面或实体模型，然后根据制造工艺要求，将其按一定厚度进行分层，把原来的三维模型变成二维平面的截面形状，再将分层后的二维模型生成数控代码，以平面加工方式有顺序地连续打印出各个薄层，最后将它们堆积起来便获得完整的三维器件。

2. 主要特点

1）无模具制造

光 3D 打印技术制造不需要模具，这有利于进行小批量、个性化器件制造。这个特点在医疗领域特别有优势，如在医美领域中广泛应用的隐形牙套，就是光 3D 打印技术个性化制造的典型案例，能够为每个客户打造一副舒适的隐形牙套，更好地完成牙齿的纠正。又如骨科手术，人的骨骼是受人种、性别、年龄等因素影响的，在人体内的骨骼是不能被肉眼直接看到的，但在手术后康复的情况如何患者却会直接感受到，受损的骨骼手术后配上合适的人造骨骼，患者显然会感觉到舒适，于身心健康好，而这种个性化骨骼采用光 3D 打印技术制造是最为有保障的了。

2）数字化分层制造

光 3D 打印技术的分层制造模式，是对传统制造进行重新定义，将三维器件的体加工降维到二维的面加工，这就使得在精度允许的条件下，几乎可以实现制造任意复杂形状的器件。同时，这种制造技术仅需要数字参数作为生产作业的主要信息输入，能够保障设计与生产的离散化。数字化的制造无需备件，通过获得、保存数字文件即可重现产品的生产、制造。这种制造技术也极大地方便了产品的生产设计在全球各地分发，甚至可以应用于宇宙探索研究工作中的器件制造。而且数字文件在世界各地分发，可以最大限度地降低物流成本以及在流通过程中可能遇到的关税问题。更为重要的是提高了制造的时效性，这在医疗上是有非常重要价值的，对于那些病情不断发展的患者，可以实现远程数字化设计，并就地完成医疗器械的制造，免去了器械的运输时间，为患者赢得了宝贵的医疗时间。在 2020 年全球新冠病毒疫情的早期，世界各国都出现防疫器材不同程度短缺的问题，而防疫器材的短缺，意味着更多人会被感染，将威胁更多人的健康，危及家庭和社会的安定。光 3D 打印技术制造以其快速、灵活制造的优势，很好地缓解了一线防护器材短缺的状况。此外，以其共享数据模型，利用云制造平台实现网络协同制造，提高并行制造效率，为抗击疫情提供了重要的物质保障。

3. 制造工作流程

光 3D 打印制造技术一般包括前期数据准备、模型的面化处理、设计支撑、模型切片分层、成型打印和后处理等流程。

1）前期数据准备

它主要包括以下几个方面的工作：

（1）造型与数据模型转换

先在计算机上建立器件的三维CAD模型，并利用切片软件将模型按一定厚度分层"切片"，生成一个数字化模型文件（STL），即将器件的三维数据信息离散成一系列二维数据信息，然后将分层后的数据经过处理后传给数控系统，形成数控代码。STL文件用大量的小三角形平面来表示SAD三维模型，这就是模型的面化处理。三角小平面数量越多，分辨率越高，STL表示的模型越精确。

（2）设计支撑

通过数据准备软件自动设计支撑，可选择的形式有多种，例如点支撑、线支撑、网状支撑等。支撑的设计需要考虑能够使支撑容易去除，并保证支撑面的光洁度。

（3）模型切片分层

CAD模型转化成面模型后，接下来的处理工作是将数据模型切成一系列横截面薄片，切片层的轮廓线表示形式和切片层的厚度将直接影响器件的制造精度。切片过程中设定了两个参数来控制制造精度，它们是切片单位和分辨率，切片单位是CAD软件用于单位空间的简单值，切片分辨率定义为CAD每单位的切片单位数，它决定了STL文件从CAD空间转换到切片空间的精度。

切片层的厚度直接影响制造的器件表面光洁度、切片轴方向的精度和制造时间，当对制造的器件其精度要求较高时，应考虑较小的切片厚度。

2）工艺参数设计

完成数据处理后，通过控制软件进行制作工艺参数设定。主要设计工艺参数包括光束扫描速度和扫描间距、支撑扫描速度、跳跨速度、层间等待时间、涂铺打印材料厚度及光斑补偿参数等，设计完成后便可以在工艺控制系统控制下进行光3D打印制造。

3）模型后处理

这是整个器件打印制造完成后进行的辅助处理工作，包括器件的清洗、支撑去除、打磨、表面涂覆以及后固化等。为了让器件能够获得良好的机械性能，可以在后固化箱内进行二次固化。

4. 使用的光源

光 3D 打印技术所用的光源与使用的打印材料有关，基本要求是它能够输出较强的光辐射强度，能够让打印材料熔化，或者熔融，或者产生光固化；输出的光波波长能够与打印材料的光学吸收峰相匹配，提高光辐射与打印材料相互作用的效率，这相应地也就提高了光 3D 打印技术制造的效率。激光器能够输出很高强度的光，也能够提供各种波长的激光；同时，激光的相干性很好，利用光学系统能够把它聚焦成尺寸很小的光斑，这有利于光 3D 打印制造出精细结构的器件，所以光 3D 打印制造技术通常使用激光器做光源，因此通常也把这种技术称为激光 3D 打印制造技术。

5. 制造使用的材料

光 3D 打印制造技术使用的材料现在已经有许多，下面介绍的是其中用于医学领域的材料。

1）对材料的基本要求

（1）可进行光 3D 打印性

这是指材料能够在空间和时间维度上精准可控增材成型的性能，即用于光 3D 打印的材料必须是可以在一定时间内精确地沉积在所指定的空间内，该性能直接关系到光 3D 打印制造的器件是否能达到期望的结构和尺寸精度。针对不同的光 3D 打印工艺，对材料的可光 3D 打印性要求也会有所不同。如在进行载细胞生物光 3D 打印技术制造时，其打印制造参数，如打印机喷头尺寸会直接影响到打印材料内的细胞所受到的剪切应力及材料沉积形成 3D 结构所需的时间。因此，在考量材料的可打印性能时，应同时考虑到材料对细胞活性的保护能力。光 3D 打印制造时也涉及对材料的局部加热，因而具有低热导率或在打印制造过程中具有热缓冲能力的材料，它们将有利于维持细胞的活性和功能。在打印制造的过程中，不同材料层间的黏结性也非常重要，它决定了该打印材料或该打印工艺是否真正具有可光 3D 打印特性。此外，还应拥有或能找到针对该打印材料的打印窗口或工艺参数区间，目前有大量看起来很理想的生物光 3D 打印材料，但最终因其只能局限于制造某些简单的器件，因而失去实际应用价值。

其次，打印材料也应该具有一定的力学强度，具备在一定程度上可抵抗外界作用力，维持制造器件的形貌结构。也就是说，应根据实际应用目标，选择设计具有不同力学特性的打印材料。例如，在制造人体组织器官时，应根据不同靶组织器官（如皮肤、肝脏、软骨等）所需的结构力学环境，选用具有相应力学特性的打印材料。

(2) 有生物学性

它主要包括良好的生物相容性、降解特性、仿生功能性。此外,还应该是无毒害的,不致人体组织畸变、不致癌、不破坏邻近人体组织性能,不引起人体组织过敏反应等。

(ⅰ) 生物相容性

现在人们对生物相容性的认识已从最初要求材料能够与人体组织器官共存,且不引起宿主任何不良的局部或系统反应,发展到植入人体后需要与宿主产生积极的相互作用,包括与宿主组织或免疫系统的相互作用,以达到调控宿主细胞、组织和器官活性与功能的目的。当然,对于不同的治疗应用对象,其生物相容性要求也有差别,如用于制造体外辅助医疗器件,包括体外使用的医学模型、医疗器械、康复辅具、假肢、手术导板等,对打印材料的生物相容性要求相对较低,而对用于制备植入人体的医疗器件(如骨骼、软骨、关节、牙齿、义眼等永久植入替代物)、组织工程支架以及含细胞的组织器官替代物等,对生物相容性的要求则比较高,要求打印材料具有良好的生物相容性。

从材料性能角度来说,生物相容性主要受材料的化学组成、结构形态(如多孔结构/丝状结构)、表面特性(如亲疏水性)、表面电荷以及材料的力学性能、物理化学特性等因素影响。因此,为提高光 3D 打印材料的生物相容性,可以对材料进行一些改造,例如:① 进行表面改性。如改变材料拓扑结构(包括微纳米尺度结构)、调控材料表面亲疏水性等。有关研究资料显示,较强的亲水性及较强的疏水性都有可能提高材料的生物相容性。此外,改变材料表面的电荷强度以及制备活性分子的表面涂层等也会改变材料的生物相容性。② 进行不同类型材料的杂化。如结合天然与合成材料两者的优点,在改善材料力学等性能的同时,也提高材料的生物相容性。③ 通过仿生原理,制备出与生命体具有相同或相似结构与性能的材料。④ 制造复合材料。如将高分子材料与纳米材料/生物活性因子等复合,可制备出生物相容性材料。

(ⅱ) 有可降解性

理想的医学光 3D 打印材料,在它植入人体内后应当随着细胞的增殖及细胞外基质(ECM)的产生而逐渐降解,且降解速率应当与细胞产生 ECM 替换植入材料的速率以及新组织生成速率相匹配。同时,降解产物也应是无毒的、易于代谢的、能够迅速排出体外的。有害降解产物对细胞的生存和功能产生不良影响,通常包括小分子量蛋白质或其他能够改变机体局部 pH 值、温度等。

(ⅲ) 有仿生功能性

为更好地维持光 3D 打印器件的细胞活性，实现组织器官功能的体外重建，仿生学的重要意义已经逐渐彰显出来。有关研究结果表明，向光 3D 打印材料中加入细胞活性配体或将仿生组分加入生物光 3D 打印构建体中，可显著改善内源和外源细胞的黏附、迁移、增殖和功能表达等功能。同时，构建体的微纳尺度环境特征会直接影响到细胞的形态、增殖及分化等生物作用。为构建具有特定生理功能的光 3D 打印材料，ECM 将是最好的仿生对象。

2) 使用的主要材料

目前在医疗领域光 3D 打印制造技术使用的材料主要是生物医用材料，包括高分子材料、可降解金属、生物复合材料和生物墨水等，它们是能够植入生物体或可与生物体结合的材料。

(1) 高分子材料

高分子材料在医学光 3D 打印技术，尤其是载细胞光 3D 打印技术中有巨大的应用价值，已成为发展最快的医学类光 3D 打印材料。光 3D 打印高分子材料需要经过特殊处理，加入黏合剂或者光固化剂，对材料的固化速度、固化收缩率等都有很高的要求。用于医学光 3D 打印的高分子材料可分为合成高分子材料和非合成高分子材料，目前使用的主要有：① 合成高分子材料，如聚乙交酯(PGA)，聚丙交酯(PLA3)，海藻酸，乙交酯-丙交酯共聚物(PLGAP)，聚芳醚酮(PAEK)等。② 非合成高分子材料。这是由自然界本就存在的生物材料提取制造的材料，现在使用比较多的有胶原(动物组织最主要的构造性蛋白质，同时也是 ECM 最重要的组成成分)、明胶(胶原经部分水解而得到的一类蛋白质，与胶原具有同源性，具有良好的水溶性、可生物降解性、生物相容性和低抗原性)、海藻酸(又称为海藻酸盐，是从褐藻中提炼出的一种阴离子天然多糖，与人体天然 ECM 中的糖胺聚糖类似)、透明质酸(hyaluronic acid, HA，具有特殊的保水作用，是目前发现的自然界中保湿性最好的物质)。

(2) 金属材料

金属材料是历史最悠久的医用材料，它具有很好的综合力学性能(强度、韧性、抗疲劳等)和良好的加工成型性能。在医学上，医用金属材料也是一种性能良好的人体植入材料，在骨科(骨钉、骨板、髓内钉)、齿科(种植体、矫正丝)和心血管疾病治疗(血管支架、封堵器、瓣膜)等领域有很大应用潜力。相较于通常医用高分子材料，金属材料具有比塑料更好的力学强度、导电性以及延展性，使其在硬组织修复手术领域具有天然的优越性。

现在使用的可降解金属材料主要有镁基可降解金属、锌基可降解金属、铁基可降解金属等。目前的镁基可降解金属材料存在的主要问题是其在人体内的降解速率过快,往往在组织完全修复之前其力学性能便大幅度降低,甚至结构完整性遭到破坏。采用加不同的涂层能够在一定程度上减缓镁基材料在植入体内初期的降解速率,而且通过对涂层的选择,还能够获得不同的生物功能,例如促进成骨活性、降低炎症反应、促进血管内皮细胞的增生、抑制血管平滑肌细胞的生长等,提高其生物相容性。锌基可降解金属和铁基可降解金属的耐腐蚀性要强于镁基可降解金属的,但它们在人体内的降解速率通常过于缓慢,在组织功能恢复之后还有残留在人体内,因而需要对这些材料的降解速率进行精确调控。

(3) 生物复合材料

复合材料是指两种以上不同物理结构(或者不同化学性质)的物质以微观或宏观形式组合而成的材料;或者是连续相的基体与分散相的增强材料组合的多相材料。理论上,生物医用材料之间都可以相互复合用于光3D打印技术,且与单一组分或结构的生物材料相比,生物复合材料的性能具有可调性。将两种或者两种以上的生物材料有机地复合在一起的复合材料,其各组分既可以保持性能的相对独立性,又能互相取长补短,优化配置,大大改善了单一材料应用中存在的不足。这类材料多用于利用光3D打印技术制造人工器官、修复、理疗康复、诊断、检查、治疗疾病等医疗健康领域,并具有良好生物相容性。

(4) 生物墨水

生物墨水是典型的软性光3D打印材料,其可打印性通常包括2层含义:① 生物墨水的黏度要能够调控,只有黏度可调控才能设计出适合的打印方式及打印参数。② 生物墨水在打印前要求是流体或半流体状态,以避免堵塞打印机喷嘴;打印后要求它能迅速固化以保持制造的器件形状。详细内容可参见后文"载细胞光3D打印"小节。

6. 光3D打印技术

根据使用的打印材料不同,目前已经开发出多种光3D打印技术,主要有光熔化3D打印、光熔融沉积3D打印、光固化3D打印和载细胞光3D打印等技术。

1) 光熔化3D打印技术

这是利用光辐射的能量熔化同步供给的打印材料,逐层沉积堆积而形成制件。光束或沉积基板的运动是由经切片分层处理后形成的二维平面信息控制,成型件的成型精确度关键在于精确、连续地供给打印材料粉末，并控制材料粉末的熔化及随后的凝固过程；保证一定的熔池形状（熔池尺寸小且稳定）和连续的固/液界面，使得成型过程保持连续性和一致性。这种打印技术主要优点是制造速度快，而且无需使用支撑材料。主要缺点是制造的器件表面较粗糙，需要进行较多后处理；同时在制造过程中会产生粉尘，制造过程出现的持续高温可能会造成打印用的高分子材料发生降解、生物活性分子变形或细胞凋亡。

图 4-2 是采用激光器做光源的这种光 3D 打印制造工作系统的结构示意图，主要由软件系统、激光器、数控系统及工作台、粉末输送系统及保护气氛装置等组成。

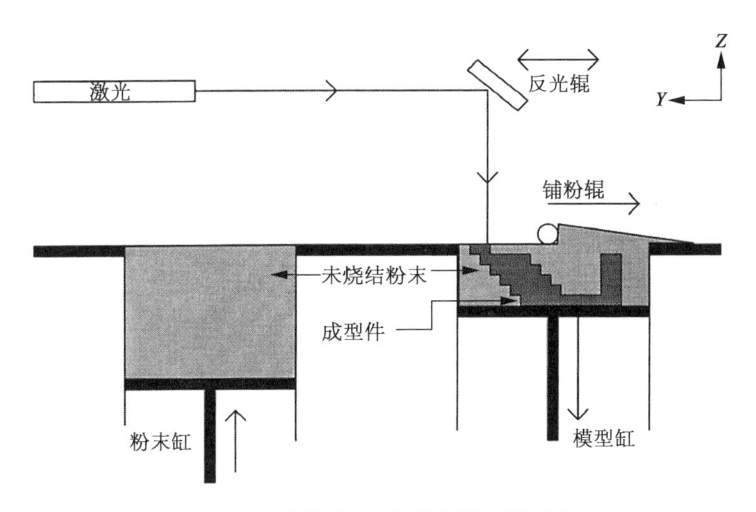

图 4-2　光熔化 3D 打印制造系统结构

软件系统主要包括造型软件、数据处理软件及工艺监控软件三部分。造型软件负责器件的三维 CAD 造型设计，并转换成表面三角形模型（即 STL 格式的文件），利用分层软件将 STL 文件格式生成连续的平面层信息，利用平面信息驱动平面扫描工作台及工艺参数，利用三维信息驱动高度方向的工艺参数。数据处理软件负责对模型的 STL 文件数据进行诊断检验及修复、插补、显示、分层切片，完成轮廓偏置、扫描路径生成、填充线的优化等。工艺监控软件负责数据处理所生成的数控信息对成型系统运动的控制，完成成型制造过程。

激光器提供熔化打印材料所需的能量，通常使用的激光器主要有 CO_2 分子激光器和 Nb∶YAG 固体激光器。使用的打印材料是粉末时，由于粉末具有较大的总表面积，能够让光学反射率大大降低，可适当降低使用的激光功率。

数控系统及工作台实施器件成型时的运动扫描，完成对激光器输出激光束扫描运动以及对打印材料粉末的输送、控制和调节。为保证制造的器件质量，最好能实现对打印成型过程的闭环控制。

稳定可靠的打印材料粉末输送系统是制造的器件精确性的重要保证，粉末输送的波动将使器件在成型过程失去平衡，最终可能导致制备的器件达不到质量要求。送粉方式主要有侧向送粉和同轴送粉两种，其中同轴送粉能克服因激光束和材料引入的不对称而带来对扫描方向的限制，在生产制造实践中一般将同轴送粉装置与激光头固定在一起，实施沿 Z 轴方向运动。

保护气氛系统是为防止打印材料粉末在制造过程中发生氧化，降低沉积层的表面张力，提高成型层与层之间的浸润性，同时也有利于提高生产制造工作的安全性。

2）光熔融沉积 3D 打印技术

先由光 3D 打印系统的加热头把热熔性打印材料加热融化，使其成为流体状态，之后在计算机的控制下从光 3D 打印机的喷头装置挤出，并沉积在工作台的支撑材料上，然后快速冷却并凝固。每一层截面完成成型后，工作台下降一层成型件高度，再打印制造下一层，新一层的打印材料会固化在此前成型层上面。随后喷头沿着一系列水平、垂直方向移动，制作出一层层横截面，直到完成制作整个器件，最后除去支撑材料，得到所需的器件。这种打印技术所使用的打印材料通常为热缩性高分子的，包括 ABS、聚酰胺、聚酯、聚碳酸酯、聚乙烯、聚丙烯等。该打印技术的特点是制造的器件结构精度高、表面质量好、没有环境污染等，图 4-3 是利用这种打印技术制作的 3D 支架。这种打印技术主要缺点是制造时环境温度较高，因为它需要高温将打印材料熔融。

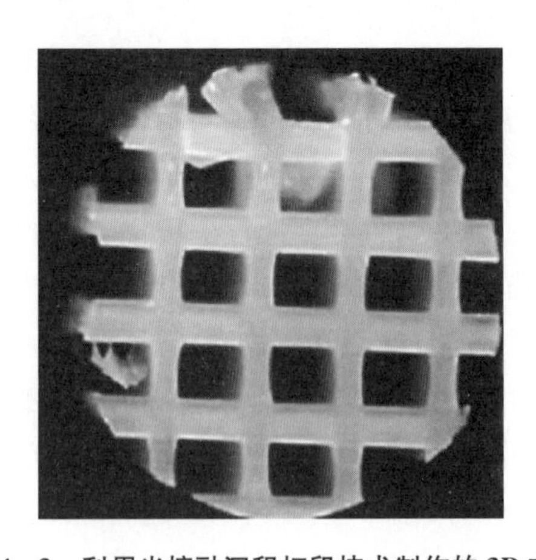

图 4-3 利用光熔融沉积打印技术制作的 3D 支架

3）光固化 3D 打印技术

这是以光源为能源，以光固化树脂为打印材料的光 3D 打印技术。打印制造时利用计算机按照对器件设计的计算指令控制光束在打印材料表面进行扫描，使用的打印材料在通常状态下呈液体状态，被光照射后产生光聚合反应而固化，形成器件的一个薄层（厚度约十分之几毫米）。然后工作台往下移一个层厚的距离，在已固化的打印材料层面上铺上新的打印材料，并用光束扫描，也使之固化。如此重复铺新层和逐层光束扫描后，就可以打印制造出一个 3D 实体器件原型。其工作原理如图 4-4 所示。

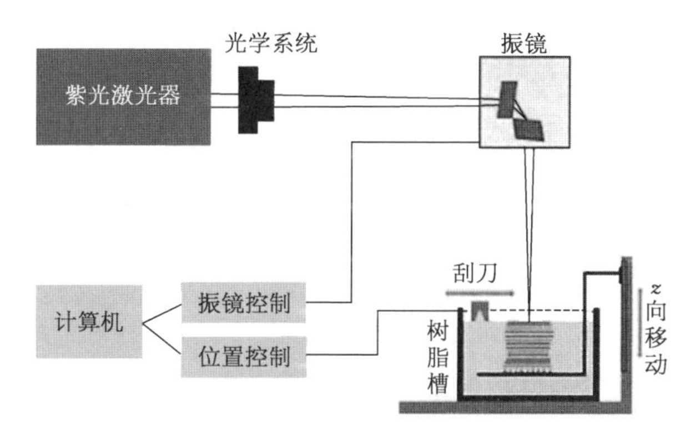

图 4-4　光固化 3D 打印技术工作原理

在生物组织工程中，这种光 3D 打印技术常用的打印材料是高分子可降解材料，包括光敏分子修饰的聚富马酸二羟丙酯（PPF）、聚（D，L-丙交酯）（PLA）、聚（ε-己内酯）、聚碳酸酯，以及蛋白质、多糖等天然高分子材料。为了降低液态树脂材料的黏度，还需要加入小分子的溶剂或稀释剂，常用的有可参与光聚合反应的富马酸二乙酯（DEF）和 N-乙烯基吡咯烷酮（NVP）以及不参与聚合反应的乳酸乙酯。

这种光 3D 打印技术具有制作精度高、性能稳定、器件产品力学强度高等优点，主要缺点是制造的器件需要清洗除去杂质，这可能会造成器件发生变形。目前这种光 3D 打印技术在手术医疗、手术研究用的骨骼模型、代用血管、人造骨骼以及分子和遗传因子的立体模型制造等方面获得了广泛应用。

这种光 3D 打印系统由计算机系统（包括数控系统、控制软件）、光学系统、树脂容器以及后固化装置等组成。其中的控制软件主要由 CAD 接口软件和控制软件组成，数控系统主要是对 CAD 模型进行离散化处理，使之变成适合于光固化立体成型的文件格式,然后对模型定向切片。计算机系统主要用于 $X-Y$ 扫描系统、Z 向工作平台上下运动和重涂层系统的控制。CAD 接口软件包括对 CAD 数据模型的通讯格式、接受 CAD 文件的曲面表示、设定过程参数等。控制软件包括对激光器光束反射镜扫描驱动器、$X-Y$ 扫描系统、升降台和重涂层装置等的控制。

光束扫描装置有两种形式:一种是电流计驱动的扫描镜方式,其最高扫描速度可达 15 m/s,它适合于制造尺寸较小的高精度器件;另一种是 $X-Y$ 绘图仪方式,光束在整个扫描过程中与树脂表面垂直,适合于制造大尺寸、高精度器件。盛装液态树脂的容器由不锈钢制成,其尺寸大小决定了光固化立体成型系统所能制造的器件的最大尺寸。固化装置包括重涂层装置和后固化装置,重涂层装置主要是使液态光敏树脂能迅速、均匀地覆盖在已固化层表面,保持每一层片厚度的一致性,从而提高器件的制造精度。后固化装置用很强的紫外光源使制造的器件充分固化,固化时间依据器件的几何形状、尺寸和树脂特性而定,大多数器件的固化时间不少于 30 分钟。

由于光聚合反应是基于光化作用而不是基于热作用,由于是没有热扩散影响,加上链式反应能够很好地控制,能保证聚合反应不发生在光点之外区域,因而其制造精度高,可以控制在 0.01 mm 内;表面质量也好;能制造形状复杂、结构精细的器件,而且制造效率高。对于尺寸较大的器件,则可采用先分块成型制造然后利用黏接的方法制作。

4) 载细胞光 3D 打印技术

这是以生物墨水为打印材料,采用光 3D 打印技术逐层精确定位,从而制造出接近人体器官、组织真实形状的活性结构,为细胞提供生长的支架以及仿生微环的生物光 3D 打印技术,广泛应用于组织修复、研究组织发育机制及药物筛选等工作。

选用具有良好生物相容性的打印材料,模拟构建损伤部位的结构形态,用体外培养的方式使正常的组织细胞进行增殖,并将细胞与由生物材料制成的支架组合,最后将此复合结构植入人体后,相应位置的细胞将替代损伤组织的细胞,从而实现对创伤或病变部分的重建和修复。利用光 3D 打印技术能精确地将负载细胞的生物材料构建出结构复杂的功能组织,实现人体组织结构和功能的替代或重建。相比于在已成型的支架中种植细胞,直接利用载细胞光 3D 打印技术可以获得更高的细胞密度;此外,直接通过光 3D 打印技术可控制细胞在微观尺度的排列分布，对于调节细胞行为、细胞间的相互作用以及促进细胞最终形成功能组织具有十分重要的意义。

(1) 生物墨水

这是将活体细胞包裹在水凝胶等生物材料中的混合物，其中的水凝胶等生物材料的作用是在光 3D 打印制造时保护细胞不受损坏，使细胞分布均匀、防止沉降，打印制造后为细胞生长模拟体内环境。

目前根据生物墨水材料的固化类型大致可分为化学固化型及物理固化型两大类。化学固化型生物墨水主要有以海藻酸水凝胶为主的以及依靠水凝胶体中的光敏反应基团(如甲基丙烯酸酯或丙烯酸酯)，在光 3D 打印制造时通过 UV 光照实现固化。物理固化型生物墨水主要有采用温敏型水凝胶的和剪切变稀自修复型水凝胶的两种，温敏型水凝胶随着温度的变化会呈现溶胶向凝胶的转变，明胶是这一类型的代表性材料。明胶溶液在较低的温度下会形成凝胶态，但在 37 ℃左右会液化成溶胶态。剪切变稀自修复型水凝胶一般是基于材料内部的非共价键和可逆键，这种物理作用一旦在剪切力刺激下就会被破坏，当剪切力被移除，可逆的相互作用可以使材料重新恢复强度。剪切变稀也称为切力变稀，是在加工高聚物熔体、高聚物流体等假塑性流体的过程中，表观黏度随着切应力的增加而减小的现象。用于光 3D 打印的生物墨水是同时具有剪切变稀和自修复的材料，在基于挤出方式的光 3D 打印中，生物墨水在通过狭窄的喷嘴连续挤出，将经受着较高的驱动压力或较大的挤出力，这会引发某些聚合物链的流变现象。

合适的生物墨水需要具备一些性能：① 生物相容性，可为细胞提供适宜的生长环境；② 生物降解性，随细胞微环境的调控及细胞增殖分化逐渐降解，活性组织或器官得以重建；③ 需满足光 3D 打印制造过程中的物理性能和机械性能需求，即可被挤出，挤出后可定性，以及沉积后结构能够稳定。

(ⅰ) 种子细胞

生物墨水中的细胞供体来源主要是患者自身的。在制作供进行载细胞光 3D 打印的生物墨水时，需要对供体细胞的安全性进行筛查，包括一般安全性筛查和病原微生物检测。一般安全性筛查主要包括供体的体检结果、既往病史查询、家族遗传病学调查及是否经过异体移植等。病原微生物检测主要通过实验室手段对供体进行检测，首先，对各种类型的供体组织细胞都检测其免疫缺陷病毒Ⅰ型及Ⅱ型(HIV-Ⅰ型及Ⅱ型)、乙型肝炎病毒(HBV)、丙型肝炎病毒(HCV)和梅毒螺旋体等；其次，对富含淋巴细胞及淋巴组织的供体，还检测人 T

淋巴细胞病毒Ⅰ型及Ⅱ型(HTLV-Ⅰ型及Ⅱ型);对于生殖细胞及组织供体,还检测沙眼衣原体和奈瑟氏球菌等。对于上述病原微生物检测,结果均为阴性才能作为种子细胞。

光3D打印技术与干细胞技术的结合,让自体组织器官的再制造成为可能,它进一步推进了人造移植器官技术的发展,为人体组织修复和器官短缺问题开辟出新的解决途径。干细胞是一类具有自我更新能力,并能分化成其他类型细胞的特殊细胞,而人体正常组织的更新和修复与组织特异性干细胞密切相关,用于生物墨水的种子干细胞目前主要有胚胎干细胞(ESC)、诱导性多能干细胞(i PSCs)、脂肪间充质干细胞(ADSC)和骨髓间充质干细胞(BMSCs)等,表4-1分别列出了它们的来源、分化潜能和应用。

表4-1 载细胞光3D打印用的干细胞

干细胞种类	来源	分化潜能	应用
胚胎干细胞(ESC)	原始性腺、早期胚胎	全能干细胞,能够诱导分化成所有组织和器官	根据诱导分化的细胞类型可应用到各方面
诱导性多能干细胞(i PSCs)	成体细胞中导入4种转录因子(Oct3/4,Sox2、c-Myc和Klf4)诱导得到	多向分化潜能,可分化为3个胚层的细胞	分化为骨骼肌祖细胞来治疗肌营养不良;通过分化为神经系统干细胞来治疗相关疾病,如视神经萎缩、线粒体病;建立神经系统相关疾病的模型,如阿尔兹海默病等
脂肪间充质干细胞(ADSC)	脂肪组织	多种类型的细胞:内皮细胞、神经细胞、脂肪细胞、神经胶质细胞、软骨细胞、肌细胞、成骨细胞和胰岛细胞	分泌多种细胞因子以促进血管形成;根据分化方向应用到多方面
骨髓间充质干细胞(BMSCs)	存在于器官基质和结缔组织中	多种间质细胞系	造血作用:特有的增殖模式易在胞内转移和表达外来基因

(ⅱ)水凝胶

水凝胶是水溶性高分子通过化学交联或物理交联形成的聚合物,具有3D

网络结构，含水量高、生物相容性和力学性能与软组织相似，可以包裹细胞，输送养分和排泄代谢物，常作为装载细胞的生物活性材料。常用的亲水聚合物包括海藻酸盐、明胶、甲基丙烯酸酐化明胶（methacrylate gelatin，GelMA）。交联是指液态转变为锁水网络状固态的过程，交联机制包括热诱导纠缠、分子自组装、静电相互作用、离子交联和化学交联等。水凝胶的种类、浓度、黏度、刚度、交联剂的类型、交联程度等均会影响细胞的活力。对水凝胶的基本要求包括：① 水凝胶在光 3D 打印技术制造系统工作台沉积后能快速原位成型，并维持初始沉积的形状；② 保持细胞活性和功能；③ 打印制造的支架容易进行后处理。为了提高水凝胶骨架与细胞间的相互作用，可以在材料中引入生物活性分子修饰的共聚单体，例如引入细胞黏附肽 RGD 修饰的共聚单体后，可以明显地促进水凝胶内细胞的存活率和生长。

（2）打印方式

根据工作原理的不同，现阶段的载细胞光 3D 打印技术制造方式主要分为喷墨、微挤压和激光辅助 3 种，图 4－5 是它们的工作原理示意图。其中喷墨式光 3D 打印制造是这 3 种打印制造方式中技术门槛最低的，它的工作原理是在常见的喷墨式打印机上，在喷嘴末端通过压电效应或者热效应，促使生物墨水在计算机控制的喷嘴上产生液滴，并按预先设定好的器件结构精准地喷射到可溶解凝胶支撑物上，经固化后便形成一个以细胞为主体的立体结构，最后去掉支撑件，便得到三维器件。喷墨式光 3D 打印技术主要采用热喷墨或压电喷墨技术，热喷墨光 3D 打印技术是利用电加热元件（如热电阻）在很短时间（几微秒）内迅速升温，加热生物墨水产生微气泡，此气泡形成时所产生的压力将使

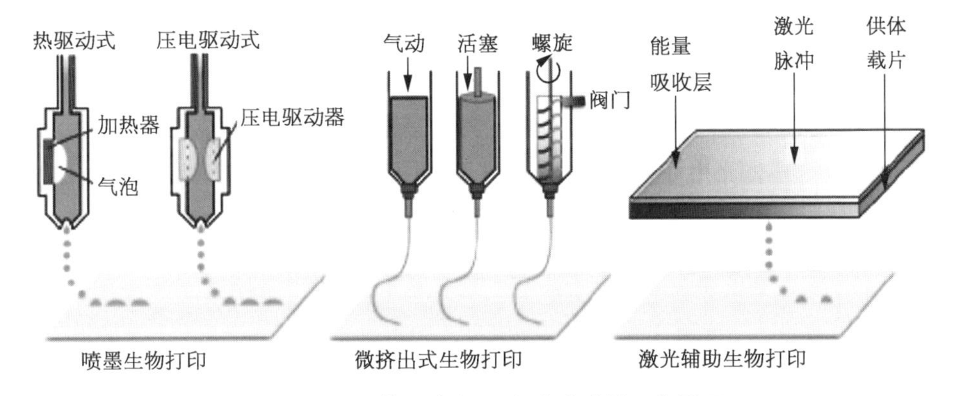

图 4－5　3 种载细胞光 3D 打印方式的工作原理

一定量的生物墨水液滴克服表面张力而被挤压出喷嘴，并在计算机控制下按照已经设计好的结构图样精准地喷射到支撑物上。压电喷墨式光3D打印技术是利用压电陶瓷材料的伸缩形变产生的作用力喷射生物墨水液滴，将多片压电陶瓷片层叠放置在光3D打印机的喷嘴附近，在电压作用下压电陶瓷发生形变，并使喷嘴中的墨水喷射出去。相比于后面两种技术，喷墨打印机可以灵活地控制液滴的体积和流速，打印制造的精度高，可以打印制造5～10 μm结构的器件。

在挤出式的载细胞光3D打印技术中，常见的是向生物墨水的管路系统用气泵增压，使得管路内部压强比外界的大，从而使其内部的生物墨水从喷嘴挤出成丝，喷头在计算机控制下沿 X 轴方向运动，工作台沿 Y 轴方向运动，流态丝料将被传送到指定位置并快速凝固。器件的一层截面成型后，喷头上升一个分层高度，并继续进行下一个截面的制造工序。如此往复循环进行，直至形成完整的器件。除使用气泵之外，也有使用活塞或螺旋杆等方式的，它们能够利用黏度更高的生物墨水进行光3D打印制造。

激光辅助式打印技术原理是，先将生物墨水涂覆在透明玻璃板上的光学吸收层上，形成玻璃板-吸收层-生物墨水层的3层结构，然后脉冲激光聚焦在光学吸收层上，使得在照射位置的生物墨水层有一小部分溶液汽化膨胀，产生的高压气泡将该处的生物墨水挤离表面而形成射流，并沉积在接收基板上。

不同打印方式它们在打印过程中产生的剪切应力不同，以致对细胞活力存在较大差异。挤压式光3D打印由于其产生的剪切应力较大，细胞活力较低，仅为40%～80%；喷墨式打印和激光辅助打印方式，其细胞活力分别高于85%和95%。对于同一种打印方式，打印参数对细胞活力也产生显著影响，如喷嘴的直径、形状，喷射速度，分配压力，暴露时间等，均通过剪切应力影响细胞活力以及制造的器件结构，如其大小、孔径、形状、孔隙率等。小直径喷嘴可提高制造的器件精确度，但会增加对细胞的剪切应力和挤压应力，从而削弱细胞活力。有关研究显示，不同形状喷嘴产生的应力也不同，与圆柱形喷嘴相比较，锥形喷嘴具有平滑的收缩形状，所产生的应力更小，相应地对细胞产生的损伤程度也更低。低喷射速度、低分配压力、低暴露时间及低能量激光更有利于提高细胞的存活率。

(3) 影响细胞活力的因素

影响光3D打印技术制造出来的载细胞构件中的细胞活性的主要因素有：

（ⅰ）生物墨水特性

理想的生物墨水应具备一定的物理、化学、生物学特性，能够为细胞提供合适的微环境，支持细胞的各种活动。不同种类的水凝胶其生物相容性不同，与人工合成的水凝胶比较，天然水凝胶的生物相容性更好，制造的器件其内部细胞活力更高。在藻酸盐、胶原蛋白、纤维蛋白、透明质酸等水凝胶中，基于透明质酸的水凝胶提供的细胞生存状态最佳。低浓度、低黏度、低刚度及低交联的水凝胶，由于其具有疏松多孔的特性，更有利于氧气、营养物质、代谢废物扩散及细胞的迁移，因此细胞活力更佳。另外，单一种类的水凝胶存在各自的局限性，因此，将不同种类水凝胶复合制备成复合水凝胶，能够获得性能更好的生物墨水，如以藻酸盐和重组基因工程蛋白为基础设计的双组分双交联水凝胶，克服了细胞沉降、细胞膜损伤、细胞脱水的挑战，最终显著提高了细胞活力。在生物墨水中添加抗氧化剂 N-乙酰半胱氨酸、氧化石墨烯等，可清除各种活性氧，还可吸附培养基中的蛋白质，与细胞表面的整合素结合，在调节细胞凋亡中发挥重大作用，提升细胞的生存率。其次，加入生物活性因子，如生长因子、肽序列，也能够改善水凝胶的生物活性、刺激细胞存活、生长和分化，将改善并增强光 3D 打印组织和器官中的细胞活力。

（ⅱ）打印方式及其工作参数

细胞活力与其受到的剪切应力密切相关，两者成指数关系，高剪切应力可引起细胞变形，甚至破坏细胞膜，从而导致降低细胞活力。不同的光 3D 打印方式和不同的打印工作参数，产生的剪切应力不同，相应地对细胞活力的影响也不同。通过改变打印时的挤出压力、喷嘴直径、聚合物浓度等，都能够有效地提升细胞活力。

7. 制造的器件精度

它包括形状精度、尺寸精度和表面精度。形状精度主要是指制造的器件翘曲、扭曲变形、椭圆度误差及局部缺陷等；尺寸精度主要是指制造的器件与 CAD 模型相比其在 x，y，z 方向上的尺寸相差值；表面精度主要包括由叠层累加产生的台阶误差及表面粗糙度。影响制造的器件精度的因素有很多，主要分为 3 类：数据处理产生的误差、成型过程产生的误差和后处理过程引起的误差。

1）数据处理产生的误差

它包括 CAD 模型表面离散化的误差、切片分层误差。制造的器件一般都有曲面，在对 CAD 模型进行表面离散化处理后，所有的平面和曲面都用三角形小片来表示，原来的曲面模型就变成了多面体模型，给模型的形状和尺寸都带来了一定的理论误差。为了提高器件的制作精度，必须采用更细小的三角形面片，但当三角形的一边或多边太小时，分层软件就会把它当作一条直线来处理，这就是所谓的“三角形消失现象”。也就是说，无限地细化三角形面片并不能提高器件的精度，只有将CAD模型数据用于快速原型制造，才能从根本上解决表面离散化带来的误差。CAD系统中的IGES数据转换标准以线段、圆、圆弧及B样条曲线等来描述几何数据，若直接用这样的数据来生成数控代码，既可省去表面离散化的过程，又可以提高控制精度。

光3D打印制造中的分层轮廓信息由平面与多面体模型相交的交线组成，即每层的轮廓线都是由很多的小线段组成。CAD模型表面越复杂，离散化处理时所需的三角形面片数量就越多，组成轮廓线的小线段数量也越多。制造时每一层的轮廓线都是由一段段直线组成，这就造成制造的器件表面有突棱和毛刺，影响器件的尺寸精度和表面质量。对分层的轮廓信息重新拟合，用拟合曲线来代替分层中的直线段，在一定程度上可以提高制造的器件的精度。拟合方式多种多样，如参数样条拟合、圆弧样条拟合和带有给定切线多边形的B样条曲线拟合等。

用柱体单元近似表达光滑曲面是分层制造的基本特点，由此产生的“台阶效应”是影响器件精度的另一个重要因素。特别是相对于Z方向倾斜的表面，由于台阶效应的存在，将严重地破坏器件的面型精度。“台阶效应”与分层方向和分层厚度有很大的关系，分层厚度越小，“台阶效应”也越小，得到的器件精度越高，但制造时间和制造成本也将增加。可以通过选取最优分层方向和厚度分层等方法来减少“台阶效应”对器件精度的影响。

2）制造过程产生的误差

它包括光3D打印机升降工作台沿Z方向运动误差、光束扫描误差、涂层厚度误差、器件的收缩变形等。升降工作台在垂直方向上的运动直线度误差会产生器件的形状、位置误差，导致成型器件在逐层堆积时产生错位，微观上会导致表面粗糙度增大。升降工作台的位移精度也将影响打印层厚的精度，将导致器件在各个方向上的尺寸误差。可通过选用精密导轨、滚珠丝杠、伺服控制系统等办法，提高升降工作台沿Z方向运动的定位精度、层厚方向步进精度和垂直方向运动的直线度。

（1）光束扫描产生的误差

对于光3D打印技术来说，光束的定位出现误差和扫描路径出现误差，将给

制造的器件产生 $Z-Y$ 方向每一层片形状、尺寸误差。一维扫描系统采用二维运动，由步进电机驱动同步齿形带并带动扫描镜头运动，在定位时由于同步带的变形，会影响定位的精度，常采用位置补偿系数来减小其影响。

对于采用步进电机的开环驱动系统来说，步进电机本身和机械结构都影响扫描系统的动态性能。扫描系统在扫描换向阶段存在一定的惯性，使得扫描头在制造的器件边缘部分超出设计尺寸的范围，导致制造出来的器件尺寸有所增加。此外，扫描头在扫描时始终处于反复加速、减速的过程中，因此，在制造器件边缘的扫描速度将低于其中央部分：光束对边缘的照射时间会长一些，并且在这儿也存在扫描方向的变换，由于扫描系统的惯性力，加、减速过程慢，致使成型器件边缘处的打印材料光固化程度较高。

在制造过程中，扫描机构对制造器件的分层截面做往复扫描，而扫描头在步进电机驱动下运动，其本身有一个固有频率，而各种长度的扫描线也都存在，即在一定频率范围的运动频率都会存在，当发生谐振时，振动的振幅增大，这将给制造的器件产生较大的尺寸误差。

(2) 涂层均匀性和厚度产生的误差

对于光固化 3D 打印技术来说，其制造过程是：待一层液态打印材料被光固化后，在其上再涂一层液态打印材料，但由于使用的打印材料有黏性，以及流动性不良和固化后表面张力大的原因，难以实现在已固化层上获得均匀涂层。解决这个问题的一种办法是使打印材料快速流平，即使用涂覆机制，现在常用的涂覆机制主要有吸附式涂覆、浸没式涂覆和吸附浸没式涂覆。

提高打印机工作平台沿 Z 方向运动精度和采用光束扫描约束液面工艺，可实现小涂层厚度和提高各层厚度一致性，相应地也提高制造的器件精度。同时，层厚本身对器件精度也产生影响，当打印材料的聚合深度小于层厚时，层与层之间的黏合会不理想，甚至发生分离层；如果聚合深度大于层厚则将引起过固化，从而产生较大的残余应力，导致器件出现翘曲变形，影响器件的精度。在扫描面积相等的条件下，固化层越厚，固化的体积相应加大，各层之间产生的应力也变大，这将使器件产生的翘曲变形程度更为严重。

(3) 打印材料出现收缩、变形、翘曲引起的误差

在光 3D 打印制造过程中，由于一些打印材料会产生线性收缩和体积收缩，线性收缩将引起逐层堆积时的层间出现应力，使器件发生变形、翘曲；体积收缩则将引起整个器件的尺寸出现变化，导致器件出现尺寸精度误差。

3）后处理过程引起的误差

从光3D打印机上取出已制造出来的器件后，需要对其进行剥离支撑结构，有的还需要进行后固化、修补、打磨、抛光和表面处理等工作，这些后处理过程也会引入精度误差，这类误差可分为3种：

（1）后固化处理引入误差

一些打印材料在光扫描过程中已经发生部分聚合反应，制成的器件中还有部分处于液态，器件内部分的机械强度是在后固化过程中获得的，这是提高器件最终力学强度必不可少的步骤。器件后固化的收缩量占总收缩量的25%～40%，为保持器件最终尺寸稳定性，后固化也是非常必要的。

在后固化时，器件内未固化的成分将发生聚合反应，体积收缩将使器件产生均匀的或不均匀的形变，与在制造过程中出现的变形不同，它将出现翘曲变形。后固化的翘曲变形量与打印材料本身的收缩特性、器件形状特征、光束扫描路径和扫描参数的组合有关。有关资料显示，后固化收缩率随光束扫描路径的不同而有很大差异，主要取决于未固化成分在器件中存在的数量和方式。所以，在利用光3D打印技术制造器件时，光束扫描路径的选择也是非常重要的。同时，也与后固化方式有关，包括后固化所用紫外光源发射的光能量、照射时间等。

（2）去除支撑时引入误差

在光3D打印制造工作完成后去除支撑时，可能会对器件表面质量产生影响，所以，在设计支撑时设计要合理，对于器件支撑面积较大的情况，为提高支撑牢固度，应加密支撑。支撑的设计与器件的成型方向选取有关；而在选取成型方向时，要综合考虑添加的支撑要少，并且便于去除。

（3）环境状况变化引入误差

由于温度、湿度等环境状况变化，制成的器件可能会继续变形并导致误差，并且由于制造工艺或制造器件本身结构工艺性等方面的原因，制造的器件内或多或少地存在残余应力，这种残余应力会由于时效的作用而全部或部分地消失，这也会导致器件出现误差。设法减小制造过程中的残余应力，将有利于提高制成器件的精度。

8. 器件表面修饰

这是指对由光3D打印技术制造的支架以及人体器官表面进行的修饰，以增加其细胞的黏附性和增殖性，促进器官细胞和组织的再生。

1) 表面接枝修饰

这是指通过将聚合物链、金属以及纳米粒子等接枝到光3D打印技术制作的器官表面，以改变其性能的修饰方法。这样做可以赋予制成的器件其生物材料表面新的功能，如亲水性、黏合性、生物相容性和抗雾性能等。以多巴胺为引发剂，在光3D打印技术制作的骨架表面接枝胶原蛋白，经此修饰后的骨架表面将具有优异的亲水性和细胞黏附性。又如通过原子转移自由基聚合接枝法，在利用光3D打印技术制作的器官表面接枝，其将具有抗菌性和生物相容性，细胞黏附性明显增加，抗菌性能得到改善。

2) 等离子体处理

等离子体是由部分电离的导电气体组成，主要包括电子、正负离子、基态和游离态原子或分子等活性粒子，它们将使材料表面分子键断裂、交联、化学改性及聚合反应等，引发气固相间的界面反应。选择性地引入多种活性基团，如羰基、羧基、羟基、氨基以及亚氨基等，改变器件表面的润湿性、表面电位以及表面微结构，将使其具有亲水、亲油、化学活性以及生物活性等功能。有关研究结果显示，将β-磷酸三钙(TCP)固定在利用光3D打印技术制作的聚乳酸(PLA)骨架内，通过等离子氨化和等离子体聚合处理，在骨架表面引入丙烯胺的氨基官能团，将增强其表面生物活性，修饰后的MG-63成骨细胞在TCP/PLA凝胶骨架表面具有连续的增殖。将乙烯∶氮气为1∶3的等离子体修饰光3D打印技术制作的PCL骨架表面，修饰后的骨架表面将具有规则的网络渠道、孔隙以及亲水性，并促进细胞的均匀黏附和分化，表面生物活性也大大增强。

3) 表面制备纳米涂层

目前已经开发出多种表面制备纳米涂层方法，对由光3D打印技术制作的人体器官进行表面改性。如利用具有生物功能性的氧化石墨烯在β-磷酸三钙在由光3D打印技术制作的支架表面涂层，修饰后的骨架具有优异的光热效应，其光热温度范围根据氧化石墨烯的含量、修饰时间，可以在40～60℃范围调控，并且光热效应使得骨癌细胞的死亡率达到90%。通过仿生光3D打印技术制造的人造血管，利用共价键作用在肝素钠表面制备多巴胺/己二胺涂层，肝素钠的接枝密度达到900 ng/cm^2，血管将延长血栓形成时间，抑制血小板的黏附以及阻止纤维蛋白原被吸收的变性，同时也增强了人体静脉内皮细胞的黏附、增殖、迁移以及NO的释放。通过二氧化钛表面涂层和羟基磷灰石(HA)改性由光3D打印技术制作的钛合金支架，其孔隙率达到80%，并具有双峰孔径分布；利用水热法在其表面修饰二氧化钛涂层，生物相容性获得了明显提高，解决了钛合金支架的生物惰性问题。

9. 影响成型器件质量的因素

影响利用光 3D 打印技术制造出来的器件质量的因素主要有打印材料特性、使用的光辐射参数和打印工艺参数等。

1) 打印材料特性

打印材料的物理特性(如密度、热膨胀系数以及流动性等)对制造的器件其出现缺陷具有重要影响。粉末打印材料的粉末粒度和密度不仅影响制成器件中缺陷的形成，还对器件的精度和粗糙度有着显著影响。打印材料的热膨胀和凝固机制，对熔化凝固过程的影响可导致器件孔隙增加和抗拉强度降低。

2) 光功率密度和光束扫描速度

光功率密度和光束扫描速度决定着打印材料被光束加热的温度和时间，如果光功率密度低而扫描速度又快，打印材料的熔化、凝固状况将不理想，制造的器件机械强度低或根本就不能成型；但如果光功率密度太高而扫描速度又低，则会引起打印材料汽化，也会导致器件表面出现凹凸不平状况，同时也影响各凝固层之间的黏结性能，使器件内部组织结构和其性能不均匀。此外，过高的光功率密度还会使打印材料发生完全熔化而形成连续液柱，其结果是因表面能降低而引起液柱的不稳定性，形成非连续凝固线，导致器件“球化”严重、孔隙率高、微观裂纹明显、氧化夹杂严重等质量缺陷，图 4－6 是不同光功率和光束扫描速率下成型器件的显微组织，由图可见未熔固相颗粒间通过液相凝固后生成的“烧结颈”。这是因为在 SLS 过程中，光能量使黏结剂发生熔化而形成液相，此液相包覆并润湿打印材料颗粒，使其充满凹陷部位并发生快速颗粒重排。带有棱角颗粒通过液相的“桥接”作用而形成“烧结颈”。在光功率密度较低时，液相凝固组织形成断续的窄条状分布，液相生成量明显不足，未熔化的固相颗粒难以被液相完全包覆和黏结，于是形成组织中存在较多孔隙[见图 4－6(a)]。保持光束扫描速率不变，提高光功率密度将有利于液相铺展和流动，使液相均匀弥散在固相颗粒周围，从而提高固相颗粒间的黏结性，凝固组织内结构均匀性获得显著提高，凝固组织成为连续、致密的网络状分布[见图 4－6(b)]。保持光功率不变，提高光束扫描速率，会导致凝固组织整体表现出较明显的“球化”现象，其中存在大量微观裂纹[见图 4－6(c)]。在其他工艺参数一定时，光束扫描速率越高，越易引起“球化”，这是因为光束在较高的扫描速率下，容易形成连续的圆柱形材料熔化轨迹，随着液相表面能的降低，液柱分裂成直径近似于光斑直径的球状，从而导致成型凝固件中存在大量孔隙。

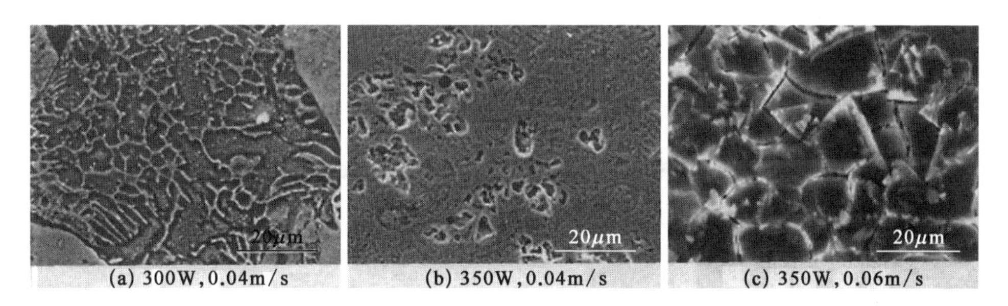

(a) 300W，0.04m/s　(b) 350W，0.04m/s　(c) 350W，0.06m/s

图 4－6　不同光功率密度和扫描速率下成型器件的显微组织

3）铺粉厚度

对于采用粉末打印材料的情形，在制造过程中要获得良好的层间结合性能，光能量不仅需要穿透当前的打印材料粉末层，还应对相邻的、已凝固层进行二次凝固，使层间结合部分重熔而黏结成一体。因此，光凝固深度需要大于铺粉厚度。光能量在粉层内部传输的过程中会不断衰减，如果铺粉厚度过大，光能量未传至粉层底部粉末材料即已衰减至很低，便难以使底层粉末材料获得有效凝固。这意味着铺粉厚度对凝固组织中孔隙的形状、大小、分布以及由此导致的层间结合性能有重要影响，因此，需要对铺粉厚度作合理设计和控制。有关研究显示，当铺粉厚度较厚时，表现出较差的层间结合性；当铺粉厚度减少时，形成沿水平方向分布的致密烧结层，层间已无横向贯通的孔隙，而是非连续地分布有少量不规则形状的大尺寸孔隙；当铺粉厚度进一步减小时，各层之间已形成有效的黏结，其间无明显的孔隙分布，烧结层致密度及组织均匀性显著提高。但是，当铺粉厚度继续减小时，烧结层间的结合性并未继续改善，层间反而出现了非连续分布的较大孔隙。这表明，对于每种打印材料，在做光 3D 打印技术制造时有其适宜的铺粉厚度。

有关实验显示，金属打印材料粉末的铺粉厚度小，器件的显微硬度高；对于某一固定铺粉厚度，显微硬度在沿成型器件高度方向上出现波动分布，并且在其底部的显微硬度显著高于在顶部的数值；铺粉厚度越小，这种显微硬度差异性越明显。但铺粉厚度过小，层间结合性并未继续改善，层间反而会出现非连续分布的较大孔隙。这是因为铺粉厚度过小时，铺粉滚筒装置往往使得已烧结的层在其预先确定的位置上发生扰动，导致铺粉均匀性降低，这不仅影响器件致密度，还降低器件整体的几何尺寸精度。

4）光束扫间距

扫描间距是指相邻两条光束扫描线之间的距离，光扫描间距的大小将影响输入给打印材料的总能量及其分布，图 4－7 是不同光扫描间距的总能量分布示意图。照射在打印材料表面的光束能量 E 是呈高斯分布的。当扫描间距 h 大于光光束直径 d 时，扫描线彼此分离或只有小部分重叠，其相邻区域的总光能量会小于打印材料的熔化能量，将不能使相邻区域的打印材料很好地熔化凝固。如图 4－7(a)所示。当 $h<d$，但 $h>\omega$（ω 是光光束半径）时，光束扫描线大部分重叠，此时相邻区域的光能量可以使该区域的打印材料熔化凝固，但此时总光能量的分布呈现波峰、波谷[见图 4－7(b)]，光能量分布的不均匀性将使得打印材料的熔化凝固深度不一致，制造的器件其密度分布将不均匀。当 $h<\omega$ 时，扫描线的光能量叠加后的分布基本上是均匀的[见图 4－7(c)]，此时打印材料的熔化凝固深度一致，制造的器件其密度分布均匀性比较好。但如果扫描间距 h 太小，即 $h\ll\omega$ 时，则总光能量太大，反而会引起熔化凝固深度减小，还会引起成型器件出现翘曲变形。

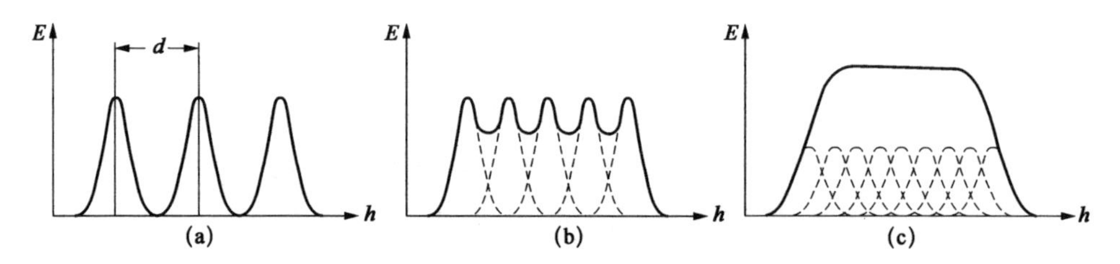

图 4－7　不同光束扫描间距的总光能量分布

由 3D 打印技术制造的器件其显微组织特征（相邻凝固线的黏结性，孔隙形状及大小、孔隙率等）受光束扫描间距影响也显著。当相邻扫描线之间没有交叠时，将形成平行于光束扫描方向的凝固线，而且单条凝固线中的凝固组织成断续的窄条状分布，相邻凝固线之间几乎未有黏结，其间充满大量连续分布的孔隙；当相邻光扫描线交叠达到 25％时，凝固组织中不再出现单条扫描线轨迹，而是形成光滑的平面状分布，凝固组织均匀性显著提高，而且其中仅分布有少量不规则孔隙，几乎接近全致密。再减小光束扫描间距将使器件的组织从非连续分布转变为较为平整的分布状态，主要原因是其制造是基于光束逐行扫描而熔化、凝固打印材料实现的，减小光束扫描间距，一方面使后续打印材料熔化生成的液相顺利铺展到已凝固线，另一方面已凝固线得以二次光辐照而发生重熔，这就使得液相能够足以填充相邻凝固线之间的空隙，凝固线间的“搭接”量增多，从而形成了较为平整和连续的凝固组织，并使制成的器件组织致密度显著提高。

一般采用重叠系数 X 来衡量光束扫描间距恰当程度，它是重叠部分宽度 b_w 占扫描线宽度 b 的百分比(见图 4-8)。

$$X = b_w / b \times 100\% = (b - L)/b \times 100\% \tag{4-1}$$

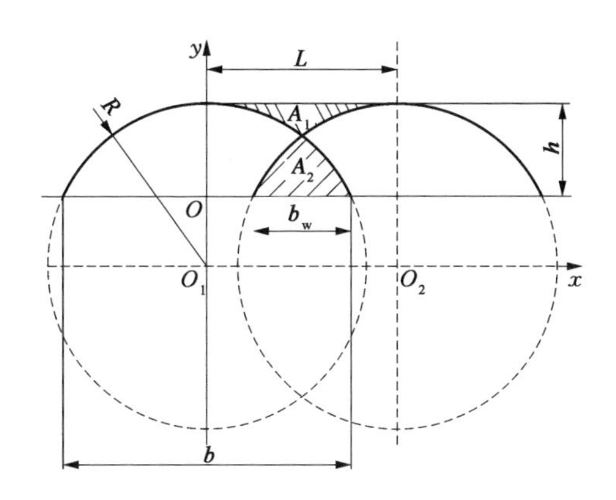

图 4-8　光束扫描间距示意

图 4-8 上的面积 A_1 代表光束扫描线断面间的凹沟，面积 A_2 代表光束扫描线断面重叠部分。由图可见，当面积 $A_1 = A_2$ 时，重叠部分的面积 A_2 正好填补到凹沟面积 A_1 上，此时熔化凝固的表面平整光滑，光束扫描间距是合适的。根据图 4-8 可以得到

$$x^2 + [y - (h - R)]^2 = R^2 \tag{4-2}$$

$$R = \frac{b^2 + 4h^2}{8h} \tag{4-3}$$

当 $y \geqslant 0$ 时，由式(4-2)得

$$y = (R^2 - x^2)^{1/2} + h - R \tag{4-4}$$

面积 A_1 和面积 A_2 分别由下面积分方程获得

$$A_1 = Lh - 2\int_0^{\frac{L}{2}} (\sqrt{R^2 - x^2} + h - R)\mathrm{d}x \tag{4-5}$$

$$A_2 = 2\int_{\frac{L}{2}}^{\frac{b}{2}} (\sqrt{R^2 - x^2} + h - R)\mathrm{d}x \tag{4-6}$$

由前面的式子可见，只要从实验中确定出光束扫描线宽度 b 和扫描线高度 h，根据 $A_1 = A_2$ 就可以得到最佳的光束扫描间距 L。

5）光束扫描方式和扫描方向

在光 3D 打印技术制造中，成型器件是光束在 3D 打印机工作台上做大量扫描运动基础上制作的，因此，合理地选择扫描方式可以提高成型器件的精度、强度以及制作效率。主要光束扫描方式有环形扫描和多边形三角剖分扫描。

（1）光束环形扫描

图 4-9 是光束环形扫描示意图，其中图 4-9(a)是方形环形扫描，扫描线沿平行边界的方向行进，即走每个边的等距线；图 4-9(b)是圆环形扫描，对于制造圆柱形的器件，可直接采用环形扫描方式，制成的器件表面比较光滑、各向同性。由于光束是在连续不断地扫描，其扫描线不断地改变方向，这使得由于打印材料的收缩而引起的内应力方向分散，制成的器件将具有较好的机械性能；此外，环形扫描方式遵循制作时热传递变化规律，将减弱器件在制作过程中产生的内部残余应力。

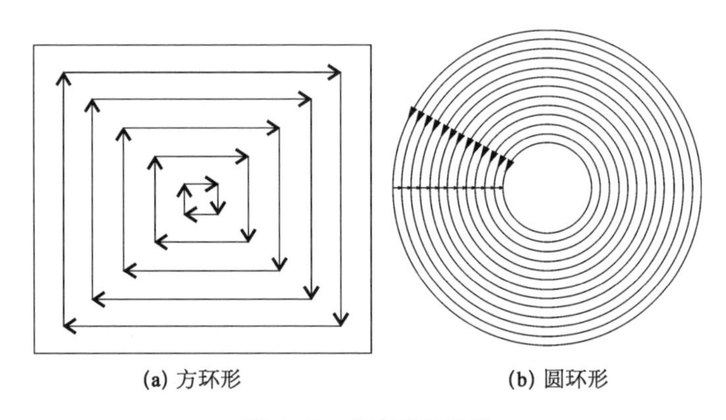

(a) 方环形　　(b) 圆环形

图 4-9　光束环形扫描

（2）多边形三角剖分扫描

此时打印制件的切层数据由多条直线组成，在每一层中其他轮廓是由一个多边形环组成，即制件的每层轮廓都是一个任意多边形[见图 4-10(a)]。对于这样的任意多边形，可以对其进行三角剖分，即将该多边形分成一个个无孔洞的三角形[见图 4-10(b)]，于是其光束扫描过程为：① 将对整层的光束扫描转化为分别对每个三角形的扫描；② 在每个三角形的内部采用光束环形扫描；③ 每个三角形的边不做光束扫描；④ 多边形的边界要做光束扫描。

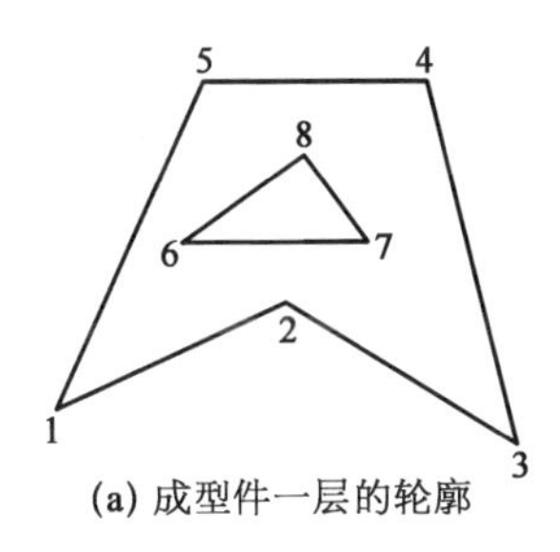

(a) 成型件一层的轮廓

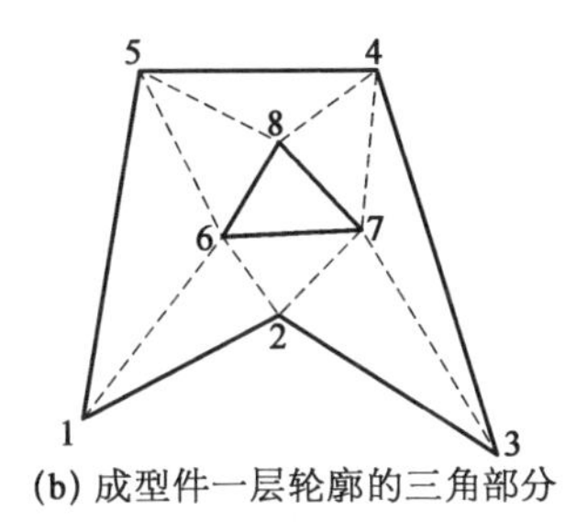

(b) 成型件一层轮廓的三角部分

图 4-10　多边形三角剖分扫描

这种光束扫描方式比环形扫描在避免成型器件发生翘曲和提高器件精度方面又前进了一步，并且数据处理的算法也简单得多。它有以下的优点：① 具有环形扫描所具有的优点；② 由于将多边形剖分为一个个三角形，其扫描线更短，打印材料的收缩变形更小；③ 由于在扫描时三角形的边界不扫描，因此在同一层内的应力减小，成型器件的变形将减小；④ 扫描线的生成算法较简单，易实现。

光束的扫描方向也会影响成型器件质量性能。对一个矩形环形平面，可采用两种扫描方式进行，即沿长边扫描和沿短边扫描，沿长边扫描的扫描次数少，但相邻扫描的时间间隔较长；沿短边扫描的情况则相反。有关试验显示：沿短边扫描所制造的器件其性能较好，对于粉末打印材料，其粉末熔化成型的密度和深度增加，这主要是因为相隔的扫描时间间隔短，前一次扫描的打印材料粉末还没有完全冷却凝固下来，下一次的光扫描又开始了，输给打印材料粉末的总光能量增加。前一次光扫描对相邻的打印材料粉末相当于预热，减小了相邻打印材料粉末在光熔化凝固时形成的温度梯度，从而减小了成型器件内应力。

6）打印速率

制造速率主要包括打印材料的喷出速度，或者被挤压出的速率和填料速率等，它影响着聚合物熔体打印材料的堆积和片层黏附的过程，对打印制作的器件性能质量产生明显影响。有关试验显示，打印速率对可生物降解高分子材料聚乳酸(PLA)打印制作的 PLA 薄板的力学性能影响十分显著，当打印速率为 40 mm/s 时，所制作的 PLA 薄板的力学性能最佳，拉伸强度可达 65.75 MPa，弹性模量可达 2 081 MPa，断裂伸长率可达 4.89%。

对于粉末打印材料，粉末的喷出速度决定于粉末载气流量，如果气流量选择过小，便不能保证打印材料粉末在管路中流动通畅，甚至可能发生打印材料粉末出现拥塞现象；如果气流量选择过大，在打印材料粉末喷嘴处的粉末迸飞现象将十分严重，降低了打印材料粉末的利用率。显然将存在合适的气流量，根据这个合适流量和喷嘴的喷射口尺寸，可以确定最佳打印材料粉末载气喷出速度。

7）光斑尺寸

在其他工艺参数一定的情况下，光斑尺寸大小对成型器件尺寸精度会产生较大的影响。因为光 3D 打印技术制造系统中用的制作路径是光束线扫描路径，即制作的截面是光束扫描线的集合。如果光斑是一个点，则制作器件的实际轮廓和理论轮廓是重合的，但实际上使用的光束其光斑是有一定大小的，因此，实际成型器件的外环轮廓和内环轮廓尺寸将会比理论轮廓大或者小一个光斑半径。因此，如果使用的光功率能够熔化凝固或者光固化足够数量的打印材料，那么使用的光束光斑越大，引起的尺寸误差将越大，反之则误差小。

8）温度

在光 3D 打印技术制造过程中，涉及温度参数的情况较多，如喷嘴温度、工作平台温度、夹具温度、环境温度等，它们对成型器件性能质量也产生影响。因此，在进行光 3D 打印技术制造过程中，需要进行温度参数监控和优化。

（二）治疗疾病举例

利用光 3D 打印技术能够很好地实施疾病治疗。每个人的器官、骨骼等的结构和尺寸都不一样，借助医学成像技术提供的资料，利用光 3D 打印技术能够制作人体个性化手术器械、人体器官手术模型、人造器官等，实现个体化疾病治疗，表 4 - 2 列出了光 3D 打印技术目前在医学上的一些主要应用。

表 4 - 2　光 3D 打印技术在医学上的主要应用

临床科室	临　床　应　用
骨科	个性化手术导板、矫形器、椎弓根置钉导向器、个性化脊柱侧弯矫形支具、个体化终板匹配颈椎间融合器、膝部专用夹具、个性化肋骨假体、骨钉、髓内钉、人工椎体、膝关节系统、骨盆缺损匹配假体等
口腔科	口腔颌面部模型、下颌骨截背导板、耳郭模具、一体式全颞下颌关节假体、钛金属多根牙种植体等

续　表

临床科室	临　床　应　用
泌尿外科	结石肾模型、输尿管软镜训练模型、生殖道畸形模型等
心脏外科	心脏模型、主动脉弓模型、冠状动脉模型、先心病胎儿模型、血管外支架等
胸外科	肺结节模型、气管模型、人工气管支架等
神经科	个性化经皮穿刺导航系统等
肝胆外科	结石肝胆管模型、肝脏模型等
肿瘤外科	骨肿瘤中个体化骨导板、原发性肝癌病变模型、下颌骨肿瘤的改良导板、舌癌术中口腔支架、动脉瘤模型、乳腺癌术中定位器、乳腺癌保乳术的乳腺缺损填充物等

1. 制备医疗器械

利用光3D打印技术制备医疗器械有多方面的优势，不仅具备定制性、可制造性和制件机械性能好，同时制备过程快捷、储存和运输成本低，而且使用由光3D打印技术制造的手术器械进行医疗手术的时间可缩短、创伤面积小、手术成功率高；还有，患者感受的痛苦小、健康恢复快、后遗症较少。因此，利用光3D打印技术制备医疗器械受到各国的重视，例如，美国食品药物管理局（FDA）还发布了针对光3D打印技术制造医疗设备的准则草案，韩国加快发展光3D打印技术医疗器械制造商业化。

1）制作个性化手术刀

手术刀是外科医生进行外科治疗时常用的工具，其与传统的切削加工制造方法不同，利用光3D打印技术制造的最重要特点是，能够个性化定制和制造复杂结构的手术刀。在医疗领域，无论是被施手术的患者还是施行手术的医生，他们都存在个体差异性，通过有关医疗成像技术获取患者和医生的相关人体数据，利用光3D打印技术可以制造个体性手术刀，让手术刀既符合医生自身的使用习惯，又有利于提升对特定患者做手术的能力，这会有利于提高手术成功率和手术质量。例如，对于眼科手术治疗来说，手术刀的刀头夹角是很关键的参数，眼科医生希望能够调整其角度，适应自己使用。现在，根据医生提出自己的需求，通过快速构建其数字化模型，利用光3D打印技术就可以很快把它给制造出来，而且这一定制过程并不复杂，手术刀的方案设计约需个把小时，光3D打印技术把它制造出来也是立等可取，大约半个小时。有关资料显示，利用这个办法制造的手术刀给患者完成手术的时间能够缩短，从入院到完成手术一般不超过一周时间，而如果用传统制造技术这是做不到的。

2）制作个性化手术导向模板

手术导向模板是一种用于引导穿刺、切割、固定、重建等手术操作的工具，利用光3D打印技术制作的手术导向板是基于患者自身影像数据资料定制的，它具有高度贴合患者解剖学结构的特性，实现了个性化、精准化、微创化手术治疗，大大提高了手术的效率和成功率。相对于传统穿刺手术，利用光3D打印技术制作的手术导板，提高了定位准确性，比如能够更有效地清除血肿，图4-11是利用光3D打印技术制作的手术导向模板辅助血肿穿刺手术。

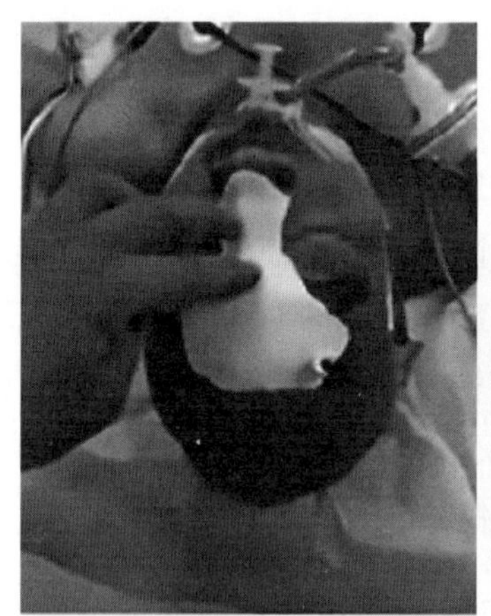

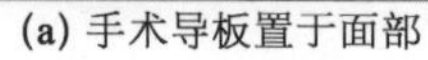

(a) 手术导板置于面部

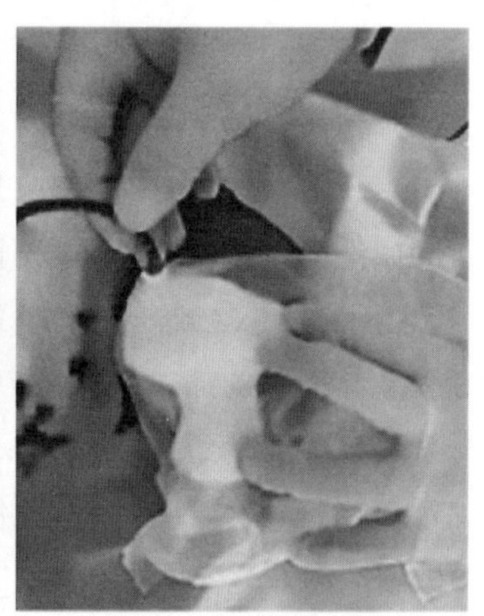

(b) 手术导板辅助穿刺

图4-11　利用光3D打印技术制作的手术导向模板辅助做血肿穿刺手术

这种个性化手术导向模板最早使用在膝关节重建手术中，随着光3D打印技术的发展，该技术在骨科、疼痛科和口腔颌面外科等各专科也迅速开展应用，并获得了很好的手术治疗疗效。

（1）骨科

骨科手术中诸如脊柱螺钉置入、骨性结构畸形截骨矫形及其他需要精确定位的骨科手术或操作等用到手术导向模板，利用它可以辅助手术精准定位、定向、定深、定角等工作，避免了因出现误差而影响手术治疗效果。由于不同患者之间的个体差异和解剖学差异，特别是临床遇到复杂的关节周围骨折或脊柱骨折患者，在进行复位及固定时，稍不注意螺钉的置入操作便可能误入关节腔或椎管，影响了手术效果。传统的骨科手术在螺钉置入、截骨等的工作过程中，为了确保准确性和避免损伤周围神经、血管、器官等重要结构，往往依赖于手术医生的解剖学知识、临床经验以及在手术中的多次透视螺钉位置来解决，这便造成手术时间长以及会遇到螺钉松动失效的风险。况且对微创的骨折复位及内固定，对手术医生的手术经验还有更高的要求。利用光3D打印技术建造的脊柱外科螺钉植入导向板，在颈椎、胸椎、腰椎的螺钉置入手术中显示出了不少优点：① 准确定位螺钉打入的位置和方向，提高内置物置入的准确性，进一步提高关节周围手术的安全性；② 手术中的操作简便，缩短手术时间；③ 可减少复杂骨折或小切口手术中做X射线透视检查的次数，也减少患者和手术医生受到的放射线辐射剂量；④ 对手术区域骨性异常及影响到骨骼解剖标志定位点的患者可更好地进行个体化手术治疗。有关临床治疗资料显示，通过获取患者的CT数据，由光3D打印技术制作的个体化手术导向板，辅助腰椎椎弓根对应的螺钉置入，提高了螺钉置入成功率，也提升了手术效率，减少了手术术后的风险。

（2）疼痛科

微创介入治疗是慢性疼痛治疗的重要手段，在疼痛诊疗中起着举足轻重的作用。微创治疗技术因具有创伤小、手术后恢复快、并发症少的优点，已成为疼痛治疗的核心手段。疼痛科开展的椎间盘微创、椎体微创、神经微创等各种微创治疗，要求手术医生具备扎实的解剖学知识和丰富的手术经验，而个体的解剖学差异又进一步提高了手术操作难度。对于位置深、靶点较小的穿刺操作（如经皮卵圆孔穿刺），即使经验丰富的疼痛科医生，穿刺的失败率也很高。利用光3D打印技术制作的个性化手术导向板，能够显著提高微创介入手术的准确性，使得原本复杂的手术过程变得简洁，在降低手术风险的同时保证了手术安全性，并且大大缩短手术时间，减少损伤，降低并发症发生率。有关治疗资料显示，对18例原发性三叉神经痛的半月节射频热凝手术，显示出利用光3D打印技术制作的个性化手术导向板，获得的治疗效果确实不错。

3）制作个性化外固定支具

外固定支具是骨科治疗的重要器材，理想的外固定支具应具备以下特点：① 稳定但不能过于坚硬，防止造成患者软组织损伤；② 能与患者软组织外形相吻合；③ 轻便、可清洗。采用光3D打印技术制造的骨折外固定支具，较之通常的石膏或高分子材料固定支具，在保证稳定性的同时更加轻便、通风、耐水洗，也比传统的外固定支具更舒适美观。图4－12是利用光3D技术制造的多孔结构骨折外固定支具。

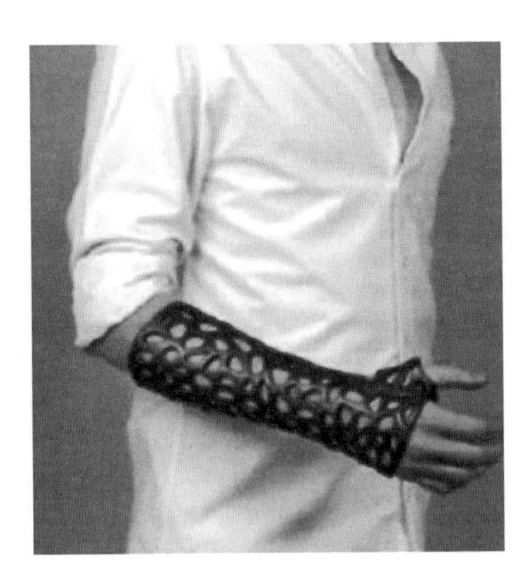

图 4-12　用光 3D 打印制作的多孔结构骨折外固定支具

4）制作个性化人体内植入物

创伤、肿瘤、炎症、退变等疾病引起的骨、软骨组织缺损、畸形等，常需要假体或者骨移植进行修复重建。传统的人体内植入物通常是工厂按流程批量生产的通用人体植入物，其型号和样式难以满足不同患者的需求，尤其是对于行肿瘤切除和矫形手术的患者，也会发生相关并发症。从医学角度来看，不同患者的解剖学结构以及其临床要求是不尽相同的，而由批量生产的人体内植入物一般都是相同的形状和尺寸，显然它们不能满足患者的个性化需要。利用光 3D 打印技术能够为每例患者量体裁衣，制订个体化治疗方案，制作个性化定制的体内植入物，就具有更好的解剖学适配性。

患者的骨缺损或者颌面部缺损时，会导致结构变化或者功能退变丧失，利用患者成像资料，采用光 3D 打印技术进行个性化匹配设计制作，可以让手术精准吻合缺损处，使得组织接触界面紧密，可促进正常骨细胞的黏附和增殖，同时减少患者的卧床时间，降低手术风险的发生概率。

胸壁肿瘤、严重感染等疾病，常用的治疗方式是彻底或者扩大切除病变组织，根据不同肿瘤类型进行新辅助或辅助治疗，能够在一定程度上提高患者的生存率，延长生存时间。但由此也往往会造成较大的胸壁缺损，破坏胸廓的完整性和稳定性，使患者出现反常呼吸以及呼吸功能障碍等症状。因此，大范围切除胸壁后造成的巨大胸壁缺损需要使用硬质材料进行重建，以避免发生反常呼吸和慢性呼吸衰竭。相对于传统制作技术,利用光 3D 打印技术制作的胸肋骨植入物,不仅能提供足够的支撑作用来维持胸壁,而且还能达到对胸壁个性化和解剖学的修复。光 3D 打印技术制作的胸肋骨植入物是使用患者手术前胸部 CT 数据进行设计,依据患者胸肋骨 1∶1 制作的,它具有更好的解剖学适配性,达到了胸壁缺损部位的原位重建,图 4-13 展示由光 3D 打印技术制作的钛合金胸壁植入物和胸壁重建情况。胸壁切除后创伤性渗出物主要来自伤口周围的肌肉和结缔组织,胸膜重建可以有效地阻止渗出物进入胸膜腔,避免留置胸腔引流管,从而减少手术后患者疼痛,促进手术后更快速复康。

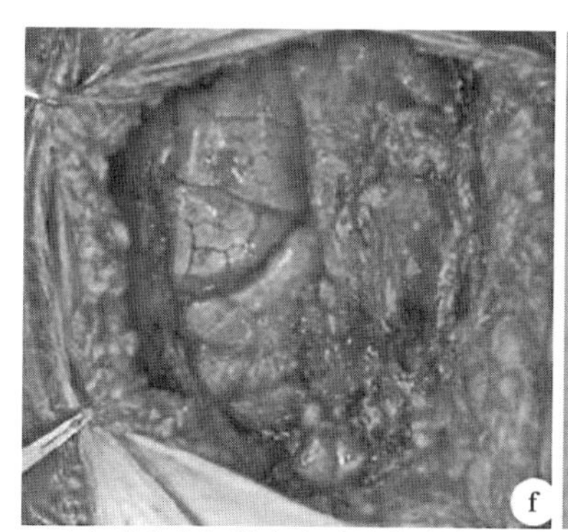

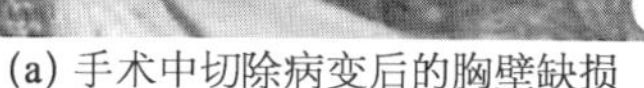
(a) 手术中切除病变后的胸壁缺损

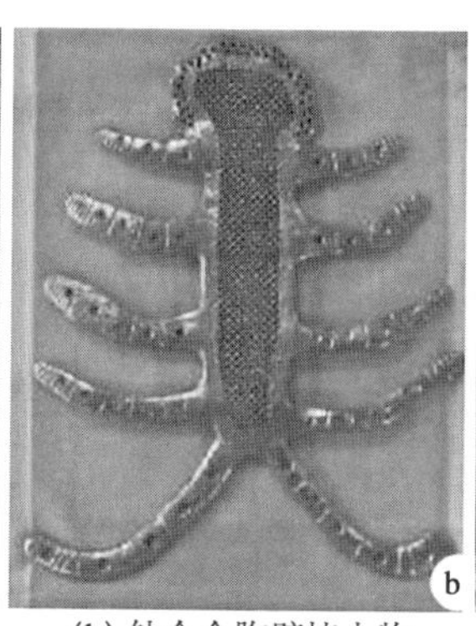

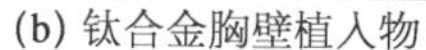
(b) 钛合金胸壁植入物

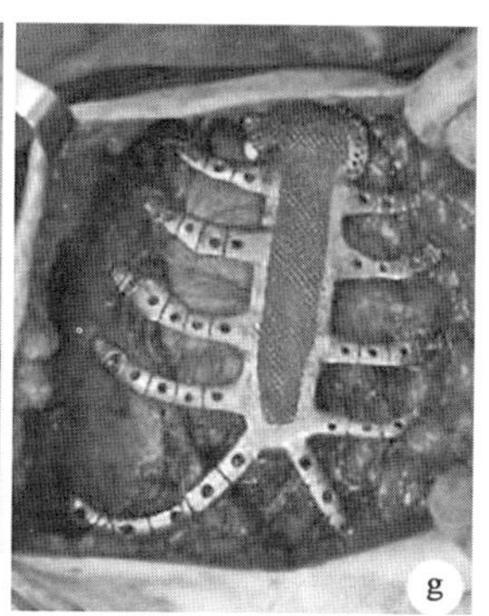

(c) 胸壁重建

图 4-13 由光 3D 打印技术制作的钛合金胸壁植入物和胸壁重建

复杂创伤通常会造成局部骨质的缺损及周围粉碎性骨折,最理想的治疗方案是依照患者骨折分型及骨质缺失情况进行个体化内置物治疗。人工髋关节(髋臼杯)、人工椎体、椎间融合器、硬脑(脊)膜补片等,它们能够更准确地替换并适应病变缺损部位,在达到最佳固定稳定性的同时修复骨质缺损。图 4-14 是全球首例光 3D 打印技术制作的人工椎体及手术后的 X 射线片显示照片,它显示出人工椎体的位置准确定位。还有,有关临床资料显示,30 多位患者利用光 3D 打印技术制造的人工髋关节,进行髋关节手术取得成功,预示着未来可根据医院提供的患者髋关节影像数据,利用光 3D 打印技术制备出个性化手术置换的人工髋关节。

在创伤骨科缺损修复中通常会用到生物支架,如人工骨的组织工程支架,利用光 3D 打印技术可以制作特定的支架孔隙大小及交联生物支架,为细胞黏附、增殖、分化提供场所,逐步形成新的、与自身功能相一致的组织,达到创伤修复的目

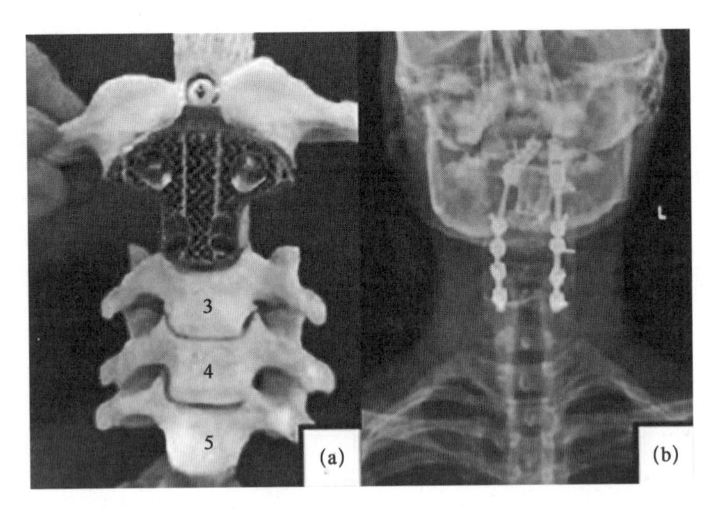

图 4-14　全球首例光 3D 打印制作的人工椎体(a)及手术后的 X 射线照片(b)

的。现在利用光 3D 打印技术制作的聚乳酸-聚羟乙酸/磷酸三钙生物支架,已经能修复长达 15 mm 的桡骨缺损,而且生物支架降解速度与成骨速度匹配很好。

义齿种植是牙列缺损和缺失患者理想的口腔修复方式,中国有 94%的人口存在牙齿问题,10 个人中就有 1 个人安装了假牙(义齿),年均假牙消费量达 8 165 万颗。目前市面上的假牙主要采用传统人工铸造和数控机床(CNC)切削加工制作。人工铸造过程较慢,返修率大。在计算机辅助术前评估的基础上,利用光 3D 打印技术能够制造个性化义齿(见图 4-15),并通过使用光 3D 打印技术制作的手术导向板,牙医可以轻松地将义齿植入物放置到准确的位置,而不必像传统治疗方法那样全凭医师自己的经验去操作,也减缓了患者在医疗过程中的痛苦。对 57 颗义齿植入的结果显示,种植精准度大大提高,并减少下牙槽神经损伤等并发症。

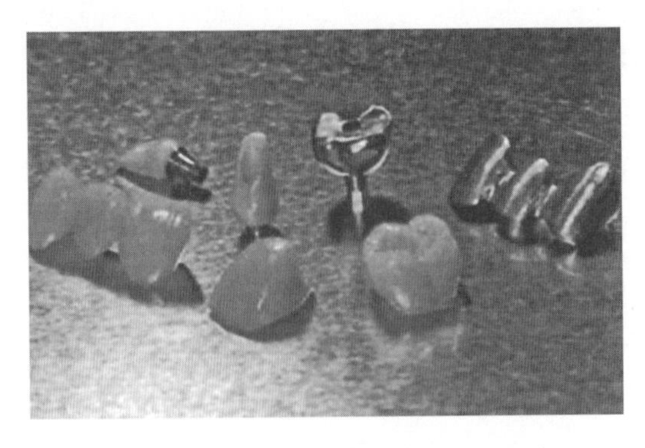

图 4-15　光 3D 打印技术制作的义齿

用于光3D打印技术制作体内植入物使用的打印材料通常是生物可降解的，根据材料属性主要可分为3类：① 金属，包括铁合金、镁合金打印材料；② 生物陶瓷无机打印材料，包括羟基磷灰石（hydroxyapatite，HA）、β-磷酸三钙（beta-tricalcium phosphate，β-TCP）、硅酸钙（$CaSiO_3$）、硅酸二钙（$2CaO \cdot SiO_2$）等；③ 聚合物打印材料，包括聚己内酯（poly-caprolactone，PCL）、聚乳酸-羟基乙酸共聚物（poly lactic-co-glycolic acid，PLGA）等。

5）制作耳道给药器和助听器

耳道给药器在治疗耳鸣、耳聋等耳部疾病方面效果很好，但是由于存在个体差异，标准化工艺生产的给药器不能完全适合不同患者的耳道结构，可能造成佩戴后容易脱落或者是佩戴不舒适等情况。我国基于光3D打印技术制作的耳窍给药器，在耳郭部开设导药口，可将中药粉包置入腔内，保证了密封良好。同时在给药器壳体耳道末端开设气孔，以便散发药气。又由于该给药器是根据患者CT和核磁共振扫描仪（MRI）检查获得的患者耳部三维立体数据，利用光3D打印技术制造的，因而能够与患者耳郭、耳道密切贴合，不仅佩戴舒适，而且可以持续释药，又无创伤、无毒副作用，获得很好的治疗效果。

光3D打印技术也用于制作个性化助听器，有关资料显示，目前大多数助听器都是使用光3D打印技术制造的。

6）制作个性化康复器具

根据个性化需求制作的假肢、矫形器和助听器等医疗康复器械可获得很好的复康效果，而传统制造方法制备的康复器具则很难满足患者个体化的需求，既影响使用的舒适度，也影响康复效果。光3D打印技术可实现定制适合不同年龄、不同身高人群个性化的康复器，因为是精确模拟人体解剖学结构制造的，因此更贴合个人需要，增强了使用的舒适性和安全性，尤其是对于儿童患者，因其生长需要频繁更换康复器具。采用光3D打印技术制造的矫形器和假肢，能精确地复制患者踝关节和脚部解剖学结构，治疗效果显然会很好。同时，在矫形器上配置安装传感器，可跟踪在穿戴者身上检测压力变化情况，并根据反馈信息进行调整，提供有效的矫形，从而获得了更好的复康效果。此外，光3D打印技术制造的康复器械，除了符合个性化特点之外，还具备美观性、舒适性和灵活性等优点。

2. 制作个性化人体器官

人体器官包括眼、耳、鼻、舌等感觉器官，心、肝、肺、肾等内脏器官（又称为实体器官），气管、肠、膀胱等中空器官，皮肤、骨骼、肌肉等结构（或支撑）器官。人体器官制造是千百年来人类的一大梦想，现在，光 3D 技术可以实现人类的这个梦想。

1) 制作过程

制作过程主要包括 4 个步骤：图像获取、图像分割、创建数字模型和光 3D 打印技术制作。图像数据采集主要利用诸如三维超声心动图、CT 成像或磁共振成像进行；图像分割是利用专门的软件，通过特定目标结构与相邻结构的边界，分割出需要的解剖学结构；数字模型是通过计算机辅助设计(CAD)软件对数据进行分析处理，创建镶嵌语言(STL)的标准三维数字模型；光 3D 打印技术是选择合适的打印材料，在光 3D 打印系统上进行，图 4－16 是利用光 3D 打印系统制造的原理示意图。首先，用以生物降解材料制造的“生物油墨”搭建细胞生长繁殖所需的微环境和三维空间构架，所用的“生物油墨”是患者自身成体干细胞和包含细胞分化因子在内的生物材料混合物，具有活性成分。然后利用光 3D 打印系统制造出具有生物活性的人造组织器官。用于制作活体组织、器官的光 3D 打印材料，包括活体细胞材料和可用作细胞生长支架的水凝胶。由于打印材料的种子细胞来源于患者自身，这就大大减少了排异反应，大幅度提升了疾病治愈的成功率。

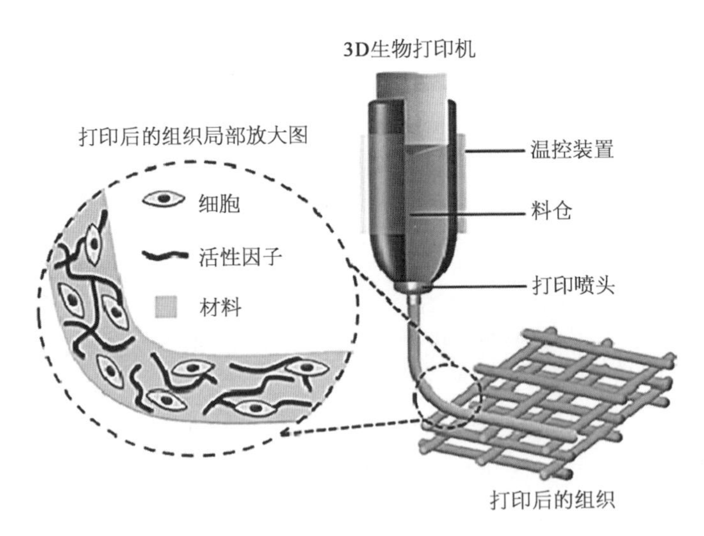

图 4－16　光 3D 打印系统制造人体器官原理

目前，在生物医学领域的光 3D 打印技术制造人体器官用于治疗有 2 种做法。一种做法是先用光 3D 打印技术制作出具有生物相容性的支架，再将有活性的细胞组织种植到此支架上，形成细胞与支架复合体，然后将此复合体植入人体组织缺损部位，打印材料在这里逐步降解的同时，种植的细胞不断地增殖，从而达到修复组织缺损的目的。

另一种做法是将细胞与支架材料直接混合进行光3D打印制造人体器官，用该种混合物做光3D打印材料进行制造工作一般需要多个打印头的打印设备，不过，对于结构比较简单的器官（如骨、软骨、膀胱）的制造，借助单双喷头生物材料光3D打印设备也可进行制作，图4-17是清华大学器官制造中心自主研发的第一代单喷头光3D打印制造设备，目前该器官制造中心也正致力于3个以上喷头的设备研制，该新设备可以将3种以上细胞同时复合到含血管系统的三维结构体中。对于制作比较复杂的器官（如心脏、肝脏、肾脏等），其关键问题在于如何提高成型制造能力。

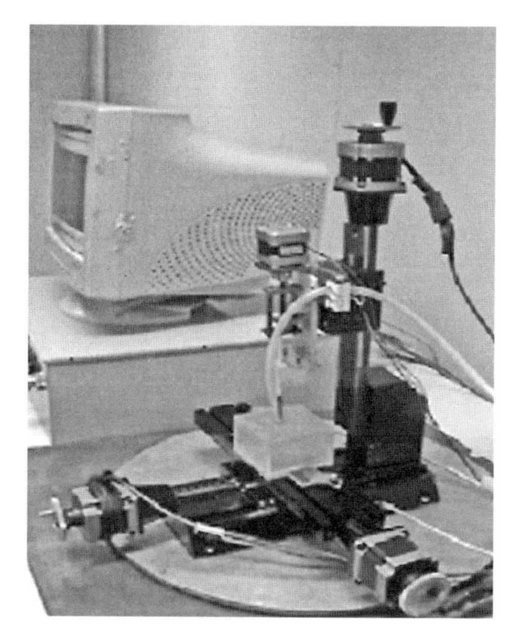

图4-17　第一代单喷头光3D打印技术制造设备

2）制作人体器官模型

对于做人体内器官外科手术，例如进行肝脏肿瘤外科手术，在手术前需充分了解其组织结构及血管分布，这是制订手术方案的基础。通过薄层CT扫描、三维重建并利用光3D打印技术制作体内这些器官模型，外科医生就可以比较直观地了解患者的个性化解剖学特征，并确定切除组织范围。有器官模型指导设计手术方案，再利用传统的手术操作执行，便可以实现个性化、精准化手术，而且手术成功率会很高。例如，肾上腺是人体重要的内分泌器官，其功能很重要。传统的肾上腺疾病手术往往会不同程度地破坏肾上腺组织，给患者的健康带来不良影响，现在利用光 3D 打印技术协助手术治疗，有很好的疗效。利用光 3D 打印制作的器官模型，能够准确地了解手术的复杂性和遇到的困难，从而设计合适的手术方案，既能做到降低手术难度，又能减少或因缺血带来的肾功能损伤，也明显减少手术后内分泌改变带来的并发症。

利用光 3D 打印技术制作的器官模型，也方便医患双方沟通，使患者及其家属了解整个手术治疗过程，有利于在治疗中彼此积极配合，也有利于患者出院后的后续护理。

(1) 制作心脏模型

图 4 - 18 是利用光 3D 打印技术制作的透明局部病灶心脏模型，它清晰地显示出由于二维屏幕受限而容易忽略的小病灶；同时，辅助常规影像检测，就可以给临床疾病诊断提供可靠的参考资料。如对一位 79 岁的患者进行心脏瓣膜经导管移植手术，该患者患有严重心脏并发症，包括高血压、血脂异常、糖尿病、慢性肾病、癫痫、心颤、轻型地中海贫血和单克隆丙种球蛋白病等，通过对患者的全面成像扫描并利用光 3D 打印技术制作的主动脉模型，使得整个移植手术过程十分顺利，手术后经血管造影术和超声波心动扫描检查，均表明手术移植位置准确，而且没有任何瓣膜旁漏。

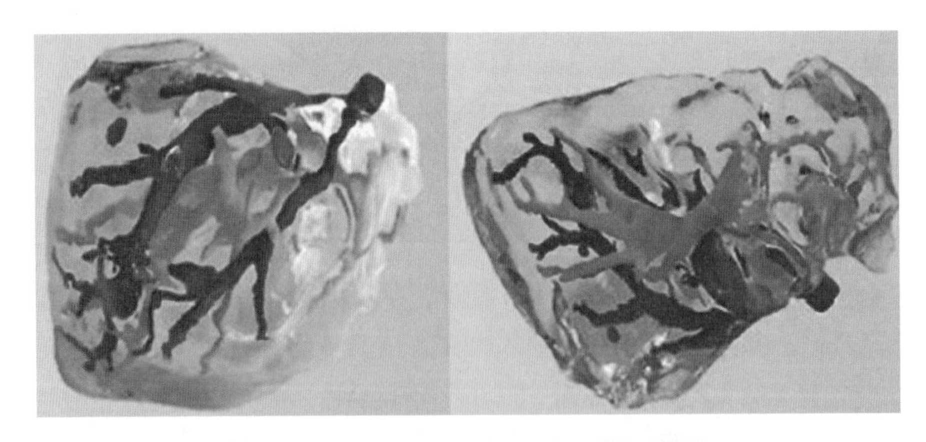

图 4 - 18　光 3D 打印技术制作的心脏透明模型

(2) 制作气管三维模型

图 4 - 19 是利用光 3D 打印技术制作某个患者的气管三维模型。医生通过

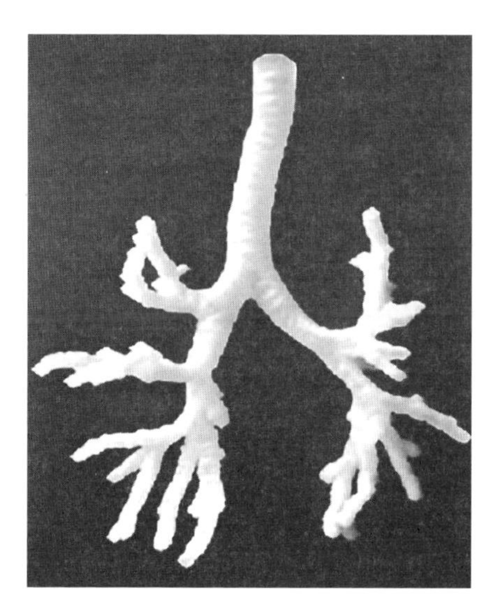

图 4－19　光 3D 打印技术制作的气管三维模型

三维模型更好地了解患者的病情，并在手术前制订最佳的手术方案，保证手术的顺利进行，缩短手术时间，提高手术的成功率，降低手术风险。

3）制作人体移植器官

对于由疾病、先天畸形和交通事故等原因造成人体器官缺损以及终末期重要生命器官衰竭的患者，器官移植是最根本有效的治疗方法，但由于供体不足以及人体的排异反应，又给此项医学技术造成严重障碍。全球人体器官供应数量是十分有限的。据报道，中国每年因末期器官衰竭而需要器官移植的人数大约有 150 万，但实际只有不到 1 万人能够获得可供移植的器官，供求比例 1∶150，许多患者因为等不到合适的器官移植而死亡。又比如，每年需要做肾移植手术的患者高达 30 万，而能够成功进行器官移植的患者则只有 3 000 人，大多数患者在等待配体的过程中因病情恶化而离世。根据美国器官资源共享网络（UNOS）公布的消息，在美国，每 1.5 小时就有 1 例患者因为等不到合适的器官做移植手术而死亡。现在，凭借光 3D 打印技术，利用患者自身细胞制作的打印材料制作器官，不仅摆脱了供体缺乏的困境，而且由于打印材料来自患者自身的组织与细胞，不会产生传统器官移植带来的免疫排斥反应问题，这无疑给那些等待器官供体的患者带来了福音。因为遗传基因和生长环境的不同，人体器官在组成、结构、形态等方面千差万别，不可一概而论；又由于材料性能和制造技术的限制，传统制作技术制造的无生物活性人体器官，它们的个性化程度低，生物相容性差,植入人体后又会产生免疫排斥反应以及长期后遗症等不良反应,用于器官移植手术的疗效不高,不被看好。

光 3D 打印技术制作出来的人体器官,也能够为药物筛选提供新途径,有助于解决新药筛选周期长,成本高和效率低的问题。在新药开发研制过程中,往日由于缺乏准确的药物筛选模型,新药研发一直是一个高成本、低效率和高风险的领域。国际上单个创新药物的开发成本普遍超过 10 亿美元,耗时 10 年左右。从理论上来讲,进行药物筛选最佳的方法是用人体,但在法律道德上这是不允许的。目前的药物筛选技术主要是高通量药物筛选模式和动物模式药物筛选,其中高通量药物筛选模型与人体内实际环境差异比较大,药物筛选相关率小于 1%;动物模式则存在种属差异和周期长等缺点,筛选无关率达 58%,平均每 100 个动物试验结果,认为合适的药物只有不到 10 个可以走完临床试验,这就使得新药的转化率极低。光 3D 打印技术可以精确地制作各种细胞打印材料、支架材料等接近实际人体组织结构的器官;而且制造的细胞打印材料也可采用人类的细胞,这样一来就可以弥补目前常用的两大药物筛选模式的缺点。因而,利用光 3D 打印技术进行药物筛选,将会给整个药物筛选体系带来革命性的改变。

(1) 制造人体骨骼

人体骨骼具有复杂的三维结构,但光 3D 打印技术的制作过程不受骨骼结构复杂程度的限制,可以根据骨骼结构中孔隙率和微孔的大小,改变骨骼切片每层的填充方式,调节光 3D 打印材料的密度,从而改变孔隙率和微孔大小,最终制造出适应细胞生长的活性骨骼。

采用光 3D 打印技术制造的人体骨骼与以往传统替代物或假肢相比有两个显著特点:一是它是采用可降解材料制造的,这就使得制造的人体骨骼可成为人体器官的一部分,参与代谢和生长。随着制作的人体骨骼材料在人体内的自行降解,而且人体内的新骨骼生成速率与植入的人制骨骼材料其降解速率相匹配。二是所制作的骨骼不仅具有与人体内骨骼一致的形状和力学性能,同时也具有一致的功能性。有关资料显示,中山市人民医院对 6 名由于下颌骨肿瘤导致下颌骨损伤的患者,基于光 3D 打印技术的辅助进行了个性化手术治疗。他们利用计算机辅助建模技术获得下颌骨的三维立体模型后,再通过光 3D 打印技术制作出植入人体的实体器件,继而用真空离心浇铸法完成三维钛合金网修复体,手术后这 6 名患者的健康恢复状况均很理想。

多发性肋骨骨折是胸部常见的外伤之一,严重者可能合并连枷胸、血气胸,如果处理不当，有可能会引起患者心肺功能障碍，危及患者的生命。传统的手术治疗方式主要采用内固定治疗，其中有捆绑式外固定、钢板内固定、记忆合金环抱器或者爪型接骨板内固定、髓内固定等。光 3D 打印技术是新治疗技术，在手术前基于人体有关成像资料，按 1∶1 打印出该多发肋骨骨折模型，它可以让医生真实感地了解肋骨骨折的立体解剖学结构，随后基于该模型在体外进行模拟复位，并记录每根肋骨复位时远端及近端的复位方向，及骨折断端的锐利程度，同时测量肋骨模型骨折处的高度及弯曲度，根据测得的高度及弯曲度选择配对合适的肋骨接骨器，考虑到所有肋骨骨折的位置，综合设计出手术切口位置及长度。有关手术结果显示，这样做肋骨骨折定位非常准确，肋骨接骨器非常贴合肋骨，骨折固定良好，而且手术切口是微创，效果很好。与常规手术相比，切口长度缩短，进行手术操作时皮肤切口满足骨折肋骨复位及固定的长度、高度、弯曲度的要求，也缩短了手术时间。

(2) 制造人体肝、心脏

肝是人体最重要的生命器官之一，它们有复杂的结构和多种生理功能。虽然相对于其他器官，肝有很强的再生能力，需要做肝手术移植的患者可以接受从健康者捐献的肝叶，或者也可以等待自身肝组织再生。然而，同其他器官移植的现状一样，也受到供体严重不足的限制。2017 年，科学家采用光 3D 打印技术成功制造出迷你版、具有生物活性的人造肝，它能代谢药物、葡萄糖、脂质以及分泌胆酸等，其功能可以维持数周。

现在，利用光 3D 打印技术也可以提供确切大小和形状的肝，满足肝切除患者的手术需要。而且利用光 3D 打印技术制作的肝不仅可用于肝切除的患者手术，也可作为模拟肝体外检测药物的肝毒性及进行其他医学和生物学测试。与其他简单器官不同，肝的光 3D 打印技术制作有一个至关重要的问题，那就是如何构建内部复杂的分支血管系统。现在我国科学家利用光 3D 打印技术，已制造出尺寸为 10 mm×10 mm×5 mm 的人工肝，其在体外存活时间超过 28 天，它能分泌白蛋白(ALB)并具有 CYP 酶活性，可分化出明显的胆管树结构。另外，利用肝细胞微球，能够保护肝细胞免受制作过程中的机械损伤，能够很好地再现肝细胞间的相互作用。用含有肝细胞微球的甲基丙烯酸酯明胶(GelMA)的打印材料，利用光 3D 打印技术制作的肝，其活性已经超过 30 天。

此外，光 3D 打印制作的肝也能够为其治疗用药指路。如肝癌是最致命的肿瘤之一，但目前选择肝癌特异性药物缺乏明确依据，肿瘤位点检测又常因为其异质性而受到影响。简单地说，医生面对需要接受化疗或靶向治疗的肝癌患者时，可以有多种用药选择，但具体到某一位患者适合用哪种药物或哪几种药物，现有的检测手段仍无法做到“一锤定音”，因此，对肝癌患者建立一个可靠的、可用于体外筛选药物模型至关重要。既然肝脏类器官能够利用光 3D 打印技术成功地构建出来，肝细胞癌也可以体外“复制”，现在科学家利用光 3D 打印技术成功地构建了肝细胞癌个性化模型，在对 4 种常用的肝癌靶向药物进行体外个体化筛选中，取得了精准的结果。有研究者采用 6 名患者手术切除的肝细胞癌样本用于构建肝癌个性化模型，它是将患者原代肝细胞与明胶、海藻酸钠制作的“生物墨水”作为打印材料，利用光 3D 打印技术构建的。在这 6 名患者的模型中测试了 4 种常用的靶向药物，通过基因突变谱与药物靶标的对比测试，证实了药物敏感性与突变靶标具有良好的一致性，表明用构建的模型实际上是可以补充或者替代基因突变谱的检测，这将给临床治疗带来更加明确的指引。

更换失去功能的心脏一直也是人类的一个梦想。2018 年，以色列科学家在实验室使用患者自己的细胞制作的光 3D 打印材料，利用光 3D 打印技术制作出一个充满细胞、血管、心室和腔室的完整心脏。虽然打印制作的这只心脏只有实际人类心脏的 1/3，而且在实际临床上目前还用不上，但这是设计定制心脏的一个开创性步骤，人类将有能力利用人造心脏进行心脏移植手术。

(3) 制造血管

心血管疾病是全世界导致死亡的主要原因之一，目前临床上血管移植治疗主要采取自体移植或同种异体移植，但都存在一些问题，如自体缺乏合适提供血管的部位以及缺少供体等。天然血管系统是一个复杂的网络，从毛细血管到主动脉，其直径范围在 20 μm～2.5 cm。现在利用光 3D 打印技术可以方便、快速地制造出可供人体移植的血管和血管网。

传统的人造血管技术因无法产生内皮细胞，相应地存在以下问题：① 将其移植到人体后易发生堵塞、凝血等问题；② 患者需要终身服用抗凝血药；③ 使用寿命短，仅 10 年左右；④ 制作直径小于 6 mm 以下的静脉血管一直没有取得突破性的进展，主要原因是制作的毛细血管不仅尺寸需要足够细小，而且还要具有与天然血管一样的弹性和生物相容性。传统的人造血管技术在制备小管径血管时，无法同时保证其依然具有良好的弹性结构。现在，利用光 3D 打印技术能够制造出直径为 1 mm 的血管，并克服了小血管及毛细血管移植的难题；同时，光 3D 打印技术制作血管使用的打印材料，它是由人体自体干细胞制备而成的，利用光 3D 打印技术制造的血管是具有生物活性的，将其移植到人体内后通过再生分化，能够生成血管内皮细胞层而有利于血液流动，并且与体内原有正常血管融合，功能和结构保持一致性，患者在做移植手术后服用抗凝药的时间也大大缩短，可缩短到 5 天左右，此后就无需做任何药物治疗，移植的血管还可终身使用。用人瓣膜间质细胞与海藻酸盐/明胶水凝胶制作的打印材料，利用光 3D 打印技术可以制作多相主动脉瓣导管，其细胞存活率大于 90%；同时，制作出来的血管组织结构致密，可阻拦高分子物质渗出、又能自然形成血管分支结构，构建出相当完美的毛细血管网络，较好地实现了小血管微循环、血管渗透性功能及靶器官的血液供应。现在，光 3D 打印技术几乎用于治疗整个心血管系统、瓣膜和先天性心脏病。

（4）制造心血管支架

冠心病治疗主要有药物治疗、外科搭桥手术和支架介入治疗等 3 大类。药物治疗时间周期长、见效慢、副作用大；外科搭桥手术创伤比较大，需要卧床时间长，恢复慢；支架介入治疗因其创伤小、效果好，成为目前治疗心血管狭窄比较受欢迎的治疗方法，但也存在一些需要改进的地方。传统的冠脉支架治疗是通过球囊扩张导管，把支架植入血管狭窄区，以防止经皮腔内冠状动脉成形术后再狭窄。使用的支架是用钴铬合金、医用不锈钢及镍钛合金等制作的，金属支架在进入临床治疗后也取得了比较好的疗效，但经过十多年的临床应用也逐渐暴露出一些不足和弊病，如容易形成血栓，导致血管的再狭窄率高，造成血管壁损伤；而且支架是永久保留在人体内等。支架在完成血管重构及释放抑制血管内膜增生的功能之后，其在血管内持久存在不仅已无必要，反而存在潜在危害。现在用完全可降解的打印材料 3D 打印的支架，可以解决上面这些问题，并被称为冠脉介入治疗的“第四次革命”。图 4-20 是利用光 3D 打印技术制造的心血管支架，该支架植入人体内后一段时间内，使狭窄血管得到机械性支撑，同时释放出药物，

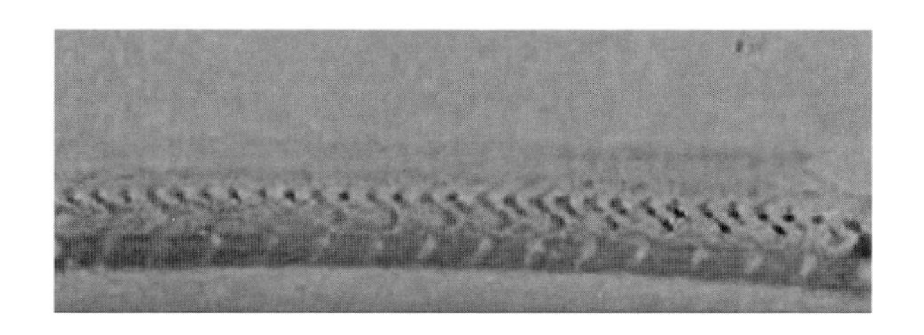

图 4-20　利用光 3D 打印技术制作的心血管支架

抑制平滑肌增生，防止发生再狭窄。血管重建完成后支架材料便也慢慢降解，在2～3 年内完全降解并被组织吸收，血管结构以及舒缩功能完全恢复至健康状态。

(5) 制造皮肤、肌肉

由于目前医疗技术的限制，许多烧伤的患者在得到治疗后无法恢复到像原先一样的正常皮肤；同时，传统的皮肤移植多采用自体移植，这种治疗手段只局限于较小的皮肤损伤，且自体移植还需要患者承受二次外科手术的痛苦，现在利用光 3D 打印技术可以解决这个难题，还可以有效地避免免疫排斥反应。

骨骼肌肉损伤在一定程度范围内具有自我修复能力，但当损伤严重影响肌肉功能时，肌肉损伤变得不可逆转。模拟天然肌肉结构和功能的人造肌肉，已被认为是治疗严重肌肉损伤的可行方法。现在，利用细胞光 3D 打印技术，可制备出仿生骨骼肌组织，实践证明该仿生骨骼肌组织具有良好的细胞活力与机械性能。

4) 整形、美容

利用光 3D 打印技术进行整形、美容是目前该技术在医学方面的另一项新应用，比起传统整形、美容技术，利用光 3D 打印技术能够更精确地满足患者的需求。

有关资料显示，利用 Mimics 软件和头颅骨 CT 数据光 3D 打印出头颅三维模型及缺损的下颌骨模型，成功地为 23 位患者进行了修复下颌角截骨。还有研究者利用 CT 和光学扫描仪对患者的头部进行扫描，然后用软件进行物理模型合成，再利用其数据光 3D 打印出器件，植入患者体内，能够成功地恢复肿瘤患者的说话和吞咽能力以及面部特征。此外，有研究者利用牛耳细胞制作的打印材料进行细胞光 3D 打印，制作出了人造耳朵，能够用于先天畸形儿童的器官移植。利用细胞光 3D 打印技术制作的皮肤，可直接用在皮肤烧伤部位上，恢复原先的美丽容貌。以渗进骨髓干细胞的聚羟基乙酸/聚乳酸为打印材料，利用光 3D 打印技术制造的器件，可治疗颅颌面骨缺损，恢复患者面部形状。

3. 制造个性化药片

实施精准医学计划以来，人们越来越重视将医学治疗从“一刀切”的做法向个性化治疗方向转变。将药物材料制作打印材料，利用光 3D 打印技术可以制成具有特殊形状、结构和释放方式的药片，为个性化治疗提供了物质基础。同时，光 3D 打印技术是将设计、制造和调配全过程一体化进行，并且操作过程都保存在计算机上，可跟踪整个制造过程并控制所有可能的变量，从而避免出错并确保药品达到更高的质量标准。此外，在给制药工艺带来新思路的同时，从研发设计、制造方式、商业模式等方面推动了制药行业全新变革，实现药品制造向小批量、个性化定制方向发展。传统制药行业“以制剂为中心”，制造过程大多以间歇式的批量生产方式为主，制剂的剂量单一，生产周期长，生产流水线设备复杂，不适合个性化药物的开发与生产。光3D打印技术提高了药品开发效率，创造了“以患者为中心”、按需定制、按需制造的新平台，达到药物治疗针对性更强、治疗时间减少，药物医疗的疗效获得提高。此外，利用光3D打印技术制造的高效、灵活、小规模制作的特点定制药品，也能够减少药品浪费，优化医疗资源配置。

现在，光3D打印技术在制造速释药物制剂、缓控释药物制剂、复方药物制剂等药物高端制剂方面，尤其在制备具有多种释放机制的药物制剂方面，都已经取得了成效。

1）制备高端药制剂

高端药制剂是指那些具有较高技术含量以及释药模式可控、符合药物人体内吸收或发挥作用要求的药制剂，如速释药制剂、缓控释药制剂、植入药制剂以及复方药制剂等。应用具有不同功能的光3D打印技术，结合不同类型和性质的药物原料，能够制造出特定释药模式的高端药制剂，将改善患者用药的顺应性，提高治疗效果。

（1）制造速释药制剂

这种药制剂被人体组织吸收快、起效快、药物利用率度高。传统的药制作工艺主要有粉末直接压片、湿法制粒压片、冷冻干燥法、热熔挤出法等，这些制作方法制备出的药片往往难以同时满足迅速崩解、溶化和机械性能良好的要求。采用光3D打印技术制造的药片，其孔隙率较高，崩解更为迅速；同时也具有良好的机械性能，硬度可达8 kg。例如采用光3D打印技术制造用于治疗成年人或儿童患者的部分癫痫性发作、肌阵挛发作以及原发性全身癫痫发作的左乙拉西坦速溶药片，由于其内部孔隙率较大，少量水即可使它在很短的时间内崩解和迅速起效（平均崩解时间为11 s）；又如制作的乙酰氨基酚口腔速崩片，在2分钟时间可溶出98.5%。

（2）制造缓控释药制剂

这种药制剂可以减少服药次数，对于需要长期服药的慢性病患者可明显提高其服药的顺应性。缓控释药制剂可以使血药物浓度平稳，避免峰谷现象，有利于降低药物的不良反应。利用光3D打印技术，通过改变打印技术参数、设计药片外部形状和内部结构以及改变处方组成，便可以实现调节药物释放时间。打印技术参数包括工艺参数和药片的片型参数（如层高、片径、片高度等），例如通过计算机设计打印参数和调节片剂三维尺寸等片型参数，就能够制备出不同规格的泼尼松龙缓释药片，使用结果表明：2 mg和3 mg的药片在12小时后累积释放为80%以上，而4，5，7.5，10 mg的药片在18小时后累积释放为80%以上。光3D打印技术主要由计算机设计和控制，所以比传统的制备方法具有更强的灵活性，可以设计各种形状、各种结构的药片，而且通过控制药片的形状可以让它具有特定药代动力学性质或在胃肠道特定部位释放。

脉冲控释药片能够根据人体的生物节律变化特点，按照生理和治疗的需要而定时定量释放药物，如利用光3D打印技术制备两种脉冲药片，第1种是肠溶双脉冲药片，在肠液中1小时后表面药物层开始释放，8小时后中心药物层开始第2次释放，实现了双脉冲释放。第二种是胃溶-肠溶双脉冲药片，它在胃液中1小时后达到稳定状态释放，转移至肠液中在6小时的时滞之后逐渐释放达到稳定状态，实现了预期的胃溶-肠溶二次脉冲释放药物。

（3）制造植入药制剂

这是一种供腔道、组织或皮下植入用的无菌固体控释药制剂，它相对于传统的给药制剂具有定位给药、不良反应小、减少用药次数等优点。传统制备工艺是先将药物和辅料粉末均匀混合，然后灌注到合适的模具中制成，这种制作方法难以准确地控制植入药制剂的内部结构，因而对其疗效的发挥会产生一定影响。采用光3D打印技术制备植入药制剂，不仅可以控制其外部形状，使其在最大程度上与患者的给药部位相吻合，同时也可以控制其内部结构，使其在患者体内恒速释放药物。有关研究显示，利用光3D打印技术制备的植入药制剂，其整个截面孔隙率更大，孔径分布均匀而且分布分散；而传统工艺制备的植入药制剂，其截面微孔较少，而且大多集聚在一起（见图4－21），孔径大小亦不一。有关试验表明，采用光3D打印技术制备的包囊型和储库型植入药制剂，相比较于传统方法制备的植入药制剂，它有更长时间的有效作用药物浓度，可以更好地实现长效缓释的目的。

利用光3D打印技术还可以将活性药物成分嵌入某些医疗装置中，使药物在特定部位、特定时间发挥作用。如采用光3D打印技术将抑菌活性成分利福

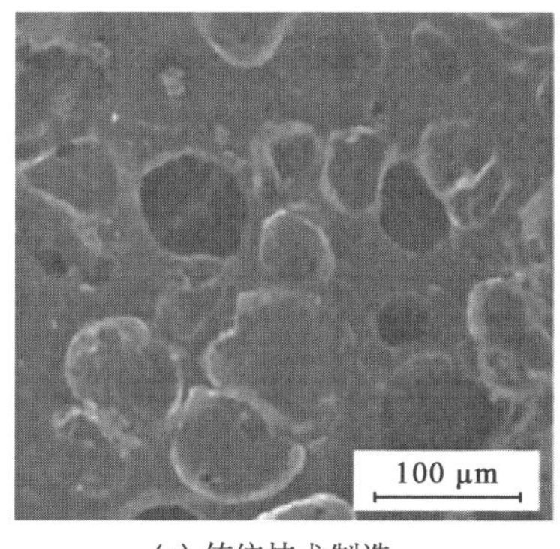

(a) 传统技术制造

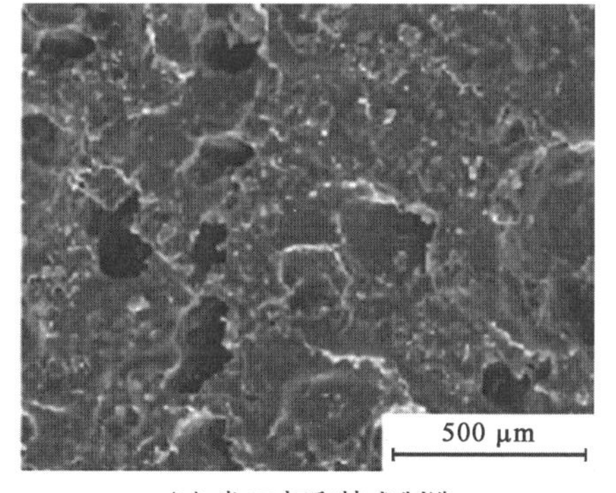

(b) 光3D打印技术制造

图 4－21　光 3D 打印技术和传统技术制备的植入药制剂其扫描电子显微镜图片

平、骨修复成分磷酸钙和可降解载体聚乳酸-羟基乙酸共聚物(PLGA)的混合物制备成骨植入药制剂,试验结果显示,不含那些药物的植入药制剂,其在 10 小时后就检测到每毫升有约 1×10^{5} cfu 浮游细菌,而含那些药物的植入药制剂其在 24 小时后仍未检测到任何细菌。采用光 3D 打印技术制备的呋喃妥因和聚乳酸(PLA)的植入药制剂,同样也有良好的抑菌效果。

此外,利用光 3D 打印技术制备的植入药制剂,可以显著地减少或消除突释效应,并实现更可控的零级释放。

(4) 制造复方药制剂

复方药制剂在提高患者服药顺应性方面有重要作用,包含多种活性成分的复方药制剂在很大程度上能够提高患者(尤其是患有多种慢性疾病患者)服药的顺应性。光 3D 打印技术可以灵活定制不同药物组合、不同剂量的复方药制剂,不仅可提高患者的依从性,而且可避免多次服药带来的用药错误。

研究显示,基于光 3D 打印技术制作不同形状的片剂,它们具有不同的药物释放曲线,表明通过程序化设计可以制作不同的片剂结构,以获得所需药物释放行为。将单个药物根据用药需求组合成复方药制剂,从而制造出个性化药片,解决药物不相容的问题,并提高患者服药的顺应性。例如采用光 3D 打印技术制备出用于治疗心血管疾病的、包含 5 种活性药物成分、两种释放机制的复方药制剂(见图 4－22),其中阿司匹林和氢氯噻嗪为速释药部分,普伐他丁、阿替洛尔和雷米普利为缓释药部分。测试结果显示,阿司匹林和氢氯噻嗪在 30 分钟内释放大于 75%,而阿替洛尔、普伐他汀和雷米普利在 720 分钟内分别释放了 69%,81%,66%,所以该药制剂同时满足了 5 种活性药物成分体外释放的要求。

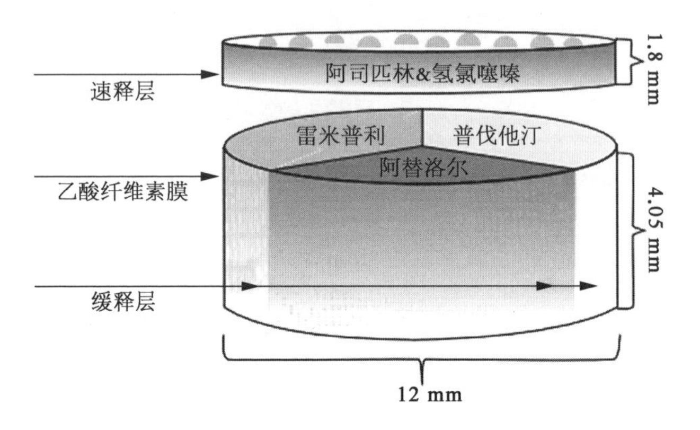

图 4-22 利用光 3D 打印技术制作包含 5 种药物的复方药片

2) 制造儿童用药品

目前儿童用药物的现状是“三少”,即品种少、剂型少、规格少。《2019—2025年中国儿童用药市场调查及发展前景预测报告》显示,中国 3 500 多种化学药品中,供儿童专用的药品不足 60 种,90%的药品没有适用于儿童的剂型,经常需要将药片平均分成 4 份、8 份或更多。这不仅难以保证用药剂量准确性,还会导致药效降低,不良反应增加及药物浪费。由于儿童在生理、病理、免疫性能等方面都与成年人有较大差别,所以儿童用药剂量的适当与否至关重要,特别是婴幼儿,他们的肝肾功能、中枢神经系统和内分泌系统发育还不健全,药代动力学和药效动力学特征与成年人有显著差异,儿童对药物的耐受性差,药物不良反应发生率高。现在,美国、欧盟和中国等国家,儿科药品的开发水平处于领先地位。

要想设计制造出理想的儿科药品,必须对药物筛选、临床前分析以及临床试验等各个阶段进行全方位研究。除了要结合药原料自身的理化特性选择安全、适合儿童代谢的辅料,还要关注儿童人群的生理和心理特点,在临床数据的基础上针对儿童人群调整药物剂量。儿童的味觉敏感,对口感要求高,但实际的药物多数口感都不是很好。所以,选择安全、口感良好的掩味技术也是儿科药品的关键。对于临床试验来说,儿科药品的临床试验要遵循风险最小、伤害性最小的原则,受伦理道德制约较多,试验程序复杂,风险远高于成年人。因此,儿科药品的研发周期长、风险高。对于制药企业而言,儿科药品临床使用规格多、生产过程更换频繁、批量小、批次多、成本大,这也就使得儿科药品成为药品制造行业的短板。

光 3D 打印制造技术的数字化、个性化制造方式,为当前医疗环境下儿科药品的发展注入了新动力和新模式。针对儿科患者的临床需求定制药物剂量，是儿科药品需解决的首要问题，光 3D 打印技术在解决这个问题上有巨大优势，它可通过修改药片的尺寸、形状或填充比，快速、准确地控制药物剂量。

光 3D 打印技术制造灵活的设计思路，也极大地丰富了药品造型。形状是儿童吞咽完整药片可接受属性之一，有关研究显示，不同形状（圆形、圆环、球体、菱形、胶囊形、五边形、心形、钻石形、三角形和立方体等）的药片，对摄取药物的影响并不大，但对吞咽的影响较大，圆环、胶囊形等其边缘圆滑形状药片更易于被儿童接受和吞咽，而菱形、钻石形、立方体等有尖锐形状药片的可接受度最低；其他感官属性（包括大小、味道、质地和颜色等）也影响固体口服药品的总体可接受性。用光 3D 打印技术制造药品，可制作出不同颜色和形状的药品，对儿童患者更具吸引力，从而提高患病儿童用药的接受性。现在，利用光 3D 打印技术能够制备出造型各异的咀嚼药片、咀嚼糖果和多功能的复合儿童药品。

此外，光 3D 打印技术还可以根据儿童患者的偏爱，优化药品的适口性、质地以及尺寸等物理特性，还可避免使用可能对特定患者造成过敏反应的特定赋形药片。制备无需食物或水，通过咀嚼和吞咽服用、类似糖果的药片，能够增加儿童患者的接受度，也避免了传统的将药物粉末混入食品中所带来的药物剂量不确定性。

因此，光 3D 打印技术对实现儿童患者的个体化用药，保障儿童临床治疗安全性及有效性起着非常重要的作用。人们设想在未来的儿童医院中，临床医生可根据儿童患者的病情定制药品方案，最大限度地提高每位儿童患者的依从性，而药剂师可以让儿童患者选择自己喜欢的药片形状、颜色及口味，并结合生理特性，基于光 3D 打印技术制备出属于特定儿童患者的专属药品。

3）开发研制新药品

开发成功一种新药品需要经过一系列复杂、烦琐的过程。潜在开发的药品必须通过临床前研究才能进入临床试验阶段，部分研究涉及测试不同的制剂和剂量、药物溶解度和液体制剂稳定性等问题，以确定其疗效和实用性。完成这个过程既耗费时间，也耗费人力和物力，而且失败率通常都很高，这不仅会给制药业造成沉重的经济负担，也会阻碍制药业的发展。因此，人们一直期待创新技术来支持药品开发，现在光 3D 打印技术给这个亟待解决的问题带来了希望，它能够以最小的成本、最短的时间确定合适的候选药品，加快药品开发过程，在药品制造领域展现出了独特优势。

光 3D 打印技术可以作为替代方案,通过提供快速灵活的方法,根据相关设定程序,在一定条件、一定温度、一定时间内进行小规模的简单药物化学反应,制备具有不同成分或剂量的小批量药品,从而加快新药品早期的开发工作。

在临床药品开发阶段,传统做法是使用动物试验,对其药理学、病理学以及药物代谢等方面进行相关测试和评价。但是,毕竟现实中的人体组织和动物组织之间存在很多差异,这可能会引发一些不准确性的问题,进而导致很多临床阶段的药物试验失败。此时利用光 3D 打印技术制造的活体器官可供用于新药筛选和药物试验,将会更准确地检验出药物在人体的代谢情况,大大提高后期药物临床试验的成功性,而且降低了试验成本,缩短了试验时间。

现在,通过三维结构和处方组合设计,利用光 3D 打印技术已制造了许多传统生产技术无法生产的复杂药制剂。如在速释药制剂方面,制备出了具有高度疏松多孔结构、能快速溶解的分散药片;通过调节药品的内部结构、形状及处方组合,制备出了多级调控药物的体内外释放行为的新型缓控释药制剂。

二、光动力治疗技术

这是一种联合光、光敏剂和氧分子,通过光动力学反应选择性地杀死病变细胞、而对周围的正常细胞和生物组织产生最小限度影响的新型治疗技术,简称 PDT 治疗技术,特别是在治疗癌症方面,它被认为是最有效的一种精准治疗技术。这种治疗技术的做法是,首先给患者注射或口服或涂抹光敏剂,稍后,这种光敏剂会在病变组织细胞聚集起来,并定位于病变细胞内的亚细胞器。接着用合适波长的光辐射对其照射,引发在那里的光敏剂发生光动力学反应,帮助治愈疾病。不同人体组织,其光学参数以及吸收光敏剂的剂量不同,治疗时采用的光学参数和使用的光敏剂的剂量会相应不同,即这种治疗技术是个体化的。

与传统的药物治疗方法不同,光动力治疗对生物系统不产生显著的药物毒副作用,而且是微创性的、可重复性的、可降低长期发病率,能够提高患者的生活质量。在过去的几十年时间里,光动力治疗技术已经被证明在治疗浅表性膀胱癌、早期肺癌、巴雷特食管癌、头颈部癌、皮肤癌等方面有显著疗效。同时,借助光纤技术可以治疗巨大型肿瘤、弥散性肿瘤、多发性肿瘤等。此外,这种治疗技术也被用作肿瘤切除手术后的辅助治疗,以减少患者组织内残留癌细胞的复发概率。

不过，光动力治疗技术目前也还存在一些问题需要进一步研究、完善，如在临床治疗中对位于人体浅表部位、体积较小的病变组织有较好的疗效，而对人体组织内部深处、体积较大的病变组织，其治疗效果还不够理想。这是因为光动力治疗的疗效受光敏剂特性、光敏剂在各种人体组织中的传输与沉积、光子对光敏剂分子的激活能力以及光子在病变组织中的传输与分布等多种因素的影响，这就需要做进一步研究开发新型光敏剂以及研究它们在人体组织中的传输与沉积机理和对病变细胞的损伤机制等。

(一) 治疗原理

光动力治疗技术的基础是利用光动力学效应产生的单态氧和活性氧自由基，它们是一种对细胞有毒性的物质，将导致病变细胞损伤、死亡，让人体组织恢复到正常状态，实现疾病治愈。

在100年前，科学家观察到光和化学物质相互作用会诱导细胞死亡的现象。1888年，德国科学家Mqrcacci发现奎宁或金鸡纳在光辐射的照射下对酶、植物和青蛙卵的毒性作用发生增强现象，不过，他本人当时并没有意识到这个发现的意义，在沉寂了十余年后到1900年，在Mqrcacci同一实验室的科学家Raab发现，吖啶橙经闪电激发可迅速杀死草履虫，同时也发现单有吖啶橙或闪电并不能杀死草履虫，于是Raab推测杀死草履虫这个现象是光能量传递给化学物质所致。在同一年，法国神经科医生Prime发现，原先用来口服治疗癫痫的伊红，改用静脉注射后发现在曝光区的皮肤发生光敏性皮炎，两年后Tappeiner教授等用伊红外敷皮肤肿瘤、生殖器疣和普通狼疮的局部区域，经光照后取得一定疗效。在1904年他们又研究发现，光敏剂和光联合使用能够杀伤细胞需要有氧气参与的现象，并新造一个词：光动力学效应(Phtodynamic)。

1. 光动力学反应过程

图4-23是光敏剂发生的光动力学反应过程示意图。存在于生物组织内的光敏剂分子在吸收光能量后将从基态跃迁至激发态，随后处于激发态的光敏剂分子将其激发态能量传递给在生物组织的氧分子，进而发生一系列的光化学反应。这种反应有两种类型，即Ⅰ型和Ⅱ型，其中的Ⅰ型反应是在光辐射作用下生成的激发态光敏剂分子，与底物分子之间直接发生电子能态能量转移或抽氢作用，产生自由基或自由基离子，这些自由基或自由基离子具有很强的化学活性，它们能与氧分子反应，生成活性氧化物(如超氧阴离子)，它们会引起细胞发生不

可修复的氧化损伤,即杀伤、杀死细胞。Ⅱ型反应是三重态光敏剂分子与基态氧分子相互作用发生能态间的能量转移,产生出单态氧分子$^1O_2$,这是在最低电子激发态的氧分子,它具有极强的化学活性,是毒杀真核细胞、细菌和病毒的重要物质之一,即单态氧分子$^1O_2$能破坏人体病变组织中的微血管,造成病变组织缺血和病变细胞死亡,从而达到清除病变组织、治愈疾病的目的。

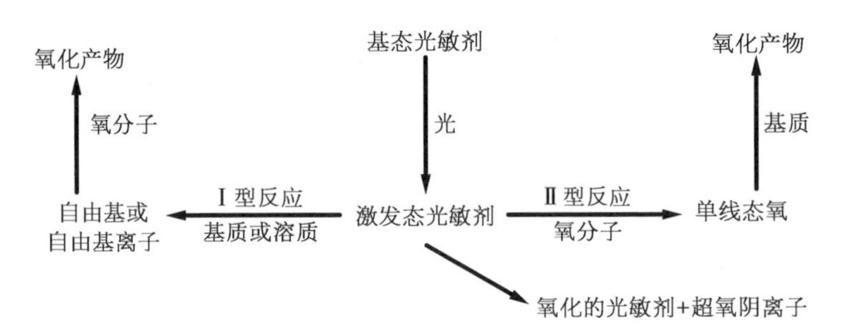

图 4-23 光敏剂在光辐射作用下发生光动力学反应过程

Ⅰ型和Ⅱ型这两种类型光动力学反应可以同时发生,也可以单独发生,主要取决于光敏剂类型、底物和人体组织内的氧气浓度及光敏剂与底物结合的紧密性及其所在的生物环境等因素。一般来说,在极性环境中容易发生Ⅰ型反应,而在脂质环境中容易发生Ⅱ型反应,此时生成的单态氧分子$^1O_2$的生存寿命也相对较长。不过,一些实验研究显示,即使是在相对极性的环境中Ⅱ型反应也占一定地位。从理论上讲,人体组织内氧气含量充足时光动力学反应以Ⅱ型为主,反之则以Ⅰ型为主。在光动力治疗过程中,Ⅰ型反应和Ⅱ型反应也可能同时出现,它们的贡献相对大小取决于底物特性、光敏剂特性和其含量、人体组织内氧气的含量以及光敏剂与底物之间的键合作用等。在含氧量充足的人体组织中,Ⅱ型反应占主导地位,而当人体组织中的氧气含量降低到一定水平时,特别是当氧气的分气压 $P_{O_2}<2$ mmHg(1 mmHg=0.133 kPa)时,将抑制单态氧分子$^1O_2$的生成,此时Ⅰ型光化学反应则占主导。研究显示,大多数光动力治疗是通过单重态氧分子的作用,也就是说,在大多数情况下Ⅱ型反应起主导作用。但是,在治疗过程中随着人体组织内的氧气含量变化,光动力学反应类型也会从Ⅱ型转变为Ⅰ型。

2. 单态氧分子$^1O_2$的生成

1) 生成原理

图 4-24 是Ⅱ型光动力学反应生成单态氧分子$^1O_2$原理示意图,图中的 S_0,

S_1，T_1分别表示光敏剂分子的基态、激发单态和激发三重态。在特定波长光辐射的作用下，滞留在人体组织或者细胞中的光敏剂分子和氧分子，它们吸收了光辐射能量并被激发，光敏剂分子将从基态 S_0激发到第一激发单重态基态 S_1，随后激发态光敏剂分子通过能态间能量交叉交换过程（1SC）跃迁到激发三重态 T_1，由于能态 T_1，S_0之间的辐射跃迁受到自旋禁阻，因此处在激发三重态 T_1的光敏剂分子具有较长的能级平均寿命，它可以和基态氧分子$^3O_2$发生能量交换，并产生氧化能力很强的单态氧分子$^1O_2$。

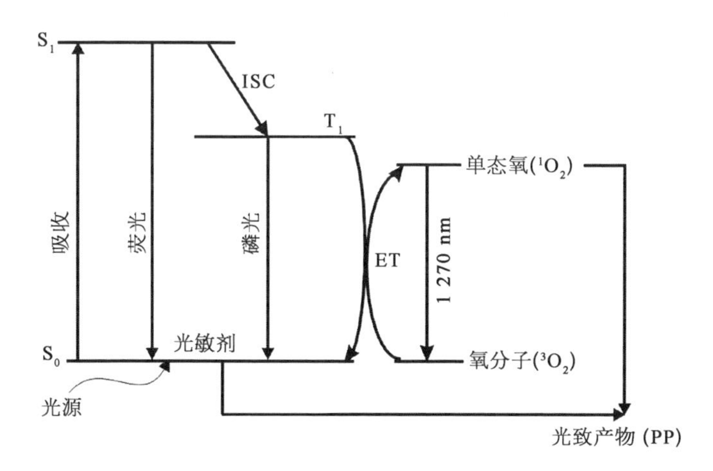

图 4-24　产生单态氧分子$^1O_2$原理示意

2）单态氧分子$^1O_2$产生率

光敏剂分子吸收光子后发生能级跃迁，激发态光敏剂分子与其周围的氧分子发生能量交换，形成单态氧分子。在不考虑光敏剂的光漂白情况下，每个光敏剂分子能产生 $10^3 \sim 10^5$ 个单态氧分子。

在光动力治疗中，单态氧分子的产生率与照射光功率密度和人体组织内的氧气体含量有关。研究显示，在人体组织内氧气含量充足的条件下，随着光功率密度的增加，单态氧分子产生率也在迅速增大；单态氧分子产生率增大，加快了光动力治疗的速度，可以避免因治疗时间过长而引起正常人体组织出现光敏效应，间接地保护了正常人体组织。在同一光照射剂量下，单态氧分子$^1O_2$的产生率随着人体组织深度的增加一般呈现出先增大而后减小的趋势，到一定深度时产生率便几乎降到零。这是由于光辐射强度是随着其在人体组织内传输深度增加而减弱的缘故，这也提示我们治疗时需要选取合适的光波长，减小光辐射在人体组织内传播中的光学能量损耗，这样能治疗更深层的病变组织。

随着氧气含量的增加，单态氧分子产生率也迅速增大；在同一氧气含量下，单态氧分子的产生率随着人体组织深度的增加呈现出先增大而后减小的趋势。单态氧分子产生率随人体组织深度变化的这种趋势，也是由于在人体组织内的氧气含量分布不均匀引起的，在人体组织内的氧气含量随着深度增加而减小。

3. **治疗机制**

光动力治疗的机制主要是：① 单态氧$^1O_2$分子直接损伤、杀死病变细胞；② 通过诱导人体产生抗病变免疫能力；③ 通过间接破坏人体病变组织微血管，如引起人体病变组织微血管收缩、血栓形成等造成血管被封闭或者导致肿瘤血管壁渗漏等，使人体的病变组织因为缺氧和营养枯竭而坏死。这几种机制都有利于对人体的病变细胞控制，并使人体的病变组织恢复正常状态。对人体病变细胞的杀伤范围及其程度是由多方面因素决定的，其中包括使用的光敏剂类型、光敏剂在细胞内外的定位和积累量、光照射剂量、组织内的氧气含量等；同时，所有这些因素是相互作用、相互影响的。

1) 直接损伤，杀死病变细胞

很多光敏剂能够定位于细胞线粒体，而线粒体是引起细胞凋亡的基本场所。光敏剂被光辐射激活后，产生的活性氧物质能够抑制线粒体 ATP 的产生，并且妨碍其呼吸链中Ⅲ，Ⅳ和Ⅰ复合物的产生。当线粒体被光化学反应损伤后，BCl－2基因被激活，将导致细胞凋亡和自吞噬。多种光敏剂可以激活细胞内核因子 KB 和丝裂原活化蛋白激酶信号传导系统，诱导细胞发生凋亡。实验显示，光敏剂在经过光辐射照射后几小时便可以检测到亚细胞器的损伤，如细胞膜蛋白失活、细胞膜通透性增加、细胞分裂停止、呼吸作用发生障碍以及发生溶解等现象。

另外，产生的活性物质也可以损伤血管内皮细胞，从而导致其屏障功能被破坏，内皮细胞紧密连接消失，使血管基底膜暴露，引起血小板聚集，最终形成血栓，堵塞血管，导致病变细胞死亡。图 4－25 是光照射后 24 小时和 72 小时人体病变组织内的病变细胞状况，由图可见，照射 72 小时后有大量病变细胞死亡。

2) 诱导人体产生抗病变免疫能力

人体组织发生病变后，由于病变组织细胞膜表面没有了免疫细胞特异性识别的能力，导致人体基本上失去了对病变的特异性免疫应答反应，致使人体不能使用免疫功能破坏病变细胞。此外，放疗和化疗等常规治疗病变手段，常常会同时抑制人体的免疫功能，加剧了人体应对病变的免疫功能低下状态。人体的免

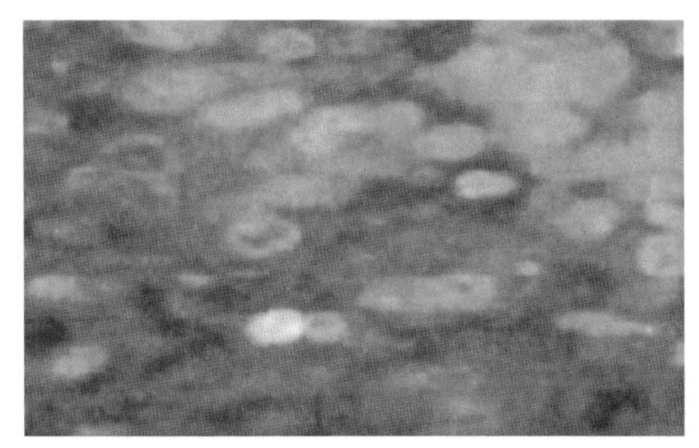
(a) 光照射24小时后的人体病变细胞

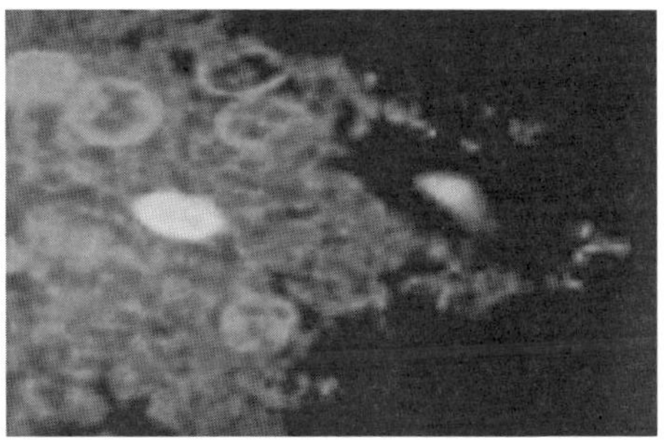
(b) 光照射72小时后大量人体病变细胞死亡

图 4-25　光动力治疗时在光照后人体病变细胞变化的状况

疫功能与病变的发生有密切关系，当人体的免疫功能低下或受抑制时，病变的发生率往往会增加；同时，人们也很早就发现，病变细胞的消失和人体免疫功能有着密切的关系。在光动力学反应过程中产生的单态氧分子($^1O_2$)，它们可以导致病变细胞坏死或凋亡，这些死亡的病变细胞会释放炎性介导因子，如细胞因子(cytokines)，它被树突状细胞(DC)吞噬并且可以活化这些 DC 细胞，而活化的 DC 细胞返回淋巴结内可以激活 $CD8^+$ 的 T 淋巴细胞，进一步杀死在那里残余的病变细胞。DC 细胞是目前所知的人体内功能最强抗原细胞(APC)，由它激活细胞免疫性，特别是 T 细胞介导的细胞免疫反应，在人体抗病变中起着主导作用。

除通过诱导淋巴细胞的活化来增强对病变细胞的免疫反应外，还可以通过激活补体来调高抗病变免疫性，补体(complement)是一个具有精密调节机制的蛋白质反应系统，是人体内重要的免疫效应放大系统，补体系统的激活在抗病变免疫中发挥着重要作用。

此外，除了通过细胞因子诱导人体免疫细胞活化外，光动力学反应也能够直接激活免疫细胞。

(二) 光敏剂

光动力治疗是基于光辐射与药物(即光敏剂)的联合作用，其中使用的光辐射是由光源发射的，而所用的药物便是光敏剂。单有光照射或者单给患者注入或者服用光敏剂，还不能获得光动力治疗效果。利用光动力学反应进行灭杀癌细胞实验研究显示，当在癌人体组织内的光敏剂浓度为零时(即没有给人体组织注入光敏剂),只进行光照射时癌细胞的存活率在98%左右,正常细胞在这样的条件下其死亡率也是在1%~3%;另外,当不给光照射,只给人体组织注入光敏剂时,尽管在人体组织内的光敏剂含量已经很高,但癌细胞的存活率依然很高,能达到(98.3±0.2)%,这属于细胞正常代谢死亡范围内。这个实验说明,只有在光敏剂和光照射结合的条件下,才能有效地杀死或者损伤癌细胞。

光敏剂是一种本身(或其代谢产物)能选择性地富集于人体病变细胞的化学物质,它(或其代谢产物)在适当波长的光辐射激发下能发生光动力学反应,生成能够清除致病变细胞的物质,实现治疗疾病的目的。

光敏剂除了可以在治疗疾病中发挥作用外,同样在诊断疾病方面也有明显的作用。根据对疾病诊治目标的不同,对光敏剂的要求也有所不同,例如利用光荧光技术进行疾病诊断时,要求光敏剂要有良好的荧光特性,但同时最好不要产生光动力学效应;而在用于治疗肿瘤时,则要求光敏剂不但能够具有强力杀伤病变细胞的能力,而且要求其光漂白速率慢。

1. 对光敏剂的基本要求

光动力治疗使用的光敏剂应具备以下一些基本特性:① 组分明确。② 原材料来源广泛,且易于化学合成。③ 在没有光辐射照射的情况下对人体产生的毒性小。④ 人体病变细胞对其具有良好的选择性吸收,即其特异性高。⑤ 在光辐射作用下生成单态氧分子的量子产率高。⑥ 在光波长 660~800 nm 之间(即"治疗窗口")有比较高的光学吸收系数。人体组织对光辐射的吸收物质成分主要包括核酸、氨基酸、血红蛋白和黑色素等,对于核酸和氨基酸,它们的光学吸收波长在 250~300 nm 之间,对波长大于 600 nm 的光学吸收系数很小。大多数人体组织的光学吸收系数主要由血红蛋白控制,而血红蛋白的最高光学吸收峰位置是在波长 620 nm 附近,其他的内源性发色基是黑色素,它是由酪氨酸分子凝结而成的聚合物,并在波长 400~700 nm 区间均产生光学吸收,但对较长波长的光学吸收相对减弱。以上所有因素说明一个事实,波长小于 550 nm 的光辐射在人体组织的穿透力很低,而波长在 550~630 nm 光穿透力较强,波长在 700~800 nm 光辐射在人体组织的穿透能力最大。⑦ 经人体新陈代谢排除出体外的速度快,以便缩短治疗时的避光保护时间和避免皮肤长时间的发生光敏性,即对人体产生的副作用小。⑧ 在人体内不发生聚集现象。⑨ 具有良好的光学稳定性,光漂白效应不显著,避免发生诸如光漂白的降解过程。⑩ 具有良好的水脂溶性以及两亲性,有利于其透过细胞膜。

人体组织对光敏剂和光辐射波长的选择性光学吸收，并不是人体组织本身具有的特性，而是因为人体的病变组织与正常组织彼此在生理学方面存在差异的结果，比如病变组织与正常组织相比，病变组织就有如下一些差异：① 内部具有较大的组织间隙。② 含有更高比例的巨噬细胞。③ 含有受损伤的微血管。④ 淋巴引流能力较差。⑤ 在细胞外围的 pH 值较低。⑥ 新合成的胶原质浓度较高。⑦ 含有许多脂蛋白受体。⑧ 病变细胞表面发生变化，生成某些对光敏剂亲和的物质，引起它们之间出现相互牵引。

2. 光敏剂的光漂白特性

光敏剂的光漂白是指在光辐射作用下其所发射的荧光强度随着时间推移逐步减弱乃至消失的现象，这是光动力诊断和临床治疗应用中，考虑光照射剂量和允许操作时间的一个重要因素。光敏剂受光辐射照射发生光化学反应后会失去活性，所以经一段时间的光照射后，人体组织中具有活性的光敏剂含量必然减少；人体组织本身对光敏剂也有清除作用，这就造成人体组织中具有活性的光敏剂含量会随着光照射时间延长而不断减少。

1）影响光漂白速率因素

光敏剂的光漂白过程比较复杂，它包含一系列复杂的光物理和光化学反应；光漂白速率与在人体组织内的光强度、光敏剂剂量和组织内的氧气含量等有密切关系。

（1）光功率密度

研究显示，光照功率密度对光敏剂的光漂白速率产生的影响规律是：

（A）在不同光功率密度的光辐射照射下，光漂白速率随人体组织深度变化趋势相同，即随着人体组织深度的增加，光漂白速率越来越慢，与人体组织内的光强度减弱以及氧气含量减少量相对应，并在一定深度处光漂白速率趋于零。这个位置也与人体组织在这里的光强度和氧气含量衰减至零的位置相对应。

（B）改变照射光功率密度。在人体组织同一位置上的光功率密度越大，光敏剂的漂白速率越快。

（2）光敏剂浓度

光敏剂浓度对漂白速率的影响与光功率对漂白速率的影响趋势相同，光敏剂浓度高，其漂白速率加快。

（3）氧气含量

随着氧气含量增加，光敏剂的光漂白速率也加大。

2）光漂白时间

人体组织中的光敏剂浓度 C 随时间的变化为

$$\mathrm{d}C/\mathrm{d}t = -(1/\tau_\mathrm{c} + 1/\tau_\mathrm{b})C \tag{4-7}$$

式中，τ_c 和 τ_b 分别表示人体组织本身清除光敏剂的弛豫时间和光漂白弛豫时间，对光漂白特性的一个合理假设是，局部活性光敏剂浓度的减少正比于局部的光强度，即

$$\tau_\mathrm{b} = \beta/I \tag{4-8}$$

如果人体组织是在恒定光功率的光辐射照射下，那么光敏剂经过一段时间 t 后的浓度 C 为

$$C = C_0 \exp[-(1/\tau_\mathrm{c} + I/\beta)t] \tag{4-9}$$

式中，C_0 为初始 $t=0$ 时刻光敏剂的浓度。当 $t=1/(1/\tau_\mathrm{c}+1/\tau_\mathrm{b})$ 时，$C=C_0/\mathrm{e}$，即经过这段时间 t 后光敏剂的浓度下降到原先的 1/e。研究表明，在人体组织中光敏剂的荧光发射强度正比于光敏剂的浓度，因此，通过测量在光辐射照射下人体组织的荧光强度从初始时刻衰减到其 1/e 时所经历的时间，便得到光敏剂的光漂白时间。

在临床诊治过程中，医生对患者每个部位做检查的时间往往都很短，在做检查时间内人体组织本身对光敏剂的清除作用可以忽略，真正起决定性作用的是光敏剂自身的光漂白作用。光敏剂的光漂白时间 t 可以近似为

$$t = \beta/I \tag{4-10}$$

由此可见，光敏剂的光漂白时间主要取决于光敏剂本身的光漂白特性和入射的光强度大小，同一种光敏剂的光漂白时间将随入射的光强度增大而减小。此外，除了与光敏剂的类型有关外，光漂白时间还与光敏剂在人体组织的初始浓度和入射光的波长有关，初始浓度越高，光漂白时间也越长。

3. 主要光敏剂

根据光敏剂的分子结构及其所结合基团，可将光敏剂分为亲水性和亲脂性两大类。光敏剂的极性直接决定其在人体组织的光学吸收特性、分布及代谢特性。亲脂性光敏剂在人体病变组织与正常人体组织的分布比率为 7∶1 或 8∶1，而对于亲水性光敏剂这一值约为 2∶1。总的来说，亲脂性光敏剂更易被人体病

变组织选择性吸收;这是因为人体病变细胞表面具有正常人体组织所没有的特异性抗原。这些抗原可以作为光敏剂受体介导光敏剂吸收。亲水性光敏剂主要靠转运机制进入细胞内,所以细胞内的离子浓度和人体病变组织的 pH 值是影响其被吸收的重要因素。

此外,光敏剂的结构与极性同样也影响其在细胞内的分布,亲脂性光敏剂,如 HPD、卟吩姆青类等,它们将穿透细胞膜,最终聚集在细胞膜和线粒体上。线粒体表面存在大量外周型地西泮受体,能与多种类卟啉结构结合,从而使光敏剂聚集于线粒体上。大多数亲水性光敏剂通过胞吞作用被吸收,并聚集在核外颗粒上。许多光敏剂聚集在细胞内质网和高尔基体上,但是目前还没有观察到聚集在细胞核的光敏剂。因此,在优化光敏剂取代基时应选择亲水性和亲脂性都相对较好的两亲性取代基,可以更好地让它与癌细胞结合,有效地杀伤癌细胞,获得更好的光动力治疗疗效。

随着光动力治疗技术的发展,制造光敏剂技术也在发展,相应的光动力治疗效果也越来越好。

1）第一代光敏剂

这是在 20 世纪七八十年代研究制造的,主要有血卟啉衍生物(hematoporphyrin deriva-tives, HPD)和卟吩姆钠(porfimer sodium)。血卟啉衍生物是由血卟啉(HP)合成的混合制剂,其中的某些成分能被人体病变组织吸收并聚积滞留在这里。已有大量实验证明,HPD 注入人体内后在肝、肾、脾、皮肤、胃等癌组织中能选择性地聚积并滞留在其中,其血浆清除半衰期大约为 3 小时,数小时内 HPD 将从其他正常组织被清除,48～72 小时后基本上完全清除,但在肿瘤细胞周围通常滞留数天。

卟吩姆钠是血卟啉衍生物去除无效成分后进一步提纯的产物,它也是首个获得有关政府批准商业化用于光动力治疗癌症的光敏剂,其主要成分就是 HpDA,化学结构为二血卟啉醚类(dihematoporphrin ethers DHE),它们在光波长 628 nm 处有个小的光学吸收峰,但光学吸收系数不大,因此在治疗时需要使用较高剂量和强光照射才能达到治疗效果,并且该波长的光辐射穿透人体组织深度也不深,仅约为 0.5 cm,不能到达体积较大的肿瘤病灶深部,治疗深度为 (6.3 ± 1.2) mm。这种光敏剂主要用于膀胱癌、肺癌、食道癌和子宫癌的临床光动力治疗。

20 世纪 80 年代,我国先后有 3 种临床试用的第一代光敏剂,即癌卟啉

(HpD,北京)、癌光啉(PsD-007,上海)和光卟啉(HpD,扬州),其中癌光啉的光敏活性成分的含量在80%以上。

第一代光敏剂主要缺点是它对人体病变组织的选择性能比较差,被注射进人体的光敏剂实际上只有0.1%~3%滞留在病变组织上,病变周围组织也吸收较高数量的光敏剂,这将导致光动力治疗时正常组织受到较严重损伤;同时,它们在人体内的滞留时间也比较长,以致治疗前需要避光时间也比较长,一般需要4周时间以上。此外,它们对皮肤光敏反应较强,副作用较大。

2) 第二代光敏剂

这是20世纪80年代末出现的光敏剂,这一代光敏剂弥补了第一代光敏剂某些不足,它们对人体病变组织有很高的选择性,光敏期较短,排泄出体外速度比较快,基本不需要避光或者很短时间避光,对人体副作用比较小。国际上目前进入临床试验的第二代光敏剂已经有多种,其中主要包括:

(1) 酞菁类

又称酞花菁或四苯并四氮杂卟啉,它是比较容易制备的光敏剂。这类光敏剂的主要特点是其物理和化学性质稳定,结构上虽然和卟啉类似,但光学吸收波长红移至650~700 nm,在红光区的光学吸收系数比较高,比HPD高10~50倍,而光波长680 nm的红光穿透人体组织的能力比波长630 nm的红光提高约20%。酞菁类光敏剂从皮肤中清除的速度也远比HPD迅速,滞留人体组织的时间为5~10天。

(2) 苯并卟啉衍生物(BPD-MA)

其全称是A环上的苯并卟啉衍生物单酸。BPD-MA能迅速从人体组织内清除,进行光动力治疗时用药和光照的时间间隔仅需要3小时,使整个给药和治疗过程可在当天完成,方便临床治疗,患者一般仅需避光3~5天。由于其对皮肤的光敏性维持时间很短,因此对皮肤癌的治疗很有效,例如可用于治疗骨髓净化、基细胞癌、牛皮癣等;也能治疗老年人眼睛的黄斑变性和脉络膜黑素瘤,这两种疾病通常被认为是比较难治疗的。过去对黄斑变性的治疗方法是激光局部加热,而用光动力疗法只需有选择地照射变性的血管,对视网膜的损伤很小。有资料显示,对107个患者的一次临床治疗有效率达44%,多次治疗效果会更好。另外,BPD-MA对动脉粥样斑的治疗效果也很好。

这种光敏剂的光学吸收峰波长为694 nm,用这个波长的光照射BPD-MA氧饱和溶液可以产生单态氧分子($^1O_2$)、超氧阴离子自由基($O^{\cdot \odot -2}$)、羟基自由基(° OH)和过氧化氢(H_2O_2)，在乙醇溶液中的单态氧量子产率大约为 0.81，在类脂体分散液中的产率变化不大；在水溶液和类脂体分散液中超氧阴离子自由基的量子产率分别是 0.011 和 0.025。

(3) 四羟基苯氯化物(m－THPC)

它的主要特点是：① 光敏活性强大(较第一代光敏剂血卟啉衍生物大约高出两个数量级)、毒性较低，已经得到了临床的认可，2001 年 10 月被批准在欧洲上市；② 它是单一的化合物，可大量制备；③ 它属于脂、水两亲性光敏剂，血浆蛋白结合率高，容易在血管中扩散，比传统的第一代血卟啉衍生物光敏剂更容易被血管内皮细胞摄取；④ 它与人体病变组织有比较高的亲和力，在人体病变组织中的分布数量要大大高于在正常组织中的，这也是它具有强大光敏活性的原因之一，在光动力治疗时能使人体病变组织大量坏死，而对正常组织的损伤则很小。

它的光学吸收峰波长位置在 652 nm，摩尔光学吸收系数为 2.2×10^{-4}/M • cm。用于光动力治疗时使用波长 652 nm 的光照射，穿透人体病变组织的深度可达 1 cm。由于 m－THPC 与蛋白质的结合和释放，其血药浓度呈现双峰现象，根据采用荧光光谱法对 20 例患者进行 m－THPC 的药代动力学研究结果，在静脉注射 0.15 mg • kg^{-1} m－THPC 后，血药浓度迅速下降，在 45 分钟时达到最低点，随后浓度开始上升，在约 10 小时时达到最高点后又开始下降，皮肤光敏毒性持续大约 2 周时间。形态学的研究表明，m－THPC 主要破坏的是肿瘤组织的血管壁，直接杀伤肿瘤细胞，在肿瘤细胞中，m－THPC 主要集中在细胞质而不是细胞核中。现在这种光敏剂已被用于头颈部癌、恶性间皮瘤和复发乳腺癌的光动力治疗。

(4) 5－氨基乙酰基丙酸(ALA)

它本身无光动力学反应，是属于亲水性的，很容易被粘膜吸收。在人体内可以产生较多原卟啉Ⅸ，通过亚铁血红素的循环产生内生光敏剂(PPIX)。用在皮肤上时更易在皮肤表面生成原卟啉，因此它特别适合用于皮肤癌的光动力治疗。由于 PPIX 的光学吸收峰波长在 412，506，532，580，635 nm 等位置，这就意味着光敏剂 ALA 在对表皮进行光动力治疗时可使用全光谱光源；在使用单色光治疗时使用波长 635 nm 的光得到的疗效最好。

ALA 是亲水性的，不容易穿透皮肤和细胞膜，当用于治疗局部皮肤癌时，应想法增强其对皮肤肿瘤的渗透性，现在已经将其与各种醇发生酯化反应形成亲脂性的ALA衍生物，如甲基、乙基、丙基、已基、庚基和辛基的酯等，它们比ALA本身穿透细胞和肿瘤组织的能力强，在人体病变细胞和组织中有较高的积累率，相应地能获得较好的光动力治疗效果。

这种光敏剂还有一个特点，它的给药方式可以是“涂抹式”的，是临床治疗光化学角质物（一种常见太阳光诱发的皮肤癌前兆）最好的光敏剂，因而它常用于治疗皮肤病以及诊断膀胱癌。

(5) 单天门冬酞胺二氢叶吩 e6(Npe6)

这是第一个上临床治疗的第二代光敏剂，它是以叶绿素为原料合成的。叶绿素a，b是普遍存在的天然四吡咯色素，叶绿素a去掉镁以后得到脱镁叶绿素a(pheophytin a)，可以用于合成各种衍生物。将叶绿素a用强碱处理可直接得到二氢卟酚e6H1，将它和天门冬氨酸二叔丁酯在DCC缩合剂存在下发生反应，就得到天门冬酰基衍生物H2，用三氟乙酸除去叔丁基保护基团，就得到Npe6，H3，即单天门冬酰基二氢卟酚e6，这是真正亲水性的光敏剂。它的光学吸收峰值波长位置在664 nm处，在空气饱和的重水中产生单态氧的量子产率是0.77。在人体内一般滞留7天左右，光照射2小时后即能获得最佳治疗效果。前期研究表明，患者按每千克体重0.5～1.0 mg的剂量给药、4～8小时后用光剂量25～200 J/cm^2、波长664 nm的光照射治疗，74%患者将可完全治愈。同时，患者在给药后一周时间就可以不必再避光，而且副作用小。

(6) 竹红菌素

它包括竹红菌素A(HA)和竹红菌素B(HB)，是从特产于中国云南省箭竹上的一种寄生真菌（即竹红菌）中提取的天然产物。它在光动力学反应过程中会产生半醌自由基、单态氧和超氧阴离子自由基等，因此它兼有两性光敏机制。值得一提的是，这是中国自己研制的第二代光敏剂。多年以来，中国科学院化学研究所的科研人员对竹红菌素进行了大量的、卓有成效的研究，目前竹红菌素已经在临床上被应用于多种皮肤病的光动力治疗，带有特定结构修饰的竹红菌素在光动力治疗肿瘤和抗病毒方面表现出优越性能。

(7) 荧光上转换纳米粒子光敏剂

这是利用荧光上转换纳米材料作为光敏剂载体制成的光敏剂，它能够有效地提升光动力治疗的疗效。上转换发光材料具有一些特殊性质，因其被光激发所发射的光子能量比激发光子的能量高，所以这种发光被称为上转换发光，图4-26显示了能量上转换发光的两种方式，第一种方式是激发态吸收发射方式[见图 4-26(a)],同一个离子从基态吸收光子后跃迁到激发态,接着再吸收一个光子从该激发态跃迁到能量更高的另外一个激发态,然后从这个激发态返回基态或者较低的能态,并发射能量比激发的光子更高的光子。第二种方式是能量转移上转换[见图 4-26(b)],两个相邻的离子吸收光子从基态被激发到某个中间能态,然后通过非辐射过程耦合,其中一个施主离子把能量转移给另一个受主离子并回到低能态,而另一个受主离子接受了能量而跃迁到更高的能态,此后它从这里跃迁至基态时发射出能量更高的光子。

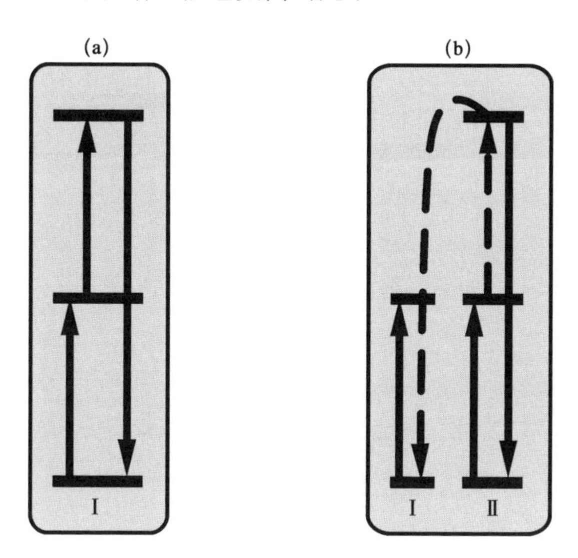

图 4-26　两种能量上转换发光方式

光动力治疗中使用的光敏剂其发生光动力学反应一般需要使用可见光照射激发,而可见光在人体组织的穿透深度比较浅,因而限制了治疗人体组织深度。人体组织的光学透明波段是在近红外光区(波长通常在 700～1 000 nm 范围),这个波段的光辐射在人体组织内的穿透深度比可见光大约高一个数量级,因而可以治疗深部人体组织,而且对人体正常组织和细胞的损伤也比较小。荧光上转换纳米粒子光敏剂能改善激发光敏剂光波长与人体组织透明光波长不一致的矛盾。以光上转换纳米粒子作为光敏剂的载体,它被近红外光(如波长 980 nm)激发,然后转换出可见光,再由它激发其负载的光敏剂,这样一来就可以让光动力治疗有效地治疗人体深部病变组织了。

通过改变上转换发光纳米材料掺杂不同的稀土离子及它们的浓度,可实现其从紫外到红外波段光波长可调,就可以使用不同波段的光照射治疗,并获得更好的治疗效果。此外，近红外激光器技术现在已经成熟，体积小巧紧凑的红外波段激光器，也为上转换光动力治疗技术提供了良好的光源，克服了不能治疗人体深层组织的难题。现在，以红光上转换纳米颗粒为载体，利用3种常用的第二代光敏剂[如酞菁锌(ZnPc)、二氢卟吩(Ce6)以及亚甲基蓝(MB)]分别制作了多种上转换纳米材料复合物光敏剂，它们在波长980 nm附近的红外光照射下能有效地产生活性单态氧分子$^1O_2$。

上转换纳米发光材料通常由3种物质组成：敏化剂离子、活化剂离子和物理化学性质稳定的主体基质。其中敏化剂离子和活化剂离子以有序的方式掺杂到基质中，离子Yb^{3+}是使用最广泛的敏化剂离子；而活化剂离子根据需要的发光光波长进行选择，使用不同的活化剂离子(主要是Tm^{3+}、Er^{3+}和Ho^{3+})，分别可以产生蓝色、绿色或红色的光辐射。主体基质的选择取决于几个因素：最佳的主体基质要求具有稳定的物理化学性质、与掺杂剂离子晶格匹配的晶体结构；此外还应具有低声子能量，从而最大限度地减少能量损失并最大化光发射效率。在各种可供选择的主体基质材料中，Na和Li的过渡金属卤化物(如Na/Li-YF_4和$NaGdF_4$)能够提供较高的上转换效率，是常用的上转换主体基质材料。目前常用的上转换纳米发光材料合成方法包括高温热分解法、水热法、微波辅助法等，利用这些合成方法可得到不同尺寸、形状和晶体结构的材料。

(8) 血卟啉单甲醚(HMME)

这也是我国独立研制的第二代光敏剂，它具有光动力学反应效率高、在人体组织代谢快等优点，现已在临床上用于鲜红斑痣、浅表肿瘤等疾病的光动力治疗。

3) 第三代光敏剂

它也称为新型光敏剂。第三代光敏剂主要解决了生物相容性问题，并一般具有分子识别功能，可通过某种具有生物学性质的物质与第二代光敏剂结合，以提高其靶向性。具有靶向性的光敏剂有以下几种：① 免疫靶向光敏剂。它将光敏剂与特定人体病变细胞的单克隆抗体结合起来，使之对人体病变细胞表面的抗原具有靶向作用。② 表皮生长因子受体靶向光敏剂。表皮生长因子的异常表达常见于头颈部的口腔癌和早期肿瘤，与相应受体结合，可特异性地靶向癌细胞；③ 低密度脂蛋白靶向光敏剂。它将光敏剂与血清蛋白结合以提高靶向性，适合输送疏水性光敏剂。④ 钛靶向光敏剂。它将光敏剂与胰岛素和转铁蛋白等多肽结合，提高人体病变细胞对光敏剂的特异性吸收。⑤ mRNA靶向光敏剂。它通过反义寡核苷酸和 mRNA 的特异性相结合，达到靶向性。

近年来，纳米技术的发展给光动力医疗技术的发展产生了重大影响。与常规光敏剂相比较，纳米的颗粒小、比表面积大、表面反应活性高、活性中心多、催化效率高、吸附能力强，许多纳米颗粒（如金纳米离子、介孔二氧化硅纳米颗粒、碳纳米管、石墨烯、富勒烯、二氧化钛等）已经被用于光动力医疗领域。

4. 给药方式

进行光动力治疗时把光敏剂注入人体的方式有多种，主要有：

（A）静脉注射给药。根据不同的光敏剂类型，按一定剂量给人体注射，一定时间后选用合适波长的光进行照射治疗。

（B）动脉注射给药。根据人体病变组织的血液供应情况，选取其主要动脉，顺行或逆行注射光敏剂，一定时间后进行光照射治疗。

（C）人体病变组织内注射给药。在人体病变组织基底多点注射光敏剂，让光敏剂浸润在人体病变组织中，注射稍后后可光照。体表、黏膜、外生性病变组织肿瘤可采用这种给药方法。

（D）表面敷贴给药。用光敏剂原液湿纱布敷贴溃疡或浅表人体病灶，一定时间后局部光照射。这种方式对治疗浅表性皮肤病灶效果比较好。

（E）口服给药。有些光敏剂可做成口服药物，如 5－氨乙酸丙酸（ALA）等可以用这种给药方式。

（三）使用的光源

光源在光动力学反应中提供激发能量，合适的光源是光动力治疗获得高疗效的保证。光敏剂分子能否被激发并产生单态氧分子，直接影响光动力治疗效果。采用什么波长的光进行治疗，这主要与所用光敏剂类型、人体病变类别、病灶大小、所在人体部位以及人体组织特性等有密切关系。

目前光动力治疗使用的光源主要有广谱灯、激光器和发光二极管（LED）等。广谱灯通常有荧光灯、白炽灯、金属卤素灯、氙灯、钠灯等，它们的主要特点有：① 发光光谱较宽（光波长在 300～1 200 nm），具有相对平坦的光谱分布，只要其发射的光谱波段能覆盖所用光敏剂的光学吸收波长范围，即可起到激活光敏剂的作用。② 它们的发光面积比较大，不需要光纤耦合传输、即可进行直接照射治疗体表和口腔病变等。③ 使用简便，生产成本低。使用这种光源主要不足的地方是，需要通过滤光片选择合适的使用光波长，并需要光学元件将发射的光辐射聚焦于目标病灶上，这将导致光能量的损耗较大。同时，用于治疗的发光强度一般较低，因而治疗效果往往不够理想。

现在光动力治疗在临床上使用的光源主要是发光二极管和激光器。LED具有生产成本低、便携和使用寿命长的优势，在医疗领域应用广泛。激光器输出的激光单色性好，能够获得较高光功率密度或者能量密度，利用它通常能够获得较好治疗效果。激光束容易耦合到光导纤维中，方便进行人体内组织、器官治疗。采用双光子光动力治疗能够有效地提高光在人体组织的穿透性，其组织穿透深度可达 2 cm。这是因为基于双光子吸收效应，光动力学反应每个光子只需要提供一半的活化能，因而也就可以采用人体组织穿透性更好的近红外光作为照射光源。现在的激光技术能够提供具有较高峰值光功率密度的脉冲激光，可确保每次辐照人体组织时有两个光子同时被组织内的光敏剂分子吸收，即实现双光子光动力治疗；同时，由于激光的相干性好，有高度汇聚性，能够实施特异性地照射单根肿瘤血管，减少对邻近正常人体组织的损伤。因此，现在光动力治疗更多的是使用激光器。

1. 光源选择原则

选择光源的原则之一是其发射的光辐射波长需要在光敏剂的光学吸收频谱范围内，最好是其发射的光波长在光敏剂光学吸收峰附近，这样会使光动力治疗效果最佳；其二是其发射的光辐射在人体组织能够有一定的穿透深度，即其发射的光波长处在人体组织的“光学窗口”。不同波长的光辐射穿透人体组织的能力是不同的，这是因为人体组织内有许多内源性发色团，如血红蛋白、肌红蛋白和细胞色素等，它们在很大程度上吸收可见光，导致光能量在人体组织内传播时迅速衰减；而且这些内源性发色团的组织结构一般都不是光学均匀性的，容易导致光在传播过程中发生强烈光学散射，减弱了往人体组织内部向前传输的光强度，相应地限制了有效治疗人体组织的深度。通常紫外光和可见光在人体组织的穿透深度仅为 1～3 mm，不能满足治疗实体瘤或者深部肿瘤组织的要求；红光(波长大于 600 nm)有较好的人体组织穿透性，穿透深度可达 5 mm 甚至 1 cm，而且产生的光动力学反应效果也明显好于可见光。目前光动力治疗所使用的光波长一般在 600～1 300 nm 范围，这个光波长范围可以说是光动力治疗“窗口”，其光谱是介于血红蛋白吸收和水吸收之间的光波段，从而使光辐射在人体组织中的穿透深度比较大。

每一种光敏剂都有自己固有的光学吸收波长范围，有的光敏剂其光学吸收峰位于蓝光和紫外区，但这个波段的光辐射不能穿透到人体组织深处，临床治疗的目标是选择光波长在红外波段的光源。考虑到这些因素，对使用的光源基本要求是：① 发射的光辐射波长能与光敏剂的光学吸收峰值波长相对应，能在人体病变组织中有较大的穿透深度。② 有足够高的输出光功率。③ 有与之相配套的高效光学传输系统，能把光辐射传输到人体组织深处被治疗的组织目标上。此外，光源体积较小，输出稳定性好。

2. 发光二极管

LED是光动力治疗常用的光源之一，并且现在也研制成功了多种用于光动力治疗的LED。

1) LED主要特点

LED有多个特点：① 单色LED的发光光谱覆盖了紫外、可见光以及红外波段，能满足不同光敏剂对不同光学吸收波段的需要。② 光敏剂的吸收光谱半高宽度(FWHM)通常在10～20 nm范围内，而LED的发光光谱半高宽度也是在10～30 nm范围内，与光敏剂的光学吸光收谱匹配。③ 现在LED的制造技术已经能生产输出功率大于1 W的大功率器件，能够满足光动力治疗对光照射剂量的要求。④ 并联形成的LED阵列提高了发光能量效率，并增大了光照面积，可满足皮肤疾病等需要较大面积光照射的治疗。同时，利用LED阵列以及根据病灶部位设计加工形成的曲面光源或包裹式光源，能够提高与病灶的贴合度。⑤ LED的体积小巧轻便，有利于发展植入式的照射光源，或者由导光器件将LED的输出光导入人体内，直接照射人体内的病变组织，有效地解决人体内病灶治疗的难度，提高了治疗效果。

2) 使用的LED类型

目前应用于光动力治疗的LED主要包括无机LED阵列、柔性LED和无线驱动LED，实际进行治疗时可根据需要选择其中合适的类型。

(1) 无机LED阵列

它是光动力治疗常用的光源之一，图4-27是光动力治疗中用这种光源进行光照射的工作示意图。治疗时利用在光源与人体组织间的水层吸收由光源产生的热量，降低LED光源的热辐射对人体组织的影响。

(2) 柔性LED

这种LED光源的体积小巧轻薄、贴合性好且柔软，适合做可穿戴式、可植入

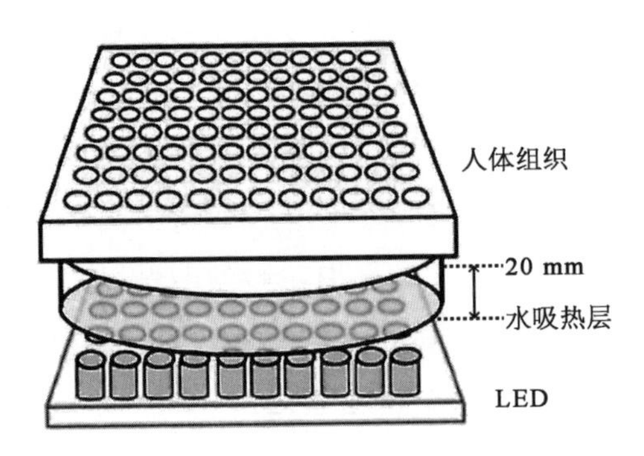

图 4-27 利用无机 LED 阵列进行光动力治疗

式以及一次性光动力治疗的照射光源，它主要包括有机 LED(OLED)和量子点 LED(QLED)两种。

(ⅰ) 有机 LED

它是采用有机半导体材料制成的发光器件，其最大优点是发光强度分布的均匀性好、可以弯曲，有利于改善光动力治疗曲面病灶时光照射的均匀性。与无机 LED 最大的区别是其发光层为小分子或共轭高分子基有机材料，通过改变使用的有机材料种类可以调控发光波长的波段，让发光波长可以覆盖光动力治疗所需要的照射光波波长。这种光源最基本的结构是在正负电极之间夹进有机发光层，当加入空穴传导层或电子传导层时，可构成具有更高发光效率的双层有机 LED、三层有机 LED 等。

(ⅱ) 量子点 LED

它是一种具有新型结构的发光器件，其发光层是在电子传导层和空穴传导层之间的量子点(QD)材料，QD 是一种通常由Ⅱ-Ⅵ或Ⅲ-Ⅴ族元素组成的准零维材料。量子点的尺寸在 1～10 nm 范围内，在空间 3 个维度上都受到纳米级限制，所产生的量子限域效应能使连续能带结构变为分立能级结构，从而能够发射与光敏剂吸收光谱匹配的窄带光谱(光谱带宽约为 20 nm)。量子点的材料和尺寸变化皆能产生不同的光辐射光谱，光波长可覆盖从可见光到红外波段(见图 4-28)，满足使用不同光敏剂光动力治疗的需求，如 CdSe/ZnS 量子点 LED 的发光光谱，在其发光层量子点材料尺寸从 2.5 nm 增加到 6.3 nm 时，相应的发光峰值波长将从 480 nm 红移到 640 nm。

(ⅲ) 微型 LED

治疗处在深层组织和人体内部器官的病变时，理想的光源是微型的，尺寸在

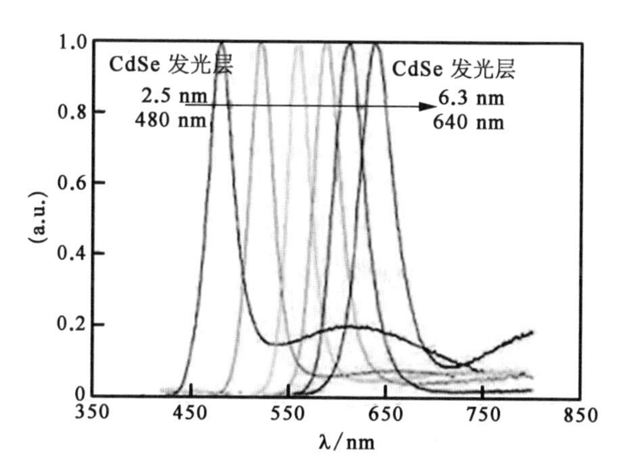

图 4-28　不同尺寸量子点 LED 的发光光谱

微米量级的微 LED 小巧轻便，无复杂供电线路，穿戴或者植入人体时操作都便利。这种光源供电使用无线驱动技术，即由贴在皮肤表面的初级射频感应线圈与植入人体内埋在皮肤之下的小型次级感应线圈发生电磁场耦合，提供光源需要的电能。这种微型 LED 已成为新型光动力治疗技术的亮点。

3. 激光器

它也是光动力治疗的重要光源，主要有染料激光器、固体激光器、光学参量振荡器、二极管激光器等，表 4-3 给出了光动力治疗常用的几种激光器及其主要性能参数。半导体激光器携带的方便性及其使用的简易性都是其他类型激光器所无法比拟的，而且半导体激光器输出的激光波长范围主要在 630～980 nm 之间，这个波长范围正好处于光动力治疗的治疗窗口，而且第二代光敏剂的光学吸收峰也正好处于这个光波段。因此，随着红光和近红外半导体激光器的出现和发展，现在已经成为 PDT 治疗的首选光源。

表 4-3　光动力治疗常用的激光器及其主要性能参数

光源类型	波长/nm	带　宽	脉　宽	传输系统
氩离子激光器	488 或 514.5	单色光	连续	直接或光纤输出
氩离子泵浦染料激光器	500～750（取决于染料）	5～10 nm	连续	直接或光纤输出
金属蒸气激光器	紫外光或可见光（取决于金属）	单色光	10～50 ns 或准连续	直接或光纤输出

续 表

光源类型	波长/nm	带 宽	脉 宽	传输系统
金属蒸气泵浦染料激光器	500～700(取决于染料)	5～10 nm	10～50 ns 或准连续	直接或光纤输出
固体激光器	1 064,532,355,266	单色光	10～30 ns 或准连续	直接或光纤输出
固体激光泵浦染料激光器	400～750(取决于染料)	5～10 nm	10～30 ns 或准连续	直接或光纤输出
固体光学可调谐激光器	250～2 000	单色光	10～30 ns	直接或光纤输出
半导体激光器	600～950	单色光	连续	光纤输出

对处于人体深层的病变组织，治疗时需要通过植入体内的光纤传导激光，并要保持其与体外激光器很好地连接，这在很大程度上限制了光动力治疗的有效性和适用性。一个很自然的想法便是将激光器微型化，并在其中装载光敏剂，一体化植入人体病变组织附近，实现可遥控定制的个性化光动力治疗，这里使用的就是被称为胶囊激光器的微型激发光源，图 4－29 是其内部和外形图片，它由激光驱动模块、控制模块、通信模块、电源模块和纽扣电池组成。在进行光动力治疗时，该胶囊激光器中的无线模块接收外来的控制信号，并传送给控制模块，触发激光驱动模块并发射激光，从而进行光动力治疗。激光器系统可根据不同的控制信号，调节激光驱动模块的发光亮度。

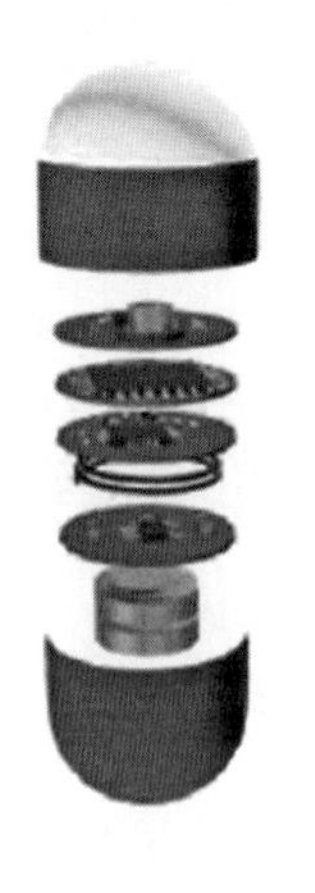
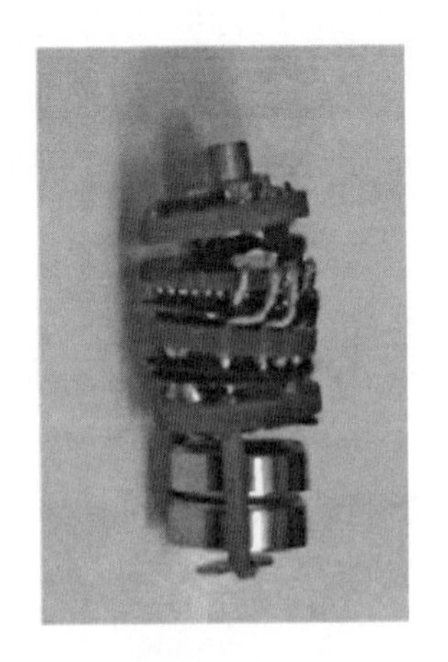

图 4－29 胶囊激光器

4. 光照射方式

根据病灶位置等的不同，个性化光照射模式可分为体表照射光和体内照射光。

1）人体体表光照射

在进行人体体表病灶光动力治疗时，常用的光源主要是激光器和 LED。研究显示，通过光纤集成的柔性侧面发光的光源，可以改善光照射病灶的均匀性，同时也获得大面积的光照射区。

2）人体组织间穿刺照射

对于巨大型肿瘤或带蒂肿瘤，受光在人体组织内传输光能量损耗的影响，一般不能治疗肿瘤深部，此时可选择在肿瘤基底部分多点穿刺插入光纤，每点相隔 1～1.5 cm 进行人体间隙组织光照射，使肿瘤基底病灶受到光照后坏死。

3）配合光纤内照射

对于人体腔内器官病变，如气管癌、肺癌、食管癌、胃癌、肠癌、鼻咽癌、口咽癌及膀胱癌等，通过将一根或多根光纤插入至人体组织内较深处的病灶，实施人体组织内光照射。光纤端面一般做成一定形状，图 4－30 为出几种光纤末端式样，其中柱状光纤有直接插入和套针插入两种，适用于治疗块状肿瘤或较深部位的肿瘤；末端球状光纤可以向四周发散光，适用于治疗膀胱癌、鼻咽癌等。

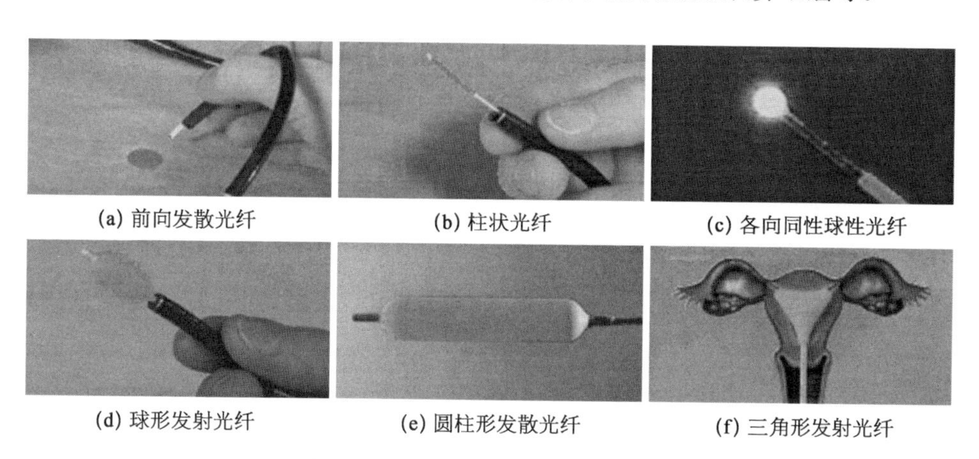

(a) 前向发散光纤　(b) 柱状光纤　(c) 各向同性球性光纤

(d) 球形发射光纤　(e) 圆柱形发散光纤　(f) 三角形发射光纤

图 4－30　不同末端式样的传输光纤

此外，还可根据不同人体的腔体环境设计相匹配的光束传输装置，以提高光照分布的均匀性。如一种紧凑、有效的光导管装置，它适用于口腔环境中的光传输照射，能够有效地减少对其他正常组织的光学损伤，并显著地改善光照分布的均匀性，从而提高疗效；另外一种基于 IR 导航系统的装置，它通过追踪光源的移动并且实时反馈病灶不同位置的光照剂量，从而改善对病灶治疗中的光照分布均匀性，更好地实现个性化治疗。

（四）治疗剂量和测量

光动力治疗是基于光敏剂、激发光源和组织内氧分子三者共同作用发生光动力学反应的。所使用光敏剂浓度、光照度以及氧气含量（它们合称治疗剂量）对疗效有着直接影响，适当剂量才会显示良好的疗效。

1. 光敏剂浓度和测量

受各种因素影响，在治疗过程中人体病变组织内的光敏剂浓度是变化的，了解并掌握其浓度的实时变化，对制订合理的治疗方案，提高治疗效果有重要意义。

1）对光敏剂浓度的要求

在光动力治疗中，使用不同的光敏剂浓度对人体病变细胞的杀伤力是不一样的，或者说得到的疗效不一样。

研究显示，需要使用的光敏剂浓度与照射的光照度有联系，图 4－31 是在不同光照度时，白血病细胞存活率随光敏剂的浓度变化情况。在相同的光照度照射情况下，随着使用的光敏剂浓度升高，白血病细胞存活率迅速下降，而且不同光照度的光照射，它们的下降速率不同。不过，随着光敏剂浓度升高，它们彼此的差异在缩小，在光敏剂浓度达到 0.8 μg/mL 时，白血病细胞的存活率实际上已经小于 1%。

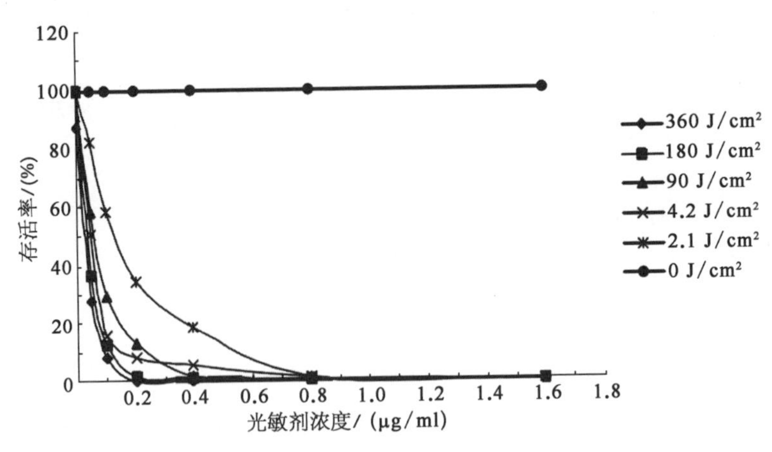

图 4－31　白血病细胞存活率随光敏剂的浓度变化

2）人体组织内光敏剂的浓度分布

目前，临床上通常是根据患者的体重或体表面积不同给出治疗使用的光敏剂浓度，受光敏剂的血药代谢、在组织内的扩散（即光敏剂向人体病变组织周围扩散）以及光漂白等的影响，人体病变组织内的光敏剂浓度在光动力治疗过程中是变化的。研究显示，光敏剂注入人体组织后，在病变组织内的浓度开始是增加的，经过某个时间间隔后达到最高，随后便单边缓慢下降。达到峰值浓度的时间间隔以及下降速度快慢，不同体质的人体以及不同组织部位，彼此是有差异的。比如有的人在光敏剂注入人体组织 5 分钟后光敏剂浓度达到高峰，有的人则是在 15 分钟甚至是 30 分钟后才达到高峰，图 4 - 32 是 4 名患者做光动力治疗时在靶组织内的光敏剂浓度变化情况。编号 2518 - 2 患者在 10 分钟时光敏剂浓度达到最高值，然后缓慢降低；编号 2126 - 3 患者的光敏剂浓度是在 30 分钟时达到最高值；而编号 1815 - 10 和 1865 - 8 患者的光敏剂浓度，则在整个治疗过程中都维持在一个较低的水平。人体不同部位的组织，滞留在靶组织中的光敏

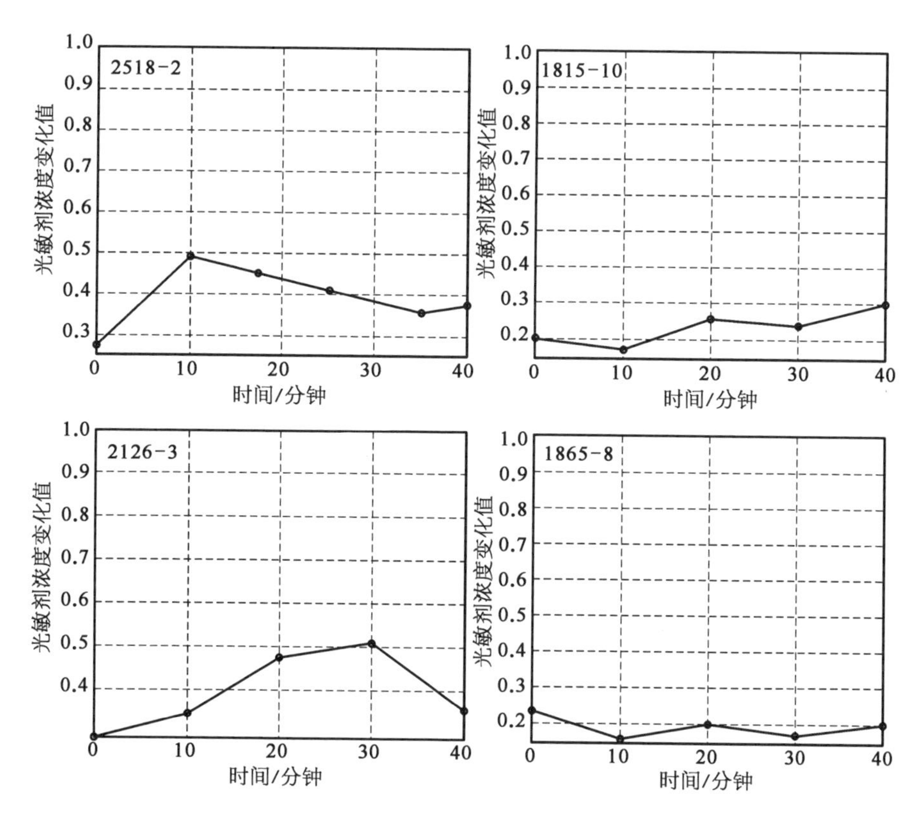

图 4 - 32　4 名患者光动力治疗时在人体组织中光敏剂浓度随时间的变化

剂浓度也有差异，其差异数量可达到±50%。此外，光敏剂自身特性以及人体组织特性不同，其滞留浓度的变化情况也有不同，如亲水性还是亲脂性光敏剂，都直接影响着光敏剂在靶组织滞留的浓度变化。

3）光敏剂浓度的测量

在人体中定量测量光敏剂浓度的方法大体有 3 种：荧光法、反射光谱学法和放射性同位素示踪法。

理想情况是能对被治疗的靶组织中的光敏剂浓度及其分布进行动态监测。在临床上对于具有荧光发射特性的光敏剂，主要通过测量荧光强度方法或成像方法测量光敏剂浓度及其分布，如果光敏剂没有荧光发射特性，如光敏剂吐开(TOOKAD)等，可以通过测量它们的光学漫反射（或光学吸收）光谱来确定其浓度。与荧光测量方法相比，这种测量方法靶组织所处的微环境对测量结果的影响较小，同时也可以获得人体组织中的氧气体分压信息。

有荧光性的光敏剂，在它吸收光辐射能量后将发射出荧光，通过检测光敏剂被光辐射激发的荧光强度，能够获得光敏剂的靶向性、光漂白特性和光敏剂浓度的空间分布等。研究表明，其荧光信号强度与光敏剂的浓度呈函数关系，尤其是在长波长光辐射照射情况下有比较好的线性关系。因此，基于较长波长光辐射激发产生的荧光强度，能够比较可靠地确定在人体组织中光敏剂的浓度。为了实现对光敏剂浓度空间分布的定量分析，研究人员相继提出了不同的荧光定量算法，如光谱约束归一化算法，标准漫反射近似（SDA）模型算法和荧光校正算法等。

不过，荧光信号强度与光敏剂浓度的正比例关系只是在合适波长的光辐射激发以及在某个浓度范围时才遵守，比如对于光敏剂 HMME，使用波长 532 nm 的激光激发、HMME 的浓度在 1～25 μg/ml 之间，此时的浓度与其荧光强度之间具有良好的线性关系，如果是使用波长 405 nm 的激光激发、光敏剂 HMME 的浓度在 1～15 μg/ml 区间，则发射的荧光强度便与光敏剂浓度无良好的线性关系了，而且当光敏剂浓度超过 15 μg/ml 时，随着光敏剂浓度的增加，荧光强度反而出现下降趋势（见图 4 - 33）。

目前，OMA 已广泛应用于光动力诊断以及人体组织内光敏剂剂量的监测，图 4 - 34 是 OMA 测量系统结构方框图，激光开始照射后采集发生的荧光光谱，并将数据存储于计算机。

此外，光敏剂也能作为光声成像的造影剂，光敏剂在吸收照射光辐射的能量

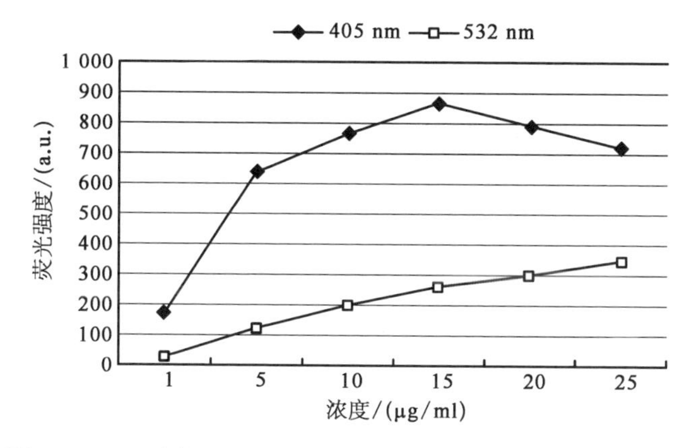

图 4－33　两种激发光波长产生的荧光强度与光敏剂浓度的关系

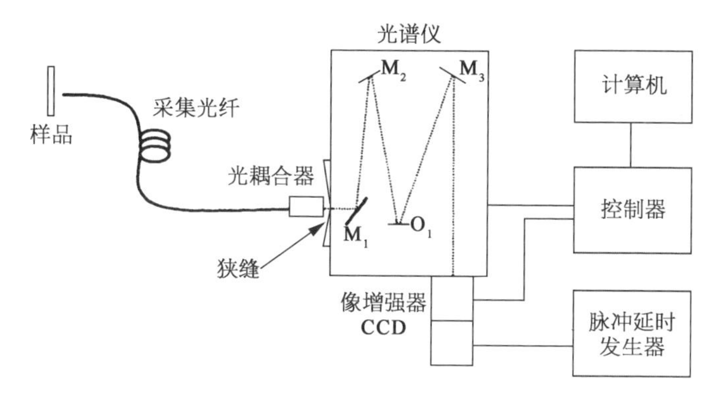

图 4－34　OMA 测量系统结构

后会因热弹效应产生超声波发射，基于光声成像技术可以对光敏剂在人体组织内的空间分布进行检测。由于该方法基于超声信号进行探测，因此能够有效地避免人体组织的自体荧光产生的干扰。

4）光敏剂浓度优化

在光敏剂注入人体组织后较短的时间内，在组织内的光敏剂浓度达到最高峰值，然后迅速降低。但是，当光敏剂的浓度比较高时易形成聚集态，而聚集态光敏剂产生单态氧分子的量子产率比较低。因此，注入后即时的高光敏剂浓度其实没有得到充分利用，而到实施第二次光辐射治疗时，光敏剂的浓度则已经显著降低，而较低的光敏剂浓度可能限制了光动力学效应，而且当光敏剂浓度低于一定水平时，尽管增加光照射的照度，如延长照射光时间，可以使光照射照度与光敏剂浓度的乘积维持在原先的水平，但单位时间内单态氧分子的产额可能达不到损伤人体病变细胞的阈值，这就仍然不能产生有效的光动力学效应，治疗的疗效不佳。如果注入光敏剂后，让较高浓度的光敏剂均匀地分摊到整个治疗过程，即采取光敏剂浓度优化方法，将有可能在不提高光敏剂总注入给量的前提下，提高光动力治疗的疗效。光敏剂浓度优化可以缓慢推进注入光敏剂，或者边注入光敏剂边进行光照射。有关实验显示，这样做可以提高多数患者光动力治疗中使用的光敏剂浓度水平，提高的幅度在较大程度上有个体差异。另一种做法是，在进行治疗前对人体组织热敷一段时间，比如 30 分钟，这样做能够让皮肤内的光敏剂浓度获得短时间提高。不过，这个做法对疗效相关指标提高的效果不如前者的边注入光敏剂边光照射的做法明显。

2. 光照射照度

光照射照度是定义为入射到人体组织单元表面上的光功率或者光能量与相应单元面积的比值，使用的单位是 W/m^2 或者 J/m^2，W/cm^2 或者 J/cm^2，这里所定义的光照射照度并未涉及辐射光在人体组织中的光学吸收以及由此所导致的生物效应，当涉及这两方面物理因素时将使用有效照度这个概念。有效照度是指光照射照度中导致人体产生光动力学效应那部分的光照射照度，其单位同光辐射照度的单位相同。此外，光功率密度也被认为是决定光动力疗效的关键要素之一。

1）光照度对疗效的影响

我们知道，光照度也是决定光动力治疗效果的关键要素之一，不同的光照度将获得不同的疗效。图 4－35 给出了在几种光敏剂浓度下，白血病细胞存活率

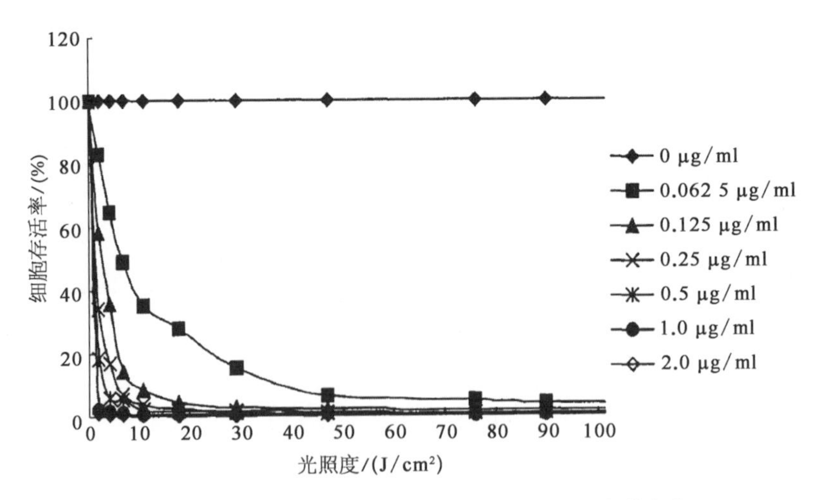

图 4－35　人体白血病细胞存活率随不同光照度的变化

随不同光照度的变化情况，从图中可以看到，在没有光照射时，即使在人体组织中的光敏剂浓度很高，人体病变细胞的存活率依然是100%，这意味着细胞丝毫无损。随着照射光的光照度升高，病变细胞的存活率在下降，与在组织内的光敏剂浓度变化规律基本一致。当光照度较低时，在不同的光敏剂浓度下人体病变细胞的存活率差异比较大；当光照度较高时，这种差别减小；当光照度高到一定数值时，便基本上彼此没有差别了。

科学家也研究了光功率密度对光动力疗效的影响，使用的光功率密度分别取3.5,7,14,28,56,112,224 mW/cm²，光照度为0～128 J/cm²，图4-36是不同光照度时食管癌细胞Eca-109的存活率随光敏剂浓度的变化，所用的光敏剂是血卟啉衍生物(HpD)。由图可见，不同光照度，对不同光敏剂浓度情况下癌细胞的生存率均存在明显差异。不过，随着光敏剂浓度下降这种差别在减小，当浓度较低(<1.5 g/ml)时，其差异便不明显了；而当浓度达到一定程度(>3.0 g/ml)时，则其生存率出现明显差异。具体变化情况与所使用的光敏剂类型、人体病变组织类型、人体部位以及个体的人体组织特性等有关。

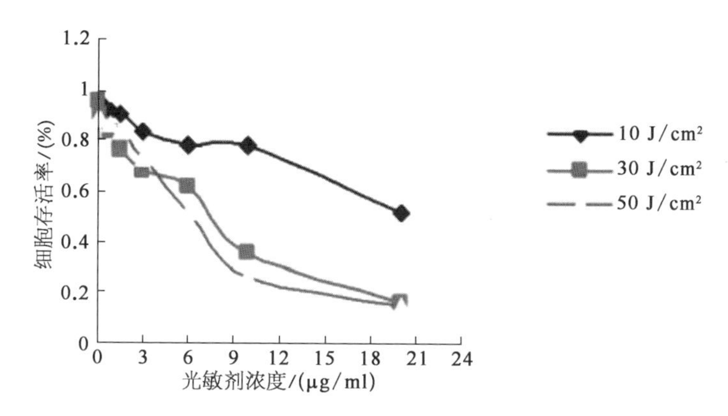

图4-36　3种光照度的癌细胞生存率与光敏剂浓度的关系

此外，临床试验显示，当光功率密度相同时，肿瘤的治愈率随着光照度的增大而提高。不过，光功率密度的降低是有限制的，它存在一个阈值，使用的光功率密度低于这个阈值时疗效则变得不明显了。这意味着，光动力治疗的光照射时间长短对疗效是有影响的，治疗时需要选择适当长的照射光时间。

我们知道，光辐射与光敏剂相互作用才会使光动力治疗显效，而光辐射在进入人体组织后在其传播路径上将受到组织的吸收、散射等能量损耗的影响，在组织内部的光照度会随着深度增加而越来越小，这个因素限制了光动力治疗的有效治疗深度。导致光辐射能量在人体组织内传播过程中受到的损耗大小与人体组织的光学参数有关,表 4-4 给出了正常人体组织和癌症组织的基本光学参数及它们的典型数值,其中 μ_∂ 为人体组织的光学吸收系数,μ_s 为人体组织的光学散射系数,g 为各项异性因子,δ 为光学穿透深度,n 为人体组织折射率。

表 4-4 人体组织的光学参数(对光波长 633 nm)以及典型数值

组织名称	$\mu_\partial/\mathrm{mm}^{-1}$	μ_s/mm^{-1}	g	δ	n
正常组织	0.14	28	0.946	2.2	1.37
肿瘤组织	0.38	45	0.847	1.2	1.5

2) 光照射时间

治疗时的光照射时间长短对疗效也有影响。研究显示,光照射时间的长短对人体病变细胞的灭杀率有密切关系,在相同的光敏剂浓度情况下随着光照射时间延长,对病变细胞的抑制率将呈升高趋势;而在相同的光照射时间情况下,对病变细胞的灭杀率随光敏剂浓度增加而增大。图 4-37 是用光敏剂喜泊分做的实验结果,其研究对象是食管癌细胞 Eca-108。喜泊分是我国生产的血叶琳衍生物,照射光的波长是 630 nm,光功率密度是 2 W/cm^2。当需要对癌细胞达

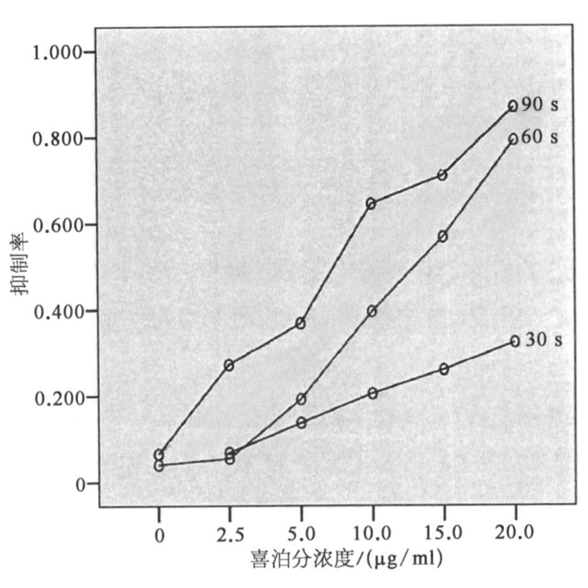

图 4-37 不同光照射时间时癌细胞抑制率随光敏剂浓度的变化

到某个抑制率时，对于给定的光敏剂浓度，根据图 4－37 的提示，可以找到相应需要的光照射时间。

3）有效光学吸收剂量

因为光辐射被人体组织内的光敏剂吸收才起治疗作用，随着光动力治疗技术研究的深入，在 20 世纪 80 年代中期人们又引入了“有效光学吸收剂量”术语，它有别于通常考察均匀人体组织情况时使用的光学吸收剂量，它表示空间分布的光辐射能量对人体某些给定组织点起有效治疗作用的那部分。有效光学吸收剂量 D^* 是用单位人体组织密度中的光敏剂对光辐射能量的吸收率来定义的，其使用的计量单位是 J/kg。

$$D^* = \frac{\varepsilon C E_0 K t}{\rho} \tag{4-11}$$

式中，ε 表示每单位浓度光敏剂的光学吸收系数；C 是人体组织中的光敏剂浓度(M)；ρ 是人体组织密度，大约为 1 030 kg/m^3；E_0 是在照射点的光功率密度(W/m^2)，即辐射能流率；t 是光照射时间(s)；K 是相对光动力学效率，在通常的工作条件下 $K=1$。

在给定光源条件下，光辐射在人体组织中的分布与其光学吸收特性、光学散射特性密切相关，更为重要的是，在光动力治疗过程中，人体组织的光学特性参数是在变化着的，因此，为了能更有效地评估光动力疗效，临床治疗中需要对光照度进行实时测量。

4）光照度测量

测量人体组织中的光辐射照度需要有各向同性、受外来干扰影响小的测量环境，通常是将光电探测器插入人体病变组织的基底，在那里的光照度是最低的。为了得到各向同性或接近各向同性的测量条件，可在传输光辐射的光纤端部那只探测小球表面加上漫反射涂层。在人体组织深部，由于光子发生了多次散射，光辐射基本上已经呈现各向同性或者近似各向同性分布，对探测器角方向的响应均匀性要求也可以降低。正常人体组织中的最大光照度也需要测定，在许多情况下它接近入射的光辐射照度。

测量人体病变组织中某点的光照度，也是光动力治疗工作中的一个难点。测量的基本方法是通过一个各向同性响应的光纤探针，采集人体组织体中各考察点的光信号。不过，目前还没有一种可直接用于临床测量的方法，仅能做离体试样的测量或者动物模型的测量。

3. 氧气含量

人体组织内氧气含量不仅直接影响光动力治疗的疗效，还可用于预测人体病变的再生和复发，亦即氧气也是光动力治疗技术的三个要素之一。

1）氧气的作用

人体组织中氧气浓度对光动力治疗的疗效起着很重要的作用。我们知道，激发态光敏剂分子可经Ⅰ型光动力学反应生成活性氧化产物；或经过Ⅱ型光动力学反应与基态氧分子之间发生能量传递，产生具有活性的氧分子。在光动力治疗过程中因人体组织中的氧气含量的不同，其作用机制可表现为Ⅰ型和Ⅱ型两种完全不同反应路径的光化学反应，在氧气含量充足的人体组织中，Ⅱ型光动力学反应占主导地位；而当人体组织中的氧气含量降低到一定水平时，特别是当氧气的气压小于 2 mmHg 时，活性氧分子的生成将受到抑制，此时Ⅰ型光动力学反应占主导地位，生成的是活性氧化产物。与此同时，光动力学反应还可能导致微血管的损伤和封闭，并限制人体组织内氧气的后续供给。在光动力治疗时，人体组织内因为局部的氧气含量不同，相应的疗效存在显著差异。

2）人体组织内的氧气含量

人体正常组织中的氧气含量大约为 5%，而且其在组织中的分布是不均匀的。人体组织内的氧气是血浆中游离的氧分子通过毛细血管壁扩散到组织内的，当血浆中的氧气含量降低时，血红蛋白中的氧分子将迅速给予补充。人体组织中的氧气含量除了受血液中的氧气含量影响外，还与组织中氧气的消耗、弥散速度、血管间的距离有关，这些因素决定了人体组织中氧气分布的不均匀性，它主要分布在血管附近。在正常情况下，由于人体组织的代谢消耗氧气，使组织中的氧气浓度在距血管越远的地方浓度越低；同时，组织中的毛细血管分布越疏的地方，其氧气浓度也越低，如图 4－38 中▽所表示的曲线，在距血管 100 μm 处组织的氧气浓度是血管中的氧气浓度的 1/10，而距血管的距离为 160 μm 的人体组织其氧气含量就只有血管中的 1/100。人体病变组织普遍存在缺氧现象，在某些实体病灶中氧的含量甚至会低至零。随着人体病变组织快速增长，新生的毛细血管生长相对滞后，这将导致人体病变组织中的毛细血管密度降低，血管的间距也增大，大约在 100～300 μm；而血管的间距增大又将导致处于其中的病变细胞远离血管，从而不能得到有效的氧气供应，在病变细胞周围的人体组织的氧气含量迅速下降，使得在病变组织内形成显著的缺氧微环境。与此同时，含氧量也与组织对光辐射的光学吸收有密切关系，因此也将影响光动力治疗的组织深度，即限制了光动力治疗的疗效。在光动力治疗中，那些远离毛细血管的人体组织，其氧气含量可能会低到不能产生足够产量的单态氧分子来破坏病变细胞，此时即使有充足的光敏剂浓度和光照度也得不到好的治疗效果。在人体组织内氧气含量较高的情况下，治疗效果也更明显，这也是需要保证组织中有足够氧气含量的另外一个重要原因。

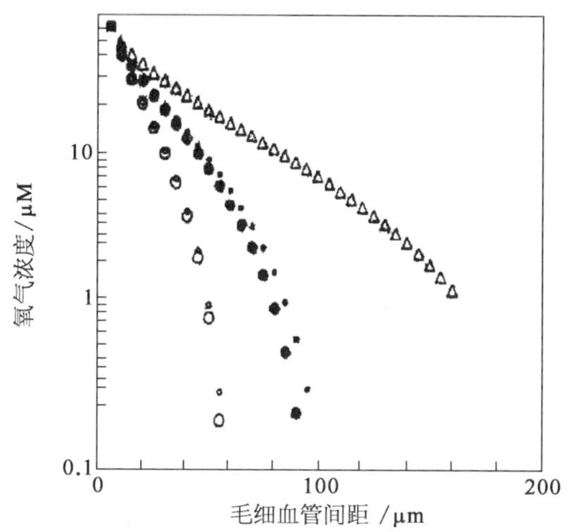

▽-只有代谢消耗、没有PDT时氧含量的变化；
●-光功率密度为50 mW/cm²时氧含量的变化；
○-光功率密度为200 mW/cm²时氧含量的变化，小一些的符号表示忽略代谢消耗氧的情况

图 4－38　人体组织中氧气体浓度随毛细血管间距变化

3）人体组织内氧气浓度的变化

在光动力治疗过程中，在光辐射照射治疗的人体组织区域其氧气浓度会出现明显下降，其降低程度与照射光的光功率密度、人体组织内的光敏剂剂量以及人体组织内原有的氧气浓度有关。从图 4－38 也可以看到，在光敏剂剂量不变的情况下，照射的光功率密度增加将使人体组织内的氧气消耗加快，导致人体组织内的氧气浓度下降，缺氧的组织范围加大。在光功率密度为 50 mW/cm² 时，距血管 100 μm 内的人体组织有较高的氧气浓度，可供产生明显的光动力学效应；而当光功率密度提高到 200 mW/cm² 时，就只有距血管 60 μm 内的人体组织有足够的氧气浓度可供产生明显的光动力学效应。还有的研究结果显示，人体组织中氧气浓度的消耗速率如果大于 6 μM/s，又不能从人体的循环系统及时获得补充的氧气时，组织中的氧气浓度将持续下降，导致光动力治疗效果相应下降。

为了避免光动力治疗过程中人体组织内氧气浓度不足的问题，科学家先后提出了“间断性光动力治疗(PDT)”和“节律性光动力治疗(mPDT)”两种治疗模式，如图 4－39 所示，其中 A 是通常的连续光照射治疗模式。

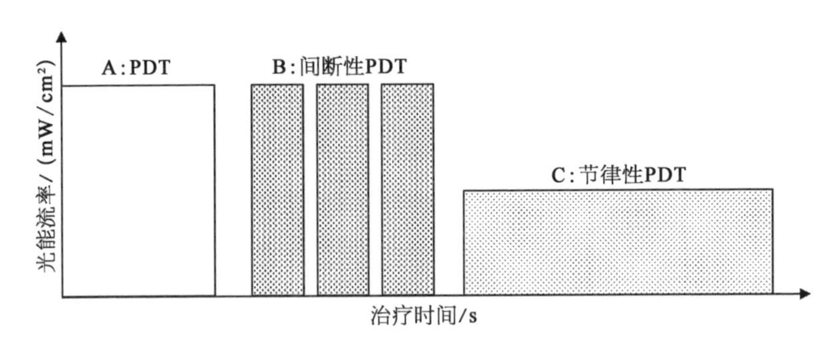

图 4－39　间断性和节律性光动力疗法示意

在保持相同光照度的情况下，采用间断性的光辐射照射治疗方式，此时由于人体组织内有时间补充被消耗的氧气，可以改善人体组织中的氧气过快耗竭状况。图 4－40 是间断时间分别为 5，30，60 s 时人体组织中氧气浓度的变化，光照射 60 s、间隔 60 s 时，可以在距血管相当远的距离处仍不出现缺氧状态，具有光动力学反应杀伤病变细胞效果，并使光动力学效应得以在较大人体组织范围内发生。

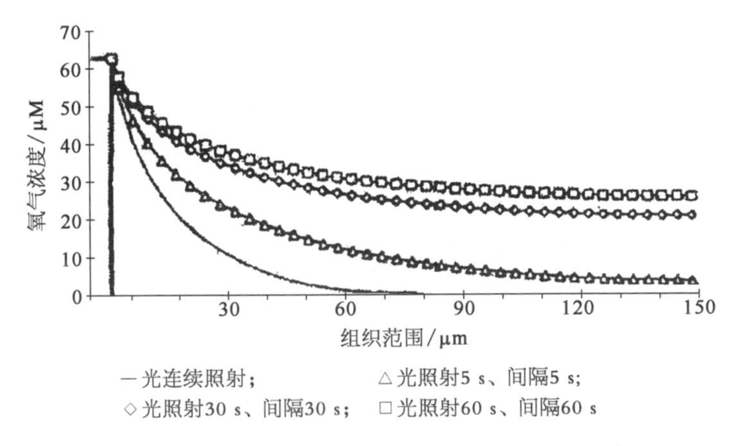

图 4－40　间断光照射对组织氧气浓度变化的影响

此外，当光动力学反应中杀死一部分细胞后，整个人体组织的氧气消耗量也同时降低，从而提高了其他部分人体组织的氧气含量，这也有助于增强杀伤其他部分组织的病变细胞能力。试验显示，采用光辐射照射 30 s，然后间断 30 s，接着再做光照射的做法，光动力疗效明显地高于连续照射光得到的。节律性光动力治疗是通过降低光功率密度和延长治疗时间来维持人体组织氧气含量的治疗模式。采用光辐射能量密度同为 360 J/cm^2，而光功率密度分别为 50，200 mW/cm^2 两种情况进行治疗，前一种光功率密度得到的疗效优于后者的，这可能是因为光功率密度大，人体组织内的氧气消耗更为迅速，使得毛细血管的氧气运输来不及补充组织消耗氧气量的缘故。研究人员相继提出了高压氧呼吸、常压氧呼吸，以及结合低热等光动力治疗模式，不过，这些光动力治疗模式对于不同类型光敏剂和人体病灶组织的有效性及其临床效果还都有待进一步研究。

4）氧气含量测量

由于人体组织结构和血管结构的复杂性，即使在血管距离非常近的人体组织内，氧气含量的分布也都可能有明显不同，从而影响光动力学反应作用。描述人体组织内氧气含量的主要参数包括人体组织氧气分压（P_{O_2}）、氧气体浓度和血氧饱和度等。人体组织的氧气体分压定义为特定人体组织间隙内的氧气分压，反映的是特定时间内局部供氧与氧消耗之间的平衡关系；血氧饱和度表征的是血液中氧饱和血红蛋白含量和总血红蛋白含量的比值。测量氧气含量的技术可分为直接测量和间接测量两大类。表 4-5 给出了一些测量人体组织氧气含量方法及其主要性能。

表 4-5　测量人体组织氧气含量方法及其主要性能

检测方法			是否无损	是否注射	测量对象	采集时间/s	能否在线测量	能否重复测量
直接法	氧分压组织法	极谱法	是	否	氧分压	～1.4	能	能，不是测量相同位置
		动态荧光猝灭极棒	是	否	氧分压	～1.0	否	能
	磷光探针		否	是	氧分压	～10	能	能
	电子顺磁共振成像		是	是（局部）	氧分压	～30	能	能
间接法	核磁共振血氧水平依赖		否	否	总 Hb 变化量	＜60	能	能

续 表

	检测方法	是否无损	是否注射	测量对象	采集时间/s	能否在线测量	能否重复测量
间接法	反射光谱	否(介入式检测除外)	否	Hb,HbO Hb 饱和度	<1	能	能
	频域光子迁移光谱	否	否	Hb,HbO Hb 饱和度	<1	能	能
	傅里叶变换光谱成像	否	否	Hb,HbO Hb 饱和度	~30	能	能

(1) 直接测量

直接测量技术所测量的是人体组织的氧气分压(P_{O_2})绝对值,目前应用较为广泛的测量技术包括极谱氧微电极技术、荧光淬灭技术、磷光光谱技术、电子顺磁共振成像技术和延迟荧光淬灭技术等。

(ⅰ) 极谱氧微电极测量技术

这是基于 Clark 工作原理进行的测量技术,其测量装置通常由一个气体渗透膜(通常是聚乙烯、聚丙烯、聚四氟乙烯和聚酯薄膜)、两个电极和氯化钾电解液等组成,其中两个电极分别为氯化银参考电极和玻璃外层包裹的铂电极。氧气可以通过渗透膜扩散到含有氯化钾电解液的容器中,当两个电极之间被 −650 mV电压极化,溶解的氧气会发生电化学还原反应产生氢氧离子,从而构成电学回路并形成电流。流过电极的电流与 P_{O_2} 成正比,于是可以通过检测两电极之间的电流,便可以测量出人体组织内的 P_{O_2}。但是,在利用极谱氧电极测量 P_{O_2} 时,由于电化学还原反应中的自身氧消耗也会造成电流信号衰减,易使测量结果出现较大误差。

(ⅱ) 荧光淬灭测量技术

这是利用短光脉冲沿着一根光纤探针传输至位于探针端部硅胶聚合物内的钌或芘荧光团,通过测量其荧光团被激发后的荧光寿命获得人体组织内的氧气分压,荧光团的荧光寿命与探针端部周围的氧气含量成反比,即荧光寿命变化反映人体组织氧气含量。需要特别说明的是,氧气含量较高时测量的荧光寿命比氧气含量低时测量的误差更大,所以这种测量方法更适合于测量低氧气含量水

平的人体组织的 P_{O_2}。通常是当 P_{O_2} 介于 0～15 mmHg 时，荧光淬灭技术测量灵敏度更高、更稳定。此外，由于荧光探针不会消耗氧气，可以在人体组织中进行较长时间实时连续测量，因此，目前这种测量方法已广泛应用于人体组织内氧气体分压的监测。这种测量技术的局限性在于，在测量过程中荧光探针中的荧光物质受光照射后容易产生荧光漂白和猝灭现象，同时温度的变化也会使荧光信号产生漂移，从而影响测量的准确性。

（ⅲ）磷光光谱测量技术

这是基于氧气对探针化合物磷光寿命的淬灭原理，测量人体组织内氧气含量的技术，主要适用于浅表人体组织的氧气含量测量，一般取样深度不超过 1 mm。

（ⅳ）电子顺磁共振成像测量技术

这是利用氧分子中的两个未配对电子的顺磁特性淬灭，通过给人体组织注入顺磁性物质测量氧气体分压的技术，已在临床中得到广泛应用。电子顺磁共振是在静磁场中用至少一对未配对的自旋电子，以发生顺磁离子或分子微波辐射共振吸收的过程。顺磁性物质通常是氮氧自由基或其他稳定的自由基，这些顺磁性物质可以很好地与人体组织相容，与大多数氧化剂和还原剂不会发生反应，而对于肿瘤组织的缺氧状态非常敏感，因此，可以通过电子顺磁共振光谱仪在特定的位置测量肿瘤中的 P_{O_2}，测量之后磁性物质将通过新陈代谢排出体外。

（ⅴ）延迟荧光淬灭测量技术

如前面的图 4－24 所示，借助于热振动能量激发，处于三重态 T_1 的光敏剂分子会通过反向 ISC 机制返回到 S_1 态，然后从 S_1 态往下跃迁到 S_0 态并发射荧光，这种荧光称为“延迟荧光”。因为它发光的持续时间要延续比较长，与从 S_1 能态立刻跃迁返回 S_0 发射的“瞬时荧光”相比，其荧光信号在时间上出现明显的延迟。研究实验结果表明，在光动力治疗过程中，光敏剂发射的延迟荧光寿命与它所在微环境中的氧气分压（P_{O_2}）呈正比关系，于是通过测量人体组织的“延迟荧光”寿命便可以得出其中的 P_{O_2}。这项测量技术的最大优点是易于实现在人体组织内的无损检测；此外，由于测量的是荧光寿命，因此能够克服信号收集和人体组织特性差异等对测量结果的影响，在临床医学中具有广泛的应用前景。

（2）间接测量技术

这是通过测量血液中的含氧血红蛋白和脱氧血红蛋白在可见光波段、红外波段或近红外波段的不同光谱特性，再计算血红蛋白氧饱和度得到人体组织中的氧气含量。通用的测量技术包括核磁共振技术、反射光谱技术、频域光子迁移光谱技术和傅里叶变换光谱成像技术等。

（ⅰ）核磁共振测量法

利用血氧成像技术测量血红蛋白氧饱和度，间接得到人体组织中的氧气含量。这种测量方法不仅能够监测光动力治疗时人体病变组织中的氧气含量变化，而且还能了解病变组织中的血管分布。在临床上应用核磁共振技术，不但可以对人体内不同器官的氧气分压进行测定，还能够将局部氧气分压的变化以图像显示，应用前景很好。

（ⅱ）反射光谱技术测量法

这是利用血液中含氧血红蛋白与脱氧血红蛋白的反射光谱之间的差异，间接获得人体组织中的氧气含量，它具有无创、快速和可重复测量等的优点。

（ⅲ）频域光子迁移光谱技术测量法

这是利用强度可调谐的近红外光测量组织的光学参数（光学吸收系数、约化光学散射系数）以及人体组织的生理学参数（含氧血红蛋白、脱氧血红蛋白和总血红蛋白等）获得人体组织氧气含量的测量技术。

（ⅳ）傅里叶变换光谱成像技术测量法

傅里叶变换光谱成像技术是利用光干涉仪生成的干涉图，通过对干涉图进行傅里叶变换获得图像上每个像元的连续光谱，利用它可以在较大的人体组织面积范围内测量其含氧血红蛋白、脱氧血红蛋白在受光辐射照射时的光学吸收和反射特性，对血红蛋白氧饱和度实施监测，从而间接地监测人体组织中的氧气含量变化。

（3）临床监测

目前已有多种方法可对光动力临床治疗过程中目标人体组织的氧气含量进行监测，其中最常用的方法是将电极和光纤传感器嵌入人体组织中进行测量。这种测量方法的主要不足是由于在人体组织的氧气含量会随时间快速变化，传感器将出现较大的信号延迟。现在基于光动力治疗期间光敏剂的荧光寿命响应受氧气含量影响的机理制造的氧气含量监测仪器，比较有发展潜力。它不仅可测量人体体表组织的氧气含量，也可通过内窥镜等对人体内器官组织的氧气含量进行实时监测。此外，可见光 OCT 也可用于监测人体组织氧气含量，其原理与光声成像技术类似，不同之处是其所检测信号是经含氧血红细胞和脱氧血红细胞散射后的探测光信号。

5）改善人体组织缺氧状态的主要方法

光动力治疗的效果与病变组织中的氧气含量有密切关系，但病变组织常因病变细胞快速生长和血液供应不足而形成缺氧微环境；同时，在光动力治疗过程中的快速耗氧过程，还会加剧病变组织的缺氧状态，影响治疗的效果。通过改善病变组织缺氧微环境，能提高光动力治疗的效果。改善病变组织缺氧微环境的办法有多种，如利用氧气载体输送氧气、在病变组织内部直接产生氧气、改变病变组织微环境等，目前后两种方法使用较多。

（1）在病变组织内部直接产生氧气

这是利用过氧化氢酶或者具有过氧化氢酶作用的纳米材料，在人体病变组织内部直接催化 H_2O_2 产生氧气，补充病变组织的氧气含量。病变细胞由于其异常快的增殖速度、血管浸润、转移等特点，含有比正常细胞更多的过氧化氢酶。另外一种做法是利用水裂解补充氧气，人体组织内有充足的水可供利用这种办法产生氧气，并已成为一种内源性的、可靠的、高效的补充人体组织氧气方法。此外，利用纳米颗粒，如全氟化碳纳米颗粒、氧化锰纳米颗粒等作为光敏剂的载体，在人体组织内将氧分子拖到光敏剂附近，也可以增加人体病变组织的氧气含量。

（2）改善病变组织微环境

人体病变组织缺氧主要是其组织内的微血管发生改变和血液供应不足所导致，因此，增加人体病变组织的血流量也是提高其氧气含量的有效措施之一，这可以通过提高人体组织的温度来实现。近年来，通过增加人体病变部位的局部温度提高其内部的血流量，从而缓解缺氧的做法已经得到充分的试验证明。提高人体组织温度通常做法是，利用具有光热性质的纳米粒子将近红外光能转换为热能，如含有光敏剂二氢卟吩 e6（Ce6）和光热剂 DiR 的脂质体 DiR－h Ce6－liposome 在波长 785 nm 的激光照射下激活 DiR 产生光热效应，促进人体病变组织内的血液流动，减轻病变部位组织的缺氧状况。也可以通过降解细胞外基质重塑人体病变组织的微环境，实现改变病变组织的缺氧状况。研究显示，透明质酸酶（HAase）能降解肿瘤细胞外基质（ECM）中的主要成分透明质酸（HA），实现改善人体病变组织的血管紊乱状况，从而增加人体病变组织内的血液灌注量。

另外一种解决人体病变组织缺氧状态的途径是，设计制备可以在缺氧条件下发挥较好治疗效果的光敏剂，如生物还原性光敏剂，它是一类在人体体内还原生成具有细胞毒性的物质，特别是能在缺氧环境中高强度地杀伤病变细胞，从而获得比较好的治疗效果。生物还原性光敏剂大部分是经由单电子或双电子还原反应生成超氧化合物、前药自由基。这种光敏剂目前有5类：① 硝基咪唑类，如米索硝唑、依他硝唑和尼莫唑等；② 芳香族N-氧化物类，如替拉扎明，SN30000等；③ 脂肪族N-氧化物类，如AQ4N(banoxantrone)；④ 醌类化合物类，如丝裂霉素C，甲基丝裂霉素和EO9(apaziquone)等；⑤ 环金属钌(Ⅱ)配合物Ⅰ型光敏剂，如香豆素修饰的环金属钌(Ⅱ)配合物Ru2等。这些光敏剂可以在病变组织缺氧状况下，仍能获得优异的光动力治疗效果。

4. 单态氧分子产额

单态氧分子$^1O_2$可以导致病变细胞迅速氧化损伤，坏死，或者让人体病变组织延时凋亡，它是实现Ⅱ型光动力治疗所必需的细胞毒性物质，测量在治疗过程中单态氧分子$^1O_2$剂量也是预测治疗效果的重要手段之一。

测量方法可分为直接测量法、隐式测量法和间接测量法等，其中直接测量法的最大优点在于能够克服现有其他剂量学方法中的光辐射、光敏剂、氧分子以及人体组织光学特性等因素之间复杂的相互影响。

1) 直接测量法

利用高灵敏度光电检测系统，通过检测光动力治疗中产生的单态氧分子$^1O_2$在近红外波段(波长1 270 nm)的发光强度确定其产量，这被认为是检测单态氧分子$^1O_2$产量的“金标准”。目前全世界许多研究课题组都在致力于优化直接检测条件，如一种新颖的高灵敏度近红外探测器，它基于紧凑型光纤单态氧分子近红外探测器，与In-GaAs/InP单光子雪崩二极管探测器相结合，测量单态氧分子$^1O_2$在光波长1 270 nm处的发光强度获得其产量的。研究显示，这个办法的测量效果优于用普通化学探针检测法及荧光探针检测法。此外，扩展波长的光电倍增管和基于时间分辨的单光子计数电子技术，也能优化直接检测方法的探测条件。

(1) 测量原理

光动力治疗时用一个光脉冲宽度足够窄的光脉冲照射人体组织，当光敏剂分子的激发单重态寿命远远小于激发三重态寿命时，可以认为在光脉冲激发光敏剂分子的同时就产生三重态光敏剂分子，于是在光脉冲照射激发后任意时刻，单态氧分子$^1O_2$的浓度($^1O_2$)可表示为

$$[^1O_2](t)=N\sigma[S_0]\Phi_D\tau_D/(\tau_T-\tau_D)[\exp(-t/\tau_T)-\exp(-t/\tau_D)] \tag{4-12}$$

式中，N 是时间 $t=0$ 时刻入射到组织上每平方厘米的光子数，σ 是光敏剂分子基态的光学吸收截面(单位为 cm^2)，(S_0)是基态光敏剂分子浓度，Φ_D是单态氧分子$^1O_2$的量子产率，τ_D是激发态单态氧分子$^1O_2$的光辐射寿命，τ_T是激发态三重态光辐射寿命。

在任意时刻 t，单态氧分子$^1O_2$在单位时间内发射波长 1 270 nm 的光子数密度(每立方厘米的光子数)可表示为

$$L_{1\,270(t)}=\frac{[^1O_2](t)}{\tau_r} \tag{4-13}$$

式中，τ_r是单态氧分子$^1O_2$在所处的测量微环境中的光辐射寿命。在每个光脉冲照射激发后 dt 时间内产生的单态氧分子$^1O_2$发光光子数为

$$\int L_{1\,270(t)}\,dt=\frac{N\sigma[S_0]\Phi_D\tau_D}{\tau_r} \tag{4-14}$$

上式表明，单态氧分子$^1O_2$发光光子数将随着$^1O_2$的光辐射寿命 τ_D的减小而减少。

单态氧分子$^1O_2$发光量子产率 Φ_D与其光辐射寿命 τ_D成正比，即

$$\Phi_D=\kappa\tau_D \tag{4-15}$$

式中，κ 是单态氧分子$^1O_2$向三重态氧跃迁的辐射跃迁速率常数，且 $\kappa=\tau_r^{-1}$。显然，测量出在人体组织内发生光动力学反应生成的单态氧分子$^1O_2$的光辐射寿命 τ_D便可以获得单态氧分子$^1O_2$的量子产率。根据光敏剂在离体细胞中的一些实验结果，参数 $\kappa\approx0.85$ 和 $\tau_D\approx0.04$ μs，可求得 $\Phi_D\approx3.2\times10^{-8}$，即 3.1×10^7 个单态氧分子发射一个光子，这意味着要求检测系统要有足够高的光学探测灵敏度。

(2) 测量装置

典型的测量系统如图 4-41 所示。采用的光源是输出波长 523 nm 的 Q 开关倍频 Nd：YLF 半导体泵浦激光器，脉冲输出的重复频率为 10 kHz，脉冲宽度为 10 ns。输出的激光经过一个中心波长 523 nm、带宽 20 nm 的滤光片后照射到盛有测试样品的 10 mm 标准石英比色皿上。光动力治疗过程中所产生的各

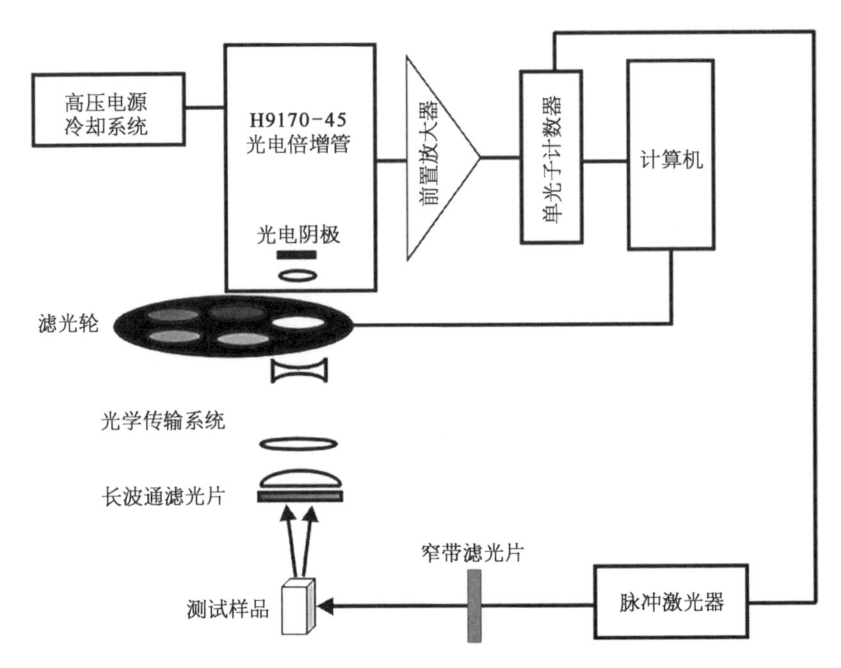

图 4-41 单态氧分子$^1O_2$产额测量系统

种光辐射，其中主要包括样品的自体荧光、光敏剂的自体荧光和磷光、光学系统的背景荧光以及单态氧分子$^1O_2$在近红外波段的光辐射等，它们依次经过长波通滤光片(≥1 000 nm)、光学传输系统和滤光轮(载有 5 个带宽约为 10 nm、中心波长分别为 1 210,1 240,1 270,1 300,1 330 nm 的窄带滤光片)后，入射到光电倍增管 H9170-45 的光电阴极上，经过光电信号转换、信号预放大和光子计数后，将数据采集并存储在计算机上。测量过程中，检测系统可以依次采集分别通过波长 1 210,1 240,1 270,1 300,1 330 nm 等 5 个滤光片的发光信号，其中波长 1 210,1 240,1 300,1 330 nm 滤光片主要用于鉴别单态氧分子$^1O_2$在波长 1 270 nm 的光辐射。检测系统要求光电探测器件在近红外波段有较高的响应灵敏度。

(3) 测量试验举例

研究显示，为了获得一个完整的单态氧分子$^1O_2$时间分辨光谱，激发光的脉冲间隔宜选为 80～100 μs，即光脉冲的脉冲重复频率为 10～12 kHz。光子计数的数据经计算机处理后获得时间分辨单态氧分子$^1O_2$的发光光谱如图 4-42 所示，利用式(4-12)对单态氧分子$^1O_2$的发光曲线进行拟合，便可以获得单态氧分子$^1O_2$的光辐射寿命。不过，在含有强淬灭剂或氧气体含量较低的组织中，利用式(4－12)对单态氧分子$^1O_2$发光曲线进行拟合较难确定$^1O_2$的真实光辐射寿命，在这种情况下可以利用激光闪光光解技术、光敏剂磷光检测或淬灭法等检测技术，先确定光敏剂分子激发态三重态的光辐射寿命，进而获得单态氧分子$^1O_2$的光辐射寿命。

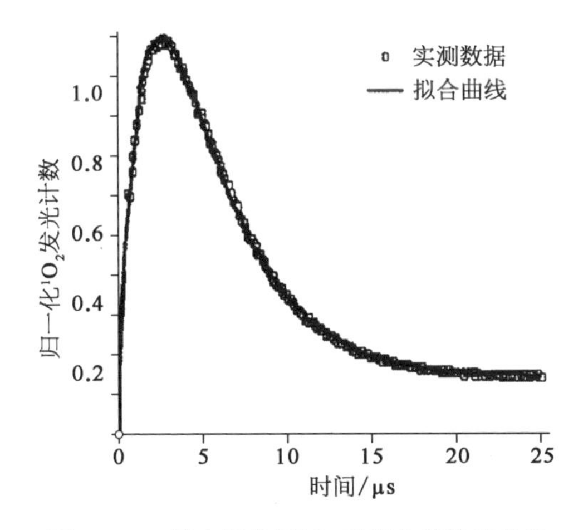

图 4－42　单态氧分子$^1O_2$时间分辨发光光谱

细胞的存活率与光动力治疗过程中所累积的单态氧分子$^1O_2$产额相关，或者说光动力治疗的疗效是与所累积在人体组织的单态氧分子$^1O_2$产额相关的，而单态氧分子$^1O_2$产额又是与其发射的光子数相对应的，图 4－43 给出在相同条件下单态氧分子$^1O_2$发射的光子数与人体细胞存活率的关系。所以，通过实验测量单态氧分子$^1O_2$的发光光子数，也可以评估光动力治疗的效果。

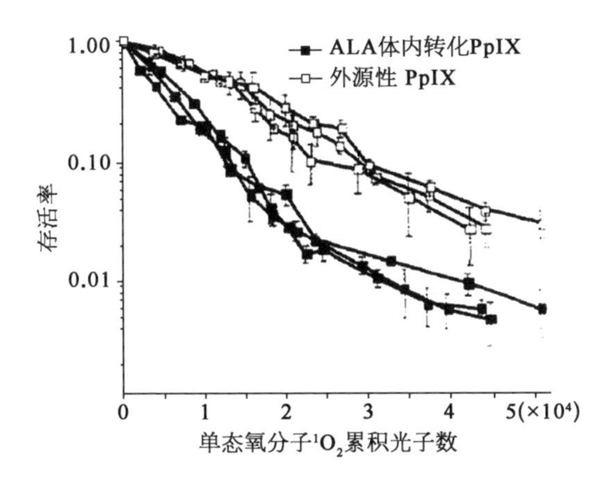

图 4－43　人体细胞存活率和累积$^1O_2$的发光光子数之间的关系

2）隐式测量法

光动力治疗过程中所产生的单态氧分子$^1O_2$除了对病变细胞产生杀伤作用外，还可能与处于基态的光敏剂分子发生自敏光氧化反应，造成其不可逆的光漂白，产生其他的光致反应产物，从而导致人体组织内光敏剂的剂量减小和单态氧分子$^1O_2$生成速率减小，这一反应过程可以描述为

$$S_0 + {}^1O_2 \rightarrow PP$$

如果上述的反应过程是由单态氧分子$^1O_2$的扩散距离所决定的，那么有

$$\frac{\mathrm{d}}{\mathrm{d}t}[S_0] = -k_{\mathrm{os}}[S_0][{}^1O_2] \tag{4-16}$$

式中，k_{os}是速率常数。研究结果表明，在反应过程中产生单态氧分子$^1O_2$其所在位置还必须是足够靠近光敏剂分子，因此存在着一个与光敏剂剂量无关的有限概率。为此，在方程(4－16)中需要增加一个γ项，它表示有效反应的最低光敏剂剂量。

$$\frac{\mathrm{d}}{\mathrm{d}t}[S_0] = -k_{\mathrm{os}}([S_0] + \gamma)[{}^1O_2] \tag{4-17}$$

上式对治疗时间t(起始时间$t=0$，终止时间$t=T$）进行积分，就可以计算得到光动力治疗过程中所产生的单态氧分子$^1O_2$的总量：

$$Dose = \frac{1}{\tau_\Delta}\int_0^T [{}^1O_2]\,\mathrm{d}t = \frac{1}{\tau_\Delta k_{\mathrm{os}}}\ln\frac{[S_0]_{t=0} + \gamma}{[S]_{t=T} + \gamma} \tag{4-18}$$

式中，τ_Δ为单态氧分子$^1O_2$的平均光辐射寿命。这种计算方法在照射光通量密度和氧气分压发生改变的情况下仍然有效。与显式测量方法相比，这种方法只需要确定光动力治疗前后的光敏剂剂量以及γ，τ_Δ和k_{os}的数值。

基于以上的假设，可以通过检测光敏剂的光漂白特性，可间接评估所产生的单态氧分子$^1O_2$量值。研究表明，对于不同的光照度、光敏剂剂量和氧气分压，Mat－LyLu细胞的存活率与式(4－18)计算所得到的结果呈现出很好的相关性。在没有单态氧分子$^1O_2$介导的缺氧条件下，光敏剂也会产生光漂白，这时上述对$S_0 + {}^1O_2 \rightarrow PP$的假设不再成立，不同的漂白机制主要取决于人体组织中的氧气分压。

有关研究结果也表明，对于某些特定的光敏剂，在以单态氧分子$^1O_2$介导且

氧气分压足够高的情况下，可以通过测量它的光漂白特性来定量预测光动力治疗的效果。

3）间接测量法

这是利用吸收光度探针、电子自旋共振探针〔ESR〕、荧光探针或化学发光探针等与单态氧分子$^1O_2$发生化学反应后，分别检测单态氧分子$^1O_2$的光学吸收光谱信号、ESR 谱信号、荧光或化学发光光谱信号，间接测定单态氧分子$^1O_2$量值。虽然这种测量方法具有较高的测量灵敏度，但是这些探针自身都相当于是单态氧分子$^1O_2$的淬灭剂，会消耗治疗时一部分单态氧分子$^1O_2$，更困难的是，在临床测量时如何将探针和光敏剂有选择性地同时注入被治疗的人体靶组织。所以，目前间接测量法仍限于离体组织实验和动物实验测量。

5. 给药-光照时间间隔

我们知道，光动力治疗是光敏剂注入人体组织一定时间后再进行光照射的，这一段时间间隔称为给药-光照射间隔（DLI），其时间间隔长短会影响光动力治疗的疗效，同一种光敏剂采用不同的 DLI 得到的治疗效果不尽相同。对人体组织给药后，光敏剂首先分布于血液内，之后透过血管进入人体病变组织。因此，光敏剂在人体组织内的分布是与时间有关，在短时间内（如＜15 分钟）光敏剂主要蓄积于血管内，这对于那些伴有或依赖显著新生血管形成的人体病变组织而言，治疗效果会更显著；较长时间间隔（如＞4 小时）后，光敏剂倾向蓄积于人体病变组织内，这使得那些以人体病变组织而非血管为作用靶点的光敏剂能更好地展现其光动力治疗的效果。所以，通过选择不同的给药-光照时间间隔，可以获得不同的疗效，而且也有利于减少对正常组织的损伤。在临床实际应用时，通常需要依据人体病变组织的特性、治疗目的、光敏剂的作用靶点（病变组织或病变血管）以及光敏剂在人体病变组织和正常组织中相对排泄速率等综合考虑，以确定合适的给药-光照射时间间隔。

（五）临床治疗举例

大概是在 1980 年，科学家利用光动力治疗技术成功地治疗了早期中心性肺癌患者，此后，在美国、日本、加拿大、荷兰、德国、俄罗斯等许多国家，光动力治疗技术都获得了许可应用于临床治疗，成千上万的患者接受了光动力治疗技术的治疗，并取得了很好疗效。

1. 光动力剂量

除了前面介绍的光照度和光敏剂浓度外，光动力治疗中现在还引入了光动力剂量，它是作用于人体组织的光照度与光敏剂浓度的乘积，通过它可以协调治疗使用的光照度和光敏剂浓度。光动力剂量随着光照度和光敏剂浓度的变化并非是线性的，而是有一个最大值，并对应于光动力治疗最佳疗效，此时对应的光敏剂浓度和光照度，也分别称为光动力治疗对应的最佳剂量。最佳光动力剂量的大小和人体组织中的氧气含量有关，组织中越缺氧，最佳光动力剂量越小。最大光动力剂量与光敏剂类型、人体病变类型以及人体组织部位也有关系。实验显示，对 k562 细胞悬浮液来说，其最大光动力剂量为 20×0.25 (J/cm^2 · mmol/L)。

我们知道，在氧气含量充足的人体组织微环境中，单态氧分子的产量与氧气含量无关，只与光敏剂浓度和光照度有关；而在氧气体含量相对缺少的人体组织中，在光动力治疗过程中人体组织内的光漂白作用也迅速增大，在人体组织内比较容易出现缺氧状态。如果此时增大光敏剂浓度和光照度，氧气将迅速被消耗，单态氧分子的产额相应地将迅速减少，最终将得不到好的治疗效果。因此，在光动力治疗中存在着最佳光动力剂量，它与人体组织中单态氧分子产额随光动力剂量变化相对应，图 4-44 是人体组织内单态氧分子产额随光动力剂量变化的情况。图上显示，人体组织内距毛细血管 240 μm 处的单态氧分子出现峰值位置对应的光动力剂量为 150 mW/cm^2 · μg/kg，而在距毛细血管 300 μm 处其峰

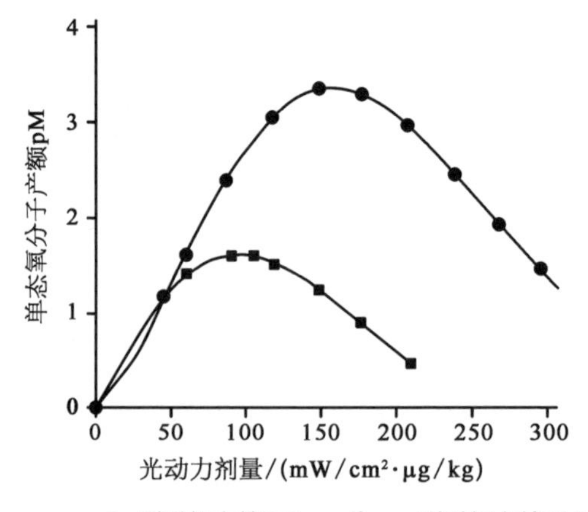

图 4-44 人体组织内单态氧分子产额与光动力学剂量的变化关系

值光动力剂量则大约为 100 $mW/cm^2 \cdot \mu g/kg$，也印证了人体组织中越缺氧气，最佳光动力剂量越小的规律。

2. **治病举例**

1）*治疗癌症*

无论国内还是国外，癌症都是一个非常严重的医疗问题和社会问题，抗癌治癌在国计民生方面占有至关重要的地位。现有的癌症治疗手段主要包括外科手术、放疗和化疗 3 种，但都面临着不同的问题和挑战。手术切除伴随着高复发率，放射治疗受到辐射剂量的限制，而化疗常常伴随着全身性的毒副作用，各种副作用也严重影响患者的有效存活率。此外，癌症发生后，由于癌细胞膜表面没有了免疫细胞特异性识别的生物分子，导致人体基本上失去了对癌的特异性免疫应答反应，致使人体不能使用免疫功能破坏癌细胞。另外，放疗和化疗等治疗癌症手段，常常会抑制人体的免疫功能，反过来加剧了人体应对癌症的免疫功能低下，而人体的免疫功能与癌症发生率有密切关系，当人体的免疫功能低下或受抑制时，癌症的发病率往往会增加。光动力疗法是通过口服或者注射光敏剂，直接光照射病灶进行的治疗，能够有针对性地杀死癌细胞，整个治疗过程几乎是无损的，而且可以反复运作，可长期治疗，尤其适宜年老体弱、不能手术或化疗的患者。现在光动力治疗技术已经用于治疗各种癌症，包括膀胱癌、肺癌、食管癌、胃癌、皮肤癌、子宫颈癌、喉癌、鼻咽癌、晚期结肠癌、肝癌、胰腺癌等，也用于治疗与艾滋病有关的 Kaposi 肉瘤和恶性神经胶质瘤，都取得了很好的疗效。

光动力治疗技术与其他治疗手段联合治疗癌症，还能进一步提高疗效。如对某些癌肿瘤先做外科切除手术再施以光动力治疗，能进一步消灭残留的癌细胞，减少癌症复发机会；对另外一些癌肿瘤，也可以先做光动力治疗，使癌肿瘤缩小后再做切除手术或进行放疗，这样的联合治疗安排，可以提高治疗成功率，延长患者生存期。对于早期癌肿瘤，采用光动力治疗可以使患者既解除癌症的痛苦，又可以保留器官功能，即达到保留器官和器官功能的疗效，这也是普通外科手术无法比拟的。

2）*治疗感染性疾病*

据世界卫生组织 2018 年报道，导致人类死亡的前 10 种疾病就包含 3 种感染性疾病。随着抗生素、抗真菌药物和抗病毒药物的大量使用，人类在抗感染性疾病方面取得了重大成功，但同时也带来了一些危及人类健康的新问题。光动力学反应能够杀伤常见细菌和耐药菌等，也能够治疗细菌感染性疾病，而且用光动力治疗技术治疗感染性疾病具有独特的优势，与传统的抗菌药物治疗相比较，它对人体宿主组织的有害作用更小，更重要的是，光动力治疗过程中释放的活性氧物质的非特异性作用，不易诱发任何耐药性。现在，通过改变光敏剂分子结构或者添加某些无机盐，又进一步提高了光动力技术治疗感染性疾病的疗效，下面是几个治疗例子。

（1）治疗菌感染性疾病

光动力学反应可以杀灭多种常见细菌，如金黄色葡萄球菌、链球菌等；也可杀灭一些临床常见的球菌，如粪肠球菌、铜绿假单胞菌、卡他莫拉菌等。此外，对于杆菌同样具有杀伤作用，如灭活蜡样芽孢杆菌、枯草芽孢杆菌、幽门螺杆菌、伤寒沙门杆菌等。对于少见杆菌，如洋葱伯克霍尔德菌、假结核耶尔森菌、单核增生李斯特菌、流感嗜血杆菌等也具有杀灭能力。

耐药性菌感染疾病的治疗一直是临床治疗的棘手问题，由耐药性菌感染造成的死亡率位于世界人口死亡率之首，现在，光动力治疗技术给人类提供了一种治疗这种疾病的新技术，并且具有独特的优势。临床上常见的耐药性菌主要包括耐甲氧西林金黄色葡萄球菌、产超广谱β-内酰胺酶细菌、耐万古霉素的肠球菌、多重耐药鲍曼不动杆菌和多重耐药铜绿假单胞菌等 5 种，这些耐药性菌，特别是多耐药性菌对常用的抗生素均有明显的抗药性，但光动力学效应对这些耐药菌均具有显著的杀灭效果，显示出光动力治疗耐药性菌感染疾病将有很高疗效。研究显示，将光动力学治疗损伤过的耐药性菌继续培养传代 10 代以后，它们也不会出现耐药性。相对于全身感染疾病的治疗，光动力治疗更有利于对局部感染疾病的治疗，能够获得理想的治疗效果。此外，相对于传统药物治疗技术，光动力治疗还有如下优势：① 副作用小、安全性高、可重复治疗。光敏剂选择性结合细菌、真菌或病毒等其他微生物，可有效地避免或者降低药物引起的毒副作用。② 具有广泛的抗菌谱，对各种微生物及其耐药菌株具有极强的杀伤能力。

（2）治疗病毒感染性疾病

病毒为常见致病微生物，一些病毒感染会引起严重的疾病，甚至危及生命，但目前抗病毒药物数量有限，且疗效也不理想。光动力治疗技术也是治疗病毒感染性疾病的好方法，如采用光动力治疗技术治疗登革热病毒（血清型 2）和人体免疫缺陷病毒，能够获得很好效果。对于常见的人乳头瘤病毒（HPV），采用光敏剂氨基酮戊酸，经过 3 个疗程光动力治疗后，病毒载量显著降低；对持续性宫颈高危型 HPV 感染患者，采用光动力治疗技术治疗的疗效也很明显，缓解率可达 64.10%，而且安全性比较高，治疗结束后无需特殊护理，不良反应在一段时间后均自行消失，复发率也很低。

此外，光动力治疗技术不仅对治疗细菌、真菌及病毒等常见病原体感染疾病有疗效，也可以治疗其他少见微生物感染疾病，如螺旋体、立克次体、原虫等的感染疾病。解脲脲原体是引起下生殖道感染和不良妊娠结局的重要病原体。由于解脲脲原体对抗生素的耐药性越来越强，因此有必要开发新的替代治疗技术。采用光敏剂亚甲蓝进行光动力治疗，能够获得明显的效果，可能成为治疗抗解脲脲原体感染病的新治疗技术。利什曼病是一种被忽视的疾病，其发病率和致残率均较高，目前的治疗技术存在严重的不良反应。光动力治疗技术可以治疗利什曼原虫引起的疾病，获得比较好的效果。

3）*治疗眼科疾病*

眼球是一个结构很精密的器官，对其进行治疗要求仔细缜密。光动力治疗技术在眼科治疗中有较高的特异性，首先是眼球透明的屈光介质使光束能够精确地聚焦于病变区，其次是光动力治疗光敏剂对治疗的靶组织有很好的选择性，治疗用的光敏剂可以高浓度地聚集于病变组织内，在治疗病变组织时周围正常组织的损伤能够降到最低，几乎对视力不产生影响。因此，光动力治疗技术很适合于治疗眼科疾病，尤其治疗眼部恶性肿瘤及新生血管性病变，特别是视网膜脉络膜病变，如脉络膜恶性黑色素瘤、视网膜母细胞瘤及脉络膜新生血管（CNV）等，治疗后能够保留更多视功能。在治疗恶性黑色素瘤方面，目前其他各种治疗方法都有不可避免的缺点，就以新的激光治疗来说，虽然它能够取得很好的疗效，但激光光凝治疗通常只适合于治疗厚度小于 3 mm 的肿瘤；冷冻治疗方法则不能杀死所有病变细胞；局部手术切除则由于需要对巩膜、脉络膜、视网膜等做切除，经常引起玻璃体出血及视网膜脱离等并发症。脉络膜新生血管（CNV）是老年性黄斑变性、高度近视引起视力下降的主要病因，治疗视网膜脉络膜新生血管的方法之一是激光光凝，但这种治疗方法是利用热效应，属于非选择性的，这可能会引起全层视网膜损伤，形成萎缩斑及相应的视野暗点。此外，尽管激光光凝对 CNV 的治疗有效果，但对黄斑区下病变的治疗会有导致视力下降的副作用。现在科学家认为，光动力治疗技术是比较好的选择。

此外，光动力技术还可治疗皮肤病（如鲜红斑痣、角化症、牛皮癣、银屑癣、痤疮、粉刺、皮肤美容等）、感染病（如牙周炎、伤口感染、指甲感染等）、心脏病（如心脏的血管狭窄等)、风湿病(如关节炎等)、骨科病(如骨髓炎等)等。

(六) 不良反应及其应对

光动力治疗是一种比较先进的精准治疗技术,特别是治疗癌症被认为是比较安全而且有效的治疗技术。然而,许多基础研究和临床实践显示,光动力治疗也会存在某些可能发生的并发症和潜在危险,如发生光敏剂药物过敏、皮肤光毒性反应、渗出、穿孔、瘢痕狭窄、疼痛、感染、出血等,临床医生在制定患者的治疗方案时,需要评估这些可能发生的不良反应及其危险性,并制备有效的防治措施。

1. 光敏剂药物过敏

在光动力临床治疗中,光敏剂的药物过敏虽然并不常见,但也会出现一些过敏症状。有过报道,用光敏剂卜吩姆钠对 72 名患者做光动力治疗时,其中有 1 名患者表现为全身皮肤多形红斑、肿胀、痛痒等,经皮肤病理活检,诊断为药疹,并认为是光敏剂卜吩姆钠的致敏。另外一例是,在用光敏剂 5 -氨基酮戊酸甲酯(ALA - ME)治疗时发生过敏,在患者治疗部位出现急性湿疹、局部痛痒。

为防治光敏剂药物过敏,一般在注入光敏剂前,对患者做常规光敏剂皮试,但这并不能完全排除皮试结果阴性患者还会发生过敏的可能性,特别是有药物过敏史的患者。一旦出现光敏剂药物过敏,应及时予以脱敏治疗,如口服或局部外用糖皮质激素,并用抗生素防治感染。此外,根据情况服中药白虎汤,对光动力治疗恶性肿瘤患者具有降低这类副作用的效果。

2. 皮肤光毒性反应

皮肤光毒性反应是光动力治疗最常见的并发症之一。有关临床资料显示,对 72 例食管、食管癌、胃癌患者进行光动力治疗中,其中有 22 例(占 31%)患者出现并发性皮肤光毒性反应。一旦发生这种并发症应及时对患者给予皮质类固醇和抗组胺药等对症治疗,并口服维生素 C,E,以减轻过氧化反应。目前降低皮肤光毒性反应发生概率的办法主要是选用在正常组织排泄快、对肿瘤组织亲和力强、并储留时间较长的光敏剂,同时对患者做科普教育,使其充分认识皮肤光毒性反应的特性,提高患者对避光护理的自主意识。

3. 渗出

光动力治疗会存在体液渗出,包括治疗后局部病变组织变性坏死过程中的渗液和涉及患者发生全身毛细血管渗漏综合征。大体积恶性肿瘤经光动力治疗后，常因癌组织的急性坏死，在治疗后数日内出现大量体液渗出，其中体表肿瘤患者会出现大块辅料和床单反复湿透现象。短期内大量体液流失，会伴有患者的水和电解质失衡，甚至发生低蛋白血症。有关资料显示，对 11 例腹腔内肉瘤做光动力治疗的患者中，几乎 100%出现全身毛细血管渗漏综合征，并在第 1～3 天出现全身水肿；治疗 65 例胃肠恶性肿瘤、卵巢癌腹膜播散和腹腔内肉瘤的患者有 21 例患者(32%)出现胸水，其中 6 例患者因为呼吸困难需进行胸腔穿刺引流。因此，在做肿瘤尤其是胸腹肿瘤大范围光动力治疗时，一方面需要尽可能选用肿瘤靶向性高的光敏剂，另一方面在治疗操作中应避免对正常组织、正常器官照射光辐射。

4. 穿孔

人体腔内器官(如胃肠道、食管、膀胱和阴道等)的恶性肿瘤均是光动力治疗的适应证，并认为是食管癌性梗阻最有效的姑息治疗方法之一，然而，穿孔也是光动力治疗较常见的并发症之一。有关临床资料显示，对 215 例食管癌患者进行光动力治疗后，有 2%患者发生穿孔，导致部分患者发生食管-气管/支气管瘤以及继发吸入性肺炎和肺水肿。腔内器官恶性肿瘤光动力治疗并发穿孔的补救方法是，及时放置相应的带膜支架，以保证穿孔部位的修复。某些不适宜放置支架的患者，穿孔的修复目前主要依赖于外科手术修补。

5. 瘢痕狭窄

人体腔内器官恶性肿瘤光动力治疗后并发瘢痕狭窄也比较常见。临床显示，食道癌光动力治疗后，食管狭窄的发生率为 2%～8%，其中部分患者需要行食管扩张手术，或放置食管支架来缓解狭窄的影响。研究显示，曾经做过放疗的膀胱癌患者再行光动力治疗时，更容易损伤深部组织而并发膀胱狭窄。

6. 疼痛

光动力治疗过程中患者有明显疼痛感，这是光动力治疗常见的不良反应，发生率可高达 90%。疼痛一般是在进行光辐射照射 1 分钟后出现，在 5～10 分钟时疼痛感达到高峰，并且往往容易因疼痛而导致治疗中断或终止，成为限制这种治疗技术应用的一个重要因素。

1) 影响出现疼痛的因素

出现疼痛的程度与使用的光敏剂类型、病变组织位置及其大小、照射的光功率密度、能量密度、光波长等都有关系，而与患者性别、年龄、种族无关。

(1) 光敏剂类型

疼痛感的强度与光敏剂类型相关,在皮肤科光动力治疗时用得最广泛的两种光敏剂为氨基乙酰丙酸甲酯(MAL)和氨基乙酰丙酸盐酸(ALA),尽管已发布的数据还有争议,但普遍认为采用光敏剂 MAL 比采用 ALA 治疗时产生的疼痛感更轻一些;使用光敏剂 MAL 做光动力治疗时大约有 14%的患者因疼痛而终止治疗,而使用光敏剂 ALA 时则大约有 54%的患者因疼痛而要求终止治疗。

(2) 病变部位位置、大小

治疗的病变部位对发生疼痛的强度影响很大,感觉神经密集部位的疼痛感更强烈,即治疗头部、面部病变组织发生的疼痛感强于在躯干及四肢的病变组织;病变组织面积越大,因疼痛而中断治疗发生的概率也大。

(3) 光波长的影响

在做光动力治疗时,使用不同波长的光辐射照射产生的疼痛感也有所不同,比如用蓝光和绿光照射产生的疼痛感较轻,而用红光照射产生的疼痛感较强烈。普遍认为,红光在组织的穿透能力较强,在人体组织中的穿透较深,能够作用于真皮及神经纤维,因此在治疗过程中发生的疼痛感就较剧烈。相比之下蓝光和绿光主要作用于人体表皮(深度不超过 2 mm),不直接影响到神经纤维,因此用这个波长的光辐射照射在治疗中引起的疼痛感较轻。

(4) 光源类型

使用的照射光源类型也是影响光动力治疗过程中产生疼痛感的另一个重要因素。脉冲式输出光辐射的光源因其发光有短暂间歇期,在治疗时出现的疼痛感将弱于连续输出光辐射光源的;采用 LED 光源产生的疼痛感强于采用激光器的。

(5) 光照功率密度和能量密度

在众多影响疼痛感因素中,照射光功率密度和能量密度对疼痛影响最大。多数研究者认为,光动力治疗时使用的光强度越大,患者的疼痛感越强烈,并且呈现阈值特性,即当照射光功率密度低于某个值(如 60 mW/cm^2)、能量密度低于某个值(如 50 J/cm^2)时,疼痛感与照射光功率密度和能量密度呈正相关;而当超过这一临界值时,疼痛感强度受照射光功率密度和能量密度的影响较小。

2) 缓解疼痛的对策

已研究了多种缓解光动力治疗过程中产生疼痛感的对策,可分为无创及有创对策。无创对策包括催眠镇痛、冷风镇痛、局部喷洒止痛、麻醉药物止痛、降低照射光强度和调整照射光方式等；有创对策包括局部浸润麻醉、神经阻滞麻醉等。总的来说，对于轻度疼痛感可以采取对治疗部位降温方式；对于中度疼痛感可采用口服止痛药、二步光照射、局部浸润麻醉、神经组织麻醉等措施；对于重度疼痛感可采用静脉全身麻醉或者神经阻滞麻醉缓解疼痛措施。在口服非甾体抗炎药、降温、表面麻醉、神经阻滞等镇痛方法效果不明显时，改变照射光源类型也不失为减轻光动力治疗疼痛的一种选择。需要强调的是，在光动力治疗时我们应该顾及患者的主观体验，尽量设法降低其疼痛感。

（1）治疗部位降温

对于轻度疼痛的可采用电风扇、冷风机、冷喷等降温方法缓解疼痛感。用这种方式对缓解疼痛感的效果是有限的，更好的是对进行治疗的部位降温，使得患者对于疼痛感有更好的耐受度，从而能够继续往下完成整个治疗过程。

（2）催眠镇痛

有关临床资料显示，催眠对缓解光动力治疗过程中产生的疼痛感有一定效果，如对尿道内尖锐湿疣患者做光动力治疗前 30 分钟，口服布洛芬缓释胶囊可缓解治疗过程中以及治疗后的疼痛症状，而且不影响治疗效果，也没有明显不良反应。

（3）局部浸润麻醉

局部浸润麻醉是临床治疗体表小手术镇痛的主要对策之一。采用罗哌卡因和利多卡因局部浸润麻醉，能很好地缓解多发性基底细胞癌患者光动力治疗过程中的疼痛感，所有受治疗患者均能够完成治疗过程。有研究者比较了口服止痛药及联合局部浸润麻醉的镇痛效果，结果显示，仅口服镇痛药不能完全缓解光动力治疗过程中的疼痛，但在联合局部浸润麻醉后，大约有 94％的患者疼痛感有显著降低。

（4）神经阻滞麻醉

这是将局部麻醉药注射至外周神经干的周围，暂时阻断神经纤维的传导功能，实现阻滞神经所支配区域的麻醉或无痛。临床试验显示，神经阻断能有效地缓解光动力治疗过程中的疼痛，相较于对治疗部位降温方式，神经阻滞缓解疼痛的效果明显更好。

（5）降低照射光强度

采用较低的照射光强度，患者的疼痛感显著降低。当采用不高于 50 mW/cm^2 的照射光强度时，绝大部分患者可以耐受光动力治疗过程中的疼痛并完成整个治疗过程。

(6) 采用合适光照射方式

采用间歇式照射光或分段照射光的方式，也是降低光动力治疗产生疼痛感的一种有效方法。与口服止痛药相比，采用两步照射光治疗方式对疼痛感控制更加理想。有临床医生对 14 例非黑素瘤皮肤癌患者进行光动力治疗时，分两个阶段进行照射光辐射，其间间隔少许时间，结果发现能有效地缩短疼痛时间，而且还可以缩短治疗周期。

参考文献

[1] 丁红瑜，唐佩尧.3D 打印技术在抗击新冠肺炎疫情中的应用.就业与保障，2020(8)：186－189.

[2] 刘许，宋阳.用于 3D 打印的生物相容性高分子材料.合成树脂及塑料，2015，32(4)：96－99.

[3] 毛宏理，顾忠伟.生物 3D 打印高分子材料发展现状与趋势.中国材料进展，2018，37(12)：949－969.

[4] 郑玉峰，吴远浩.处在变革中的医用金属材料.金属学报，2017，53(3)：257－296.

[5] 贺超良，汤朝晖，等.3D 打印技术制备生物医用高分子材料的研究进展.高分子学报，2013(6)：722－732.

[6] 黄达，李金晟，等.生物 3D 打印干细胞的研究进展.中国临床解剖学杂志，2019，37(5)：603－607.

[7] 宋春艳，马思佳.3D 生物打印中细胞活力的研究进展.中国生物制品学杂志，2021，34(7)：873－878.

[8] 郭玉雄，崔可建，等.3D 打印生物医用材料研究进展.高分子通报，2017(8)：18－26.

[9] 郑玉峰，吴远浩.处在变革中的医用金属材料.金属学报，2017，53(3)：257－297.

[10] 张才铭.数字化设计及 3D 打印技术精准治疗多发肋骨骨折的应用研究.南宁：广西医科大学，2018.

[11] 张豪，黄立军，等.3D 打印钛合金胸肋骨植入物在胸壁重建中的临床应用.中国胸心血管外科临床杂志，2020，27(3)：268－273.

[12] 吴帆，王立军，崔慧先.3D 打印技术在创伤骨科中的应用进展.临床误诊误治，2015，28(10)：113－116.

[13] 丁红瑜，唐佩尧.3D 打印技术在抗击新冠肺炎疫情中的应用.就业与保障，2020(8)：186－188.

[14] 杜雪婷，杨洋，等.基于医学影像技术的 3D 打印临床应用与突破.中国组织工程研究，2021，25(18)：2887－2894.

[15] 郑颖璠.3D 打印肝脏类器官有多牛.大众健康，2021(1)：38－41.

[16] 王镓垠，柴磊，等.人体器官 3D 打印的最新进展.机械工程学报，2014，50(23)：119－127.

[17] 罗涛，杨亚冬，等.3D生物打印技术在人工器官中的应用.医学研究杂志，2017，46(9)：7－10.
[18] 李子扬，刘永军.中国器官3D打印技术发展对策.中国药物经济，2018，13(6)：117－125.
[19] 王然，陆丽娟，林建.3D打印技术在精准微创治疗中的应用进展.中国疼痛医学杂志，2017，23(2)：81－85.
[20] 韩晓璐，王增明，等.3D打印个性化药物用于儿科制剂的前景.中国医药工业杂志，2020，51(10)：1234－1242.
[21] 王雪，张灿，平其能.3D打印技术在药物高端制剂中的研究进展.中国医科大学学报，2016，47(2)：140－147.
[22] 胡继辉，王倩倩，等.个体化精准抗癌光动力疗法综述.中国医疗设备，2016，31(6)：19－35.
[23] 李晓松.应用荧光光谱技术对光动力学治疗过程中光敏剂含量的监测.北京：中国人民解放军军医进修学院，2007.
[24] 陈晓华，罗荣城，等.人食管癌细胞体外光动力效应主要影响因素的实验研究.南方医科大学学报，2007，27(12)：1817－1820.
[25] 万仁亮，林黎升，等.光动力疗法中组织氧的测量技术.中国激光医学杂志，2012，21(4)：246－252.
[26] 李步洪，谢树森，等.光动力学疗法剂量学的研究进展.生物化学与生物物理进展，2009，36(6)：676－683.
[27] 林立，李步洪.发光二极管在光动力疗法中的应用进展.激光与光电子学进展，2020，57(15)：15001.
[28] 陶佩，王聪，等.提高肿瘤光动力疗效的新策略.生物加工过程，2020，18(6)：790－798.
[29] 张毓，苏丹柯.缺氧肿瘤光动力治疗的研究进展.中国癌症防治杂志，2021，13(1)：100－104.
[30] 黄乃艳，顾瑛，刘凡光.光动力疗法中氧的弥散模型仿真及其意义.激光生物学报，2005，14(2)：150－155.
[31] 黄真，黄卓正，刘建仑.肿瘤光动力学疗法的并发症及其防治.中国激光医学杂志，2007，16(6)：386－389.
[32] 曹峰.光动力治疗过程中的疼痛和缓解对策.上海医药，2016，37(13)：62－65.
[33] 潘甜甜，刘成程，叶峰.光动力学疗法在感染性疾病中的应用.医学综述，2020，26(15)：3033－3038.
[34] 方起程.癌症光动力治疗和新抗癌光敏剂华卟啉钠.中国新药杂志，2014，23(13)：1540－1545.
[35] 陈刚，雷仕湛.激光医疗技术.上海：复旦大学出版社，2022.

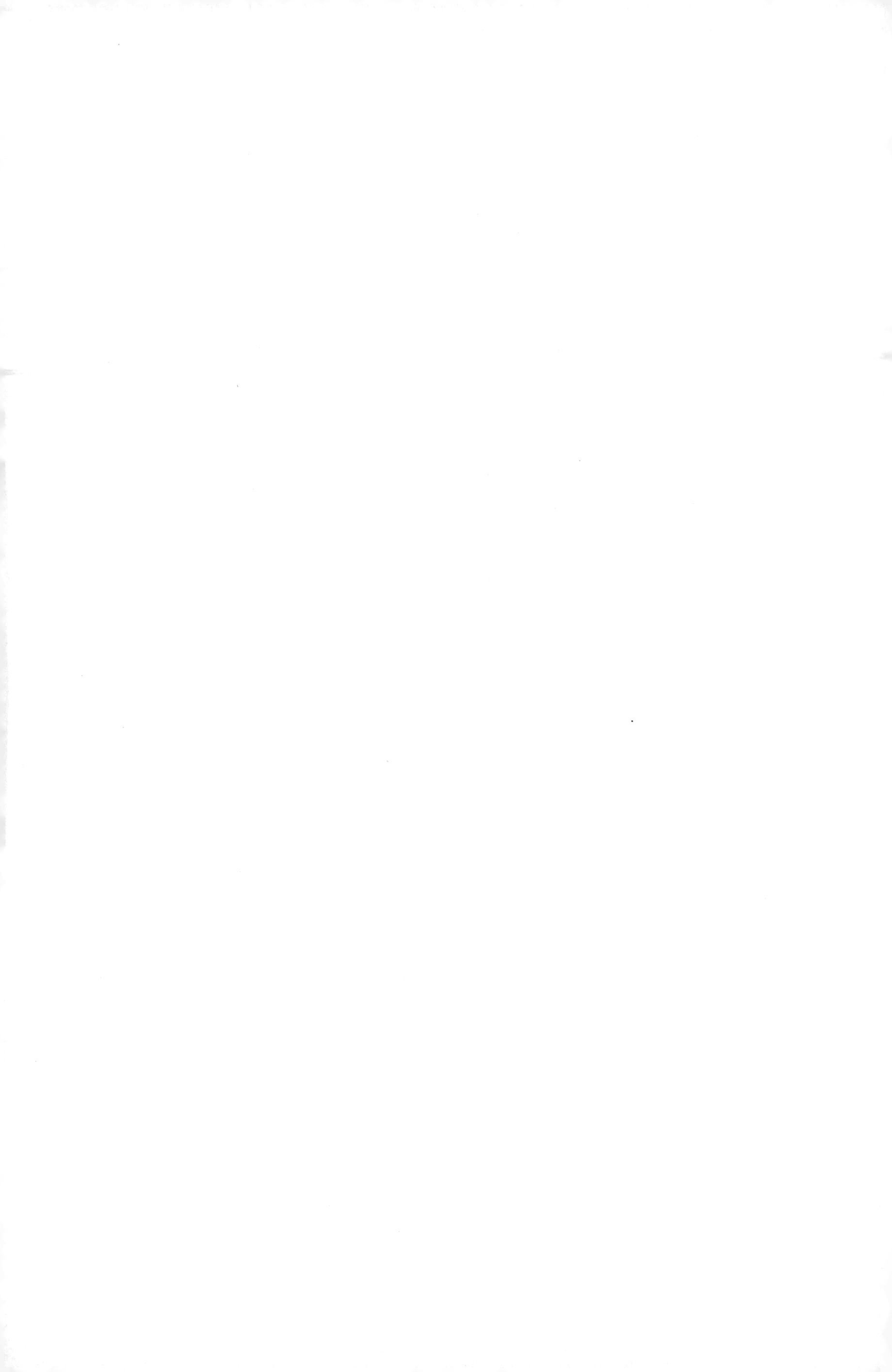